G. Antes/F. Eggemann · Dünndarmradiologie

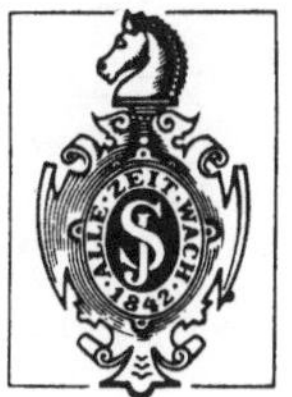

Günther Antes · Franz Eggemann

Dünndarmradiologie

Einführung und Atlas

Geleitwort von Prof. Dr. Josef Lissner, München

Mit 207 Abbildungen (269 Teilabbildungen)

Springer-Verlag Berlin Heidelberg GmbH

Dr. med. Günther Antes
Chefarzt der Röntgenabteilung
Stadtkrankenhaus Kempten
Robert-Weixler-Str. 50
8960 Kempten

Dr. med. Franz Eggemann
Leitender Oberarzt
Institut für Röntgendiagnostik und Nuklearmedizin
(Chefarzt Dr. U. Schulz)
Städtisches Krankenhaus München-Neuperlach
Oskar-Maria-Graf-Ring 51
8000 München 83

Abb. auf der vorderen Umschlagseite: Meckel'sches Divertikel (siehe Abb. 5.6.-9)

ISBN 978-3-662-06781-9

CIP-Kurztitelaufnahme der Deutschen Bibliothek:
Antes, Günther: Dünndarmradiologie: Einführung und Atlas/Günther Antes; Franz Eggemann.
ISBN 978-3-662-06781-9   ISBN 978-3-662-06780-2 (eBook)
DOI 10.1007/978-3-662-06780-2
NE: Eggemann, Franz

Reproduktion der Abbildungen: Karl Porupski, GmbH & Co. KG Stuttgart

2329/3321-543210

Inhalt

Geleitwort

Herr Antes und Herr Eggemann haben in diesem Buch ihre großen Erfahrungen auf dem schwierigen Gebiet der radiologischen Dünndarmdiagnostik niedergelegt. Das ist eine verdienstvolle Arbeit, die mir daneben auch noch gut gelungen scheint. Ich möchte die Autoren daher dazu beglückwünschen, nicht zuletzt, da eine solch zusammenfassende Darstellung dringlich nötig war.

Der eine der Autoren war jahrelang Assistent unserer Klinik und ich kann deshalb sein großes persönliches Engagement gut beurteilen. Herrn Eggemanns wissenschaftliche Tätigkeit habe ich ebenfalls aus der Nähe verfolgen können und weiß um seine subtile Untersuchungstechnik sowie um seine bewundernswerten Ergebnisse.

Ich kann also diesem wohl ausgestatteten Buch nur den Erfolg wünschen, den es wirklich verdient hat.

J. Lissner, München

Danksagung

Herrn Professor Dr. J. Lissner, Direktor der Radiologischen Universitätsklinik München, und Herrn Dr. U. Schulz, Chefarzt der Abteilung für Röntgendiagnostik und Nuklearmedizin am Städtischen Krankenhaus München-Neuperlach, danken wir für die stets gewährte Unterstützung unserer Arbeit. Unser Dank gilt auch allen radiologisch tätigen Kolleginnen und Kollegen aus dem Klinikum Großhadern, Städtischen Krankenhaus München-Neuperlach und Stadtkrankenhaus Kempten, die uns bei unserer Arbeit mit Begeisterung geholfen haben, und Herrn Professor Dr. H.J. Clemens vom Springer-Verlag für die Organisation dieses Buches.

Danken wollen wir nicht zuletzt unseren Familien, die für uns ihre Zeit während der Manuskripterstellung geopfert haben.

Herr Professor Dr. K.J. Pfeifer und Herr Dr. V. Hufen, beide München, haben uns freundlicherweise Röntgenaufnahmen von zwei interessanten Fällen überlassen.

Dr. G. Antes,
Kempten

Dr. F. Eggemann,
München

1 Einleitung

Da der Dünndarm der endoskopischen Untersuchung, bis auf das Duodenum und das terminale Ileum, weitgehend verschlossen ist, kommt der radiologischen Dünndarmdiagnostik eine besondere Bedeutung zu. Aufgrund von Länge und Lage dieses Organs ist eine gute und übersichtliche Darstellung nicht einfach. Hinzu kommt, daß Passagezeiten mit erheblicher Variationsbreite, unberechenbares Verhalten der Kontrastmittelsuspension und Überlagerungen mit gefüllten Schlingen dazu beitragen, die Röntgendiagnostik des Dünndarms erheblich zu erschweren. Nur wenige Radiologen beschäftigen sich deshalb intensiv mit diesem Organ. Mit Ausnahme des M. Crohn sind Erkrankungen des Dünndarms relativ selten, so daß bei Klinikern und Radiologen oft wenig Interesse besteht.

Die fraktionierte Passage nach Pansdorf (1937) ist auch heute noch die am häufigsten eingesetzte Röntgenuntersuchung des Dünndarms. Dabei begnügt man sich allerdings in den meisten Fällen mit der Aussage, daß keine „gröberen" pathologischen Veränderungen vorliegen. Nur durch sorgfältigste Untersuchungen erzielt man auch mit der fraktionierten Passage gute diagnostische Ergebnisse (Golden 1959; Marshak 1976). Einhorn (1926), Pribram und Kleiber (1927) und vor allem Pesquera (1929) haben sich schon frühzeitig um die Verbesserung der Dünndarmdiagnostik bemüht, indem sie versuchten, durch Intubation des Duodenums den Dünndarm selektiv darzustellen. In den weiteren Jahren versuchte man dann, den Dünndarmeinlauf (**Enteroclysis**) zu verbessern und die Passage zu beschleunigen. Gershon-Cohen und Shay haben den Dünndarm bereits 1939 direkt in Einfach- und Doppelkontrast dargestellt. Schatzki wies 1943 darauf hin, daß man größere Mengen verdünnten Kontrastmittels infundieren sollte. Anfänglich waren unzureichendes Sondenmaterial und Schwierigkeiten bei der Intubation Hauptprobleme bei der Enteroclysis. Lura berichtete dann 1951 über 300 erfolgreiche Untersuchungen. Weitere Verbesserungen bei der Sondierung des Duodenums beschrieben Scott-Harden et al. (1961), Pygott et al. (1960), Gianturco (1967) und Bilbao et al. (1967).

Erst durch die Arbeiten von Sellink (1971, 1974, 1976) hat die Enteroclysis weite Anerkennung gefunden. Trotz Verbreitung dieser Methode ist die Diskussion über die Notwendigkeit des Einsatzes dieser gegenüber der fraktionierten Passage scheinbar aufwendigeren Methode noch nicht abgeschlossen (Rabe et al. 1981; Fried et al. 1981; Maglinte et al. 1982; Ott et al. 1985). Vergleichende Untersuchungen (Fleckenstein und Pedersen 1975; Sanders und Ho 1976; Ekberg 1977; Vallance 1980) haben allerdings die Überlegenheit der Enteroclysis nachweisen können. Sie besitzt eine hohe Treffsicherheit (Antes und Lissner 1983).

Sellink hat mit seinem *Radiological Atlas of Common Diseases of the Small Bowel* (1976) ein Standardwerk der Dünndarmradiologie geschaffen. Dieses Buch birgt viele Informationen untersuchungstechnischer und radiologisch-klinischer Art. Die von Sellink bevorzugte Enteroclysis mit einer Bariumsuspension niedrigen spezifischen Gewichtes führt aber nicht bei allen Untersuchungen zu befriedigenden Ergebnissen. Deshalb hat auch er, wie bereits frühere Autoren, versucht, den Dünndarm im Doppelkontrast darzustellen. Sellink (1976) selbst erwähnt neben *Luft* auch *Wasser* zur Erzielung einer besseren Transparenz. Durch die Arbeit von Geiter und Fuchs (1977) wurde die Doppelkontrastmethode mit Wasser in Deutschland populär. Trickey et al. (1963) und später Gmünder und Wirth (1970) haben Methylzellulose als negatives Kontrastmittel zum Doppelkontrast eingeführt. Herlinger (1978) hat eine Modifikation beschrieben und gleichzeitig an der Bariumsuspension die stabilisierende Wirkung der Methylzellulose im Vergleich zum Wasser nachgewiesen. Diese Methode, die wir übernommen haben, führt zu einer guten morphologischen Darstellung des Dünndarms.

Auf die Beurteilung von Motilitätsstörungen geht Herlinger (1978, 1979) nicht ein. Auch sonst wird dieses Thema kaum in der Literatur behandelt. Durch Sellink aufmerksam gemacht, haben wir uns mit diesen funktionellen Veränderungen beschäftigt und eine Methode entwickelt, die sowohl Motilitätsstörungen als auch morphologische Veränderungen in einem Untersuchungsgang erfassen kann (Antes und Lissner 1981). Sie besteht aus einer Kombination von Mono- und Doppelkontrast und vereinigt so die Vorteile beider Methoden in einem Untersuchungsgang.

Auf eine detaillierte Abklärung des Duodenums wird verzichtet, da diese üblicherweise im Rahmen der Doppelkontrastuntersuchung des Magens geschieht. Trotzdem lassen sich häufig auch wesentliche Veränderungen am Duodenum im Rahmen der Enteroclysis darstellen. Durch die Standardisierung der Methode entstehen Bilder, die auch eine Nachinterpretation durch andere Betrachter ermöglichen. Die Untersuchungen sind jederzeit reproduzierbar.

Das vorliegende Buch enthält die Ergebnisse aus mehr als 4000 Dünndarmuntersuchungen in Doppelkontrast seit 1977. Seit 1979 wird die Untersuchung mit Barium und Methylzellulose durchgeführt. Aufgrund unserer Erfahrungen sind wir der Meinung, daß diese Methode gegenwärtig die beste radiologische Dünndarmdiagnostik ermöglicht. Dabei sind wir uns bewußt, daß auch die geeignetste Methode und die schönsten Bilder nicht automatisch die richtige Diagnose liefern. Genauso wichtig für eine treffende Interpretation sind gute Kenntnisse über die Dünndarmerkrankungen und die ständige Korrelation zur Klinik. Ein optimales Ergebnis erfordert auch einen erfahrenen Untersucher.

Wir haben die interessantesten und lehrreichsten Fälle ausgewählt, bei deren Präsentation besonderer Wert auf das klinische Erscheinungsbild gelegt wurde. Alle Diagnosen sind durch Histologie, Laboruntersuchungen und Verlaufsbeobachtungen bestätigt. Im ersten Abschnitt werden *Untersuchungstechnik, Indikationen* und die *Grundlagen der Röntgeninterpretation* besprochen. Im zweiten Teil werden in Form eines *Atlas* die Dünndarmerkrankungen in Gruppen unterteilt und mit Beispielen illustriert. Besonderer Wert wurde auf die Bedeutung von Motilitätsstörungen gelegt. Bei einer systematischen Einteilung lassen sich Überschneidungen von Krankheitsbildern unterschiedlicher Genese naturgemäß nicht vermeiden (z.B. Obstruktion durch Tumor oder M. Crohn). Diesem Problem wird durch Hinweise auf andere Kapitel begegnet. Gering sind unsere Erfahrungen mit der Enteroclysis bei Säuglingen und Kleinkindern. Aber auch hier beginnt sich diese Methode durchzusetzen.

Weiteren Fortschritten der Enteroclysis sowie der Abklärung von Dünndarmerkrankungen durch andere bildgebende Verfahren (CT, Sonographie, Angiographie und MR) stehen wir aufgeschlossen gegenüber. Soweit es möglich war, haben wir diese Methoden berücksichtigt.

2 Untersuchungstechnik

2.1 Patientenvorbereitung

Für die optimale Dünndarmuntersuchung muß der Dickdarm entleert sein (Sellink und Rosenbusch 1981). Eine ausreichende Vorbereitung ist deshalb besonders bei Patienten mit chronischer Obstipation wichtig. Ein volles Zökum behindert die Kontrastmittelpassage im distalen Ileum und verlängert die Untersuchung. Außerdem muß zur Beurteilung der Ileozökalregion mehr Kontrastmittel verabreicht werden, wenn der Darminhalt aus dem Zökum ausgespült werden soll. Das kann zu Artefakten in dieser Region führen, die entzündliche Veränderungen, Tumoren oder Wurmparasiten vortäuschen können. Ein volles Zökum behindert auch das Freiprojizieren der distalen Ileumschlingen, insbesondere, wenn es tief in das kleine Becken hängt.

Im Normalfall empfiehlt sich folgende Vorbereitung:

Ein Tag vor der Untersuchung:
a) Ernährung: leichtes Frühstück, mittags klare Brühe ohne Einlage, danach nichts mehr essen. Trinkmenge 2,5–3 l, über den Tag verteilt. Auch nach dem Abführen Tee, schwarzen Kaffee, evtl. mit Zucker, kohlensäurearmes Mineralwasser. Keine Milch oder Milchprodukte.
b) Abführen: am frühen Nachmittag z.B. mit Prepacol® [1]

Tag der Untersuchung:
Patient bleibt nüchtern, vor der Untersuchung Blase nicht entleeren!

Die gefüllte Blase hebt die Dünndarmschlingen aus dem kleinen Becken und macht sie so dem Untersucher besser zugänglich.

Bei Patienten mit Durchfall kann das obige Schema abgeändert werden. Hier genügt evtl. nur eine Vorbereitung mit flüssiger Kost. Bei schwerer Obstipation sind auch intensivere Abführmaßnahmen nötig.

Medikamente mit peristaltikhemmender Wirkung, z.B. Sedativa, Psychopharmaka, starke Schmerzmittel und Spasmolytika, sollen – wenn möglich – bereits mehrere Tage zuvor abgesetzt werden.

---

[1] Prepacol®, Fa. Nicholas GmbH, Sulzbach

2.2 Instrumente

Sonden: Spezialsonden für die Enteroclysis werden als sog. Duodenalsets, z.B. Bilbao-Dotter-Sonde, von verschiedenen Firmen angeboten (Fa. Cook, Fa. Angiomed). Die röntgendichten Sonden sollten 125–150 cm lang sein, wobei es gleichgültig sein dürfte, ob das distale Ende offen oder geschlossen ist. Zur Steuerung der Sonde wird ein mit Teflon überzogener gleichlanger Führungsdraht mitgeliefert. Das Set ist mehrfach verwendbar. Nach einiger Zeit wird die Teflonschicht des Führungsdrahtes jedoch abgenützt, und das Gleitvermögen läßt nach. Es empfiehlt sich daher, den Draht mit einem Silikonspray einzusprühen. Die Sonde wird nach mehrfachem Gebrauch härter und schrumpft, so daß aufgrund des Längenunterschiedes Draht/Sonde eine Steuerung schwierig wird. Die Sonde kann in warmem Wasser wieder auf die richtige Länge gedehnt werden.

Spritzen/Pumpen: Für die Instillation des Kontrastmittels gibt es verschiedene Möglichkeiten. Wichtig dabei ist immer das Erreichen einer gleichmäßigen Einlaufgeschwindigkeit.

Die einfachste Methode ist das Einlaufenlassen des Bariums aus einem Vorratsbeutel, wie er bei Kolonkontrasteinläufen verwendet wird (Näheres s. Kapitel 2.7), und die Instillation der Methylzellulose mittels Spritzen (z.B. Blasenspritzen) wegen der höheren Viskosität.

Weitere Möglichkeiten sind die Verwendung einer Rollerpumpe oder des Pneumocolons®. Die Anwendung der Rollerpumpe [2] vereinfacht auch den Untersuchungsablauf, so daß der Dünndarmeinlauf von einer Person leicht durchgeführt werden kann (Trüber und Fuchs 1981). Auf alle Fälle ist es wichtig, sich vor Beginn der Untersuchung davon zu überzeugen, daß die Anschlußsysteme mit der Duodenalsonde zusammenpassen.

---

[2] z.B. Fa. Nicholas GmbH, Sulzbach

2.3 Kontrastmittel und Zubereitung

Barium: Die Bariumsuspension muß dünnflüssig sein und darf nicht schäumen. Das spezifische Gewicht sollte entsprechend der Dicke des Patienten 1,2–1,3 (Miller und Sellink 1979; Sellink und Rosenbusch 1981) betragen. Bei unserer Methode ist allerdings ein spezifisches Gewicht von 1,3 unabhängig von der Dicke des Patienten in allen Fällen ausreichend.

Bariumzubereitung: ein Teil Barium und zwei Teile Wasser (z.B. 300 ml Micropaque®[3] flüssig und 600 ml Leitungswasser). Es empfiehlt sich, diese Menge anzusetzen, auch wenn sie meist nicht verbraucht wird, um in Sonderfällen genügend Kontrastbrei zur Verfügung zu haben.

---

[3] Micropaque® flüssig, Fa. Nicholas GmbH, Sulzbach
[4] Tylose MH 300 „Kalle", Fa. Cäsar und Loretz, Hilden

Methylzellulose: Verwendet werden kann z.B. Tylose®[4]. Die 0,5%ige wäßrige Lösung kann kurz vor der Untersuchung oder aber auch am Vortag zubereitet werden.

10 g Methylzellulose werden in 200 ml heißem Wasser angerührt. Anschließend wird diese Stammlösung mit 1 800 ml Leitungswasser verdünnt.

Um nicht jedes Mal 10 g Methylzellulose abwiegen zu müssen, empfiehlt es sich hier, einen kleinen Arzneimittelbecher einmal für die entsprechende Menge zu markieren.

Durch kräftiges Umrühren müssen evtl. Klumpen in der Methylzelluloselösung vor Applikation noch beseitigt werden.

Die Temperatur beider Lösungen (Barium und Methylzellulose) sollte etwa Raumtemperatur (20 °C) betragen, um den Patienten nicht zu sehr zu unterkühlen.

2.4 Intubation

Die Intubation kann oral oder nasal erfolgen. Die nasale Intubation hat gewisse Vorteile (Maglinte et al. 1985). Eine leichte Oberflächenanästhesie mit Xylocainspray oder -gel ist empfehlenswert. Das Schlucken und die Passage bis in den Magen erfolgen am besten im Stehen

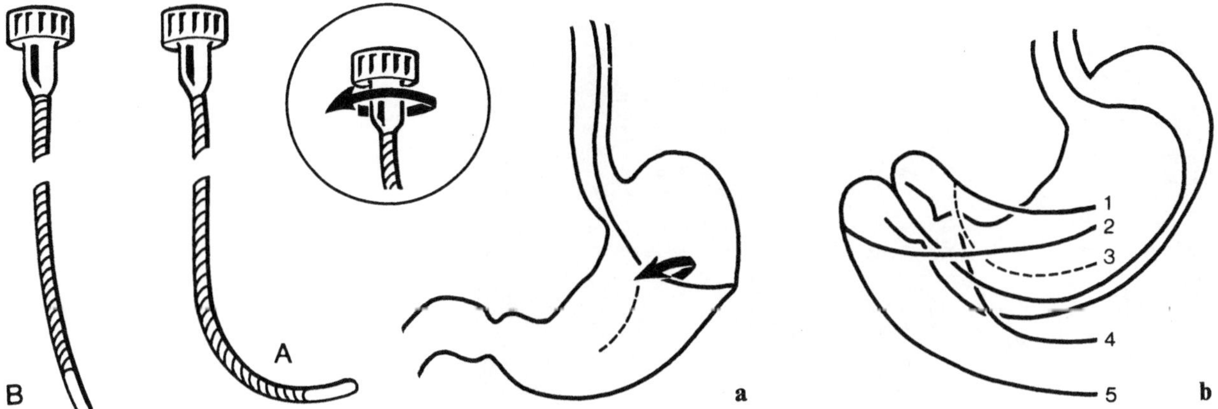

Abb. 2.4.-1 a und b. Intubation.

a Wenn sich die Sonde im Fundus aufrollt, drehe man den Führungsdraht A, der nicht ganz bis ans Sondenende eingeführt wurde, bis die Sondenspitze nach rechts zeigt. Diese muß leicht gegen die Magenwand drücken, anderenfalls dreht sie sich immer wieder in die ungewünschte Richtung zurück. Nach geglücktem Manöver ersetze man den am Ende gebogenen Führungsdraht A durch den Führungsdraht B.

b In Rückenlage des Patienten befindet sich die Sonde immer im Duodenum, wenn diese sich nach der Passage durch den Pyloruskanal nach lateral biegt (Stand 2 und 5). Die Sonde liegt auch gut, wenn sich diese nach medial biegt, jedoch höher verläuft als die große Kurvatur des Magens (1) oder diese kreuzt und in ein niedrigeres Niveau zu liegen kommt (4). Nur wenn die Sonde in etwa längs der großen Kurvatur des Magens zurück läuft, kann diese in den Magen zurückgekehrt sein (3). Sicherheit erhält man durch eine Probedosis Kontrastmittel. (Nach Sellink und Rosenbusch 1981)

ohne Durchleuchtung. Eine irrtümliche Passage der Sonde in das Bronchialsystem kann am Husten des Patienten erkannt werden.

Nach Erreichen der Kardia erfolgt die weitere Passage unter Durchleuchtungskontrolle bis in das Duodenum (Abb. 2.4.-1 a, b). Insbesondere bei untersetzten Menschen mit Quermagen kann die Sonde an der linken Magenwand anstoßen und sich in einer dorsalen Funduskaskade aufrollen (Abb. 2.4.-2). Durch Drehen am Führungsdraht, leichtes Biegen der Führungsdrahtspitze, Drücken mit dem Bleihandschuh in den linken Oberbauch gegen den Magenfundus, im Stehen oder in Rechtsseitenlage kann die Sonde in das Antrum dirigiert werden (Abb. 2.4.-3). Ein kräftiges Anstoßen der Sonde gegen die Magenwand oder ein Aufrollen im Fundus sollten vermieden werden, da dadurch Brechreiz verursacht wird. Das gleiche gilt für das Antrum bei dem Versuch, in den Pyloruskanal zu kommen, was häufiger bei schlanken Patienten mit ausgeprägtem „Angelhakenmagen" auftritt. Zum Dirigieren der Sonde von der Magenwand weg sollte der Führungsdraht etwas

zurückgezogen werden, um ein Umbiegen des weichen Sondenendes zu ermöglichen. Die Passage durch den Pylorus kann bei ptotischen Mägen erleichtert werden, wenn man mit dem Bleihandschuh von kaudal gegen das Antrum drückt und es dadurch anhebt und streckt (Abb. 2.4.-4). Im Duodenum angelangt, gleitet die Sonde meist leicht bis zum Treitz'schen Band. Sie braucht nicht über diese Stelle nach distal vorgeschoben zu werden.

Nach Eintreten der Sonde in das Duodenum sollte der Führungsdraht nicht über das Niveau des Pylorus geschoben werden. Die Sonde wird jetzt über den festzuhaltenden Führungsdraht vorgeführt. Bei einem verstärkten Knick im unteren Duodenalknie muß manchmal die Sonde dort belassen werden, da auch durch unterschiedlichste Manipulationen eine weitere Passage nicht erreicht werden kann. Um dann einen Reflux in den Magen zu vermeiden, empfiehlt sich bei der Untersuchung die Linksseitenlage oder ein leichtes Aufrichten des Untersuchungstisches. Ist man sich über die richtige Sondenlage im unklaren, empfiehlt sich eine

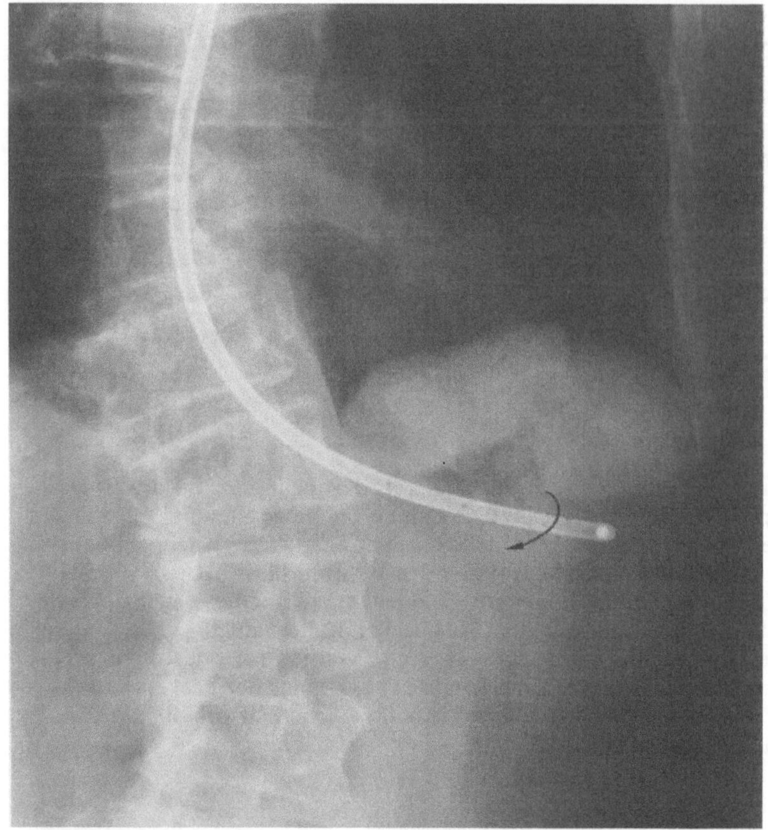

Abb. 2.4.-2. Intubation. Die Sonde läuft nach Eintritt in den Magen meist nach links und stößt dort gegen die Magenwand

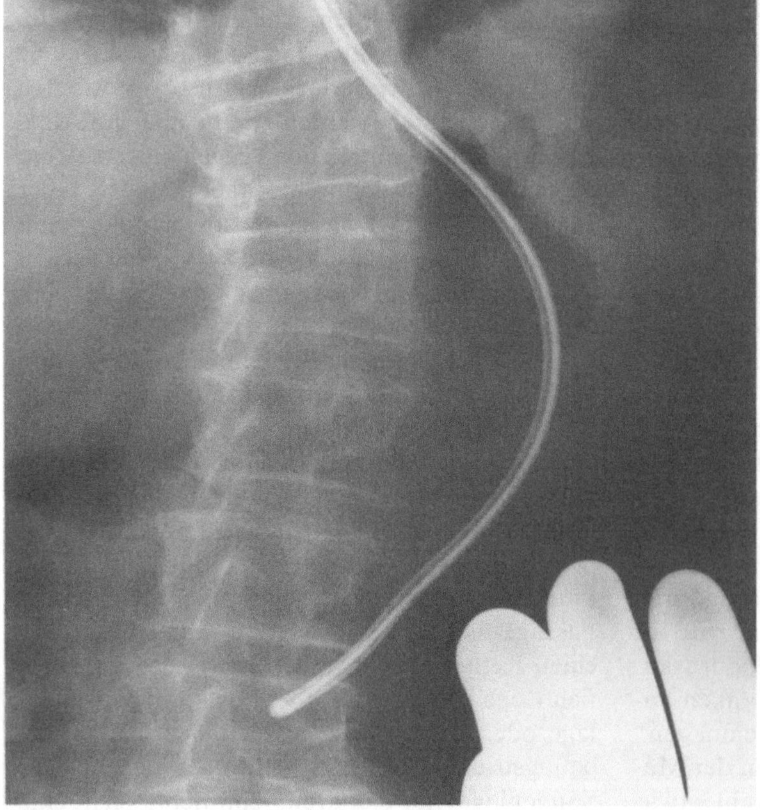

Abb. 2.4.-3. Intubation. Die Sonde kann durch Drehen des Führungsdrahtes, evtl. unterstützt durch leichtes Biegen der Führungsdrahtspitze und durch Drücken mit dem Bleihandschuh in den linken Oberbauch, in das Antrum dirigiert werden

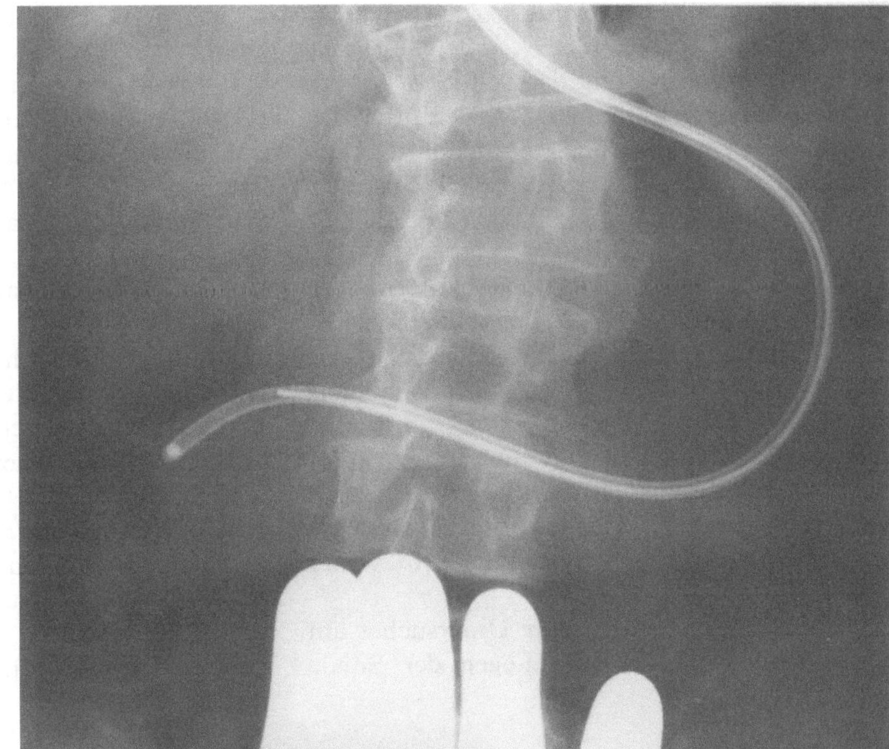

Abb. 2.4.-4. Intubation. Die Passage der Sonde durch den Pylorus in das Duodenum kann durch Druck von kaudal gegen das Antrum erleichtert werden. Das Sondenende sollte flexibel bleiben. Die Sonde gleitet im Duodenum meist leicht bis zum Treitz'schen Band weiter

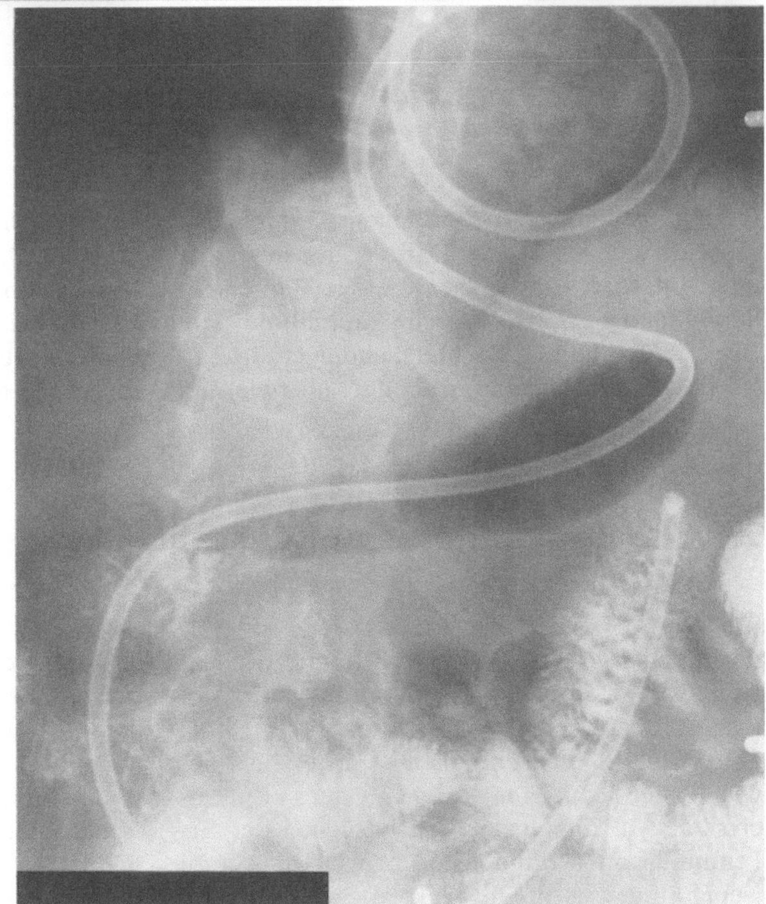

Abb. 2.4.-5. Intubation. Die Sonde rollt sich in einer großen intrathorakalen Hernie auf. Vor Gabe des Kontrastmittels sollte die Schlinge beseitigt werden

Überprüfung mit einer Probedosis Kontrastmittel.

Eine Schleifenbildung der Sonde im Magen sollte vermieden werden, da diese durch den Druck des einlaufenden Kontrastmittels wie eine Feder wirkt, die Sondenspitze aus dem Duodenum heraushebeln und auch zu Brechreiz führen kann.

Es bewährt sich, die Sondenplazierung zu zweit durchzuführen, wobei eine Person das Durchleuchtungsgerät bedient und die Sonde durch Palpieren dirigiert, während die andere die Sonde schiebt und steuert. Der Untersucher sollte nicht überrascht sein, wenn sich die Sonde oberhalb des Zwerchfells aufrollt. Sie liegt dann nämlich in einer großen, intrathorakalen Hernie. Nach Ausgleich der Schlinge wird weiter intubiert (Abb. 2.4.-5).

Wahrscheinlich wird jeder Untersucher am Anfang etwas länger zum Legen der Sonde brauchen bis er eine gewisse Geschicklichkeit erlangt hat. Dann wird es gelingen, die Sonde in kurzer Zeit an Ort und Stelle zu bringen.

Durch Einblenden kann die Strahlenexposition niedrig gehalten werden. Wenn man dem Patienten zuvor den Sinn und Zweck der Duodenalintubation erklärt, wird man mit Kooperation rechnen dürfen, was auch bei Kontrolluntersuchungen von Vorteil ist.

Bei schwierigen Verhältnissen kann die Sonde auch mit Hilfe des Gastroskops gelegt werden. In Einzelfällen kann es notwendig sein, Tranquilizer anzuwenden (z.B. Valium® 5 mg i.v.), um empfindlichen Patienten die Intubation zu erleichtern. Die Gabe von Paspertin® i.v. oder Luft durch die Sonde regt die Magenperistaltik an. Dies kann dazu benutzt werden, die Passage der Sonde aus dem Magen in das Duodenum zu fördern, beeinträchtigt jedoch die Beurteilung von Motilitätsstörungen.

2.5   Röntgengeräte und Aufnahmetechnik

Die Untersuchung wird an einem Durchleuchtungsgerät durchgeführt. Dabei erlauben Geräte mit Untertischröhren eine bessere Patientenhandhabung. Eine Abschlußaufnahme am Bucky-Tisch kann die Untersuchung ergänzen.

Die Röhrenspannung hängt überwiegend von der Dicke des Patienten und der Transparenz der Darmschlingen im Doppelkontrast ab. Die Spannungswerte schwanken zwischen 125 kV bei dicken und 90 kV bei schlanken Patienten. Auch der Schwärzungsgrad muß entsprechend angepaßt werden.

2.6   Kontrastmitteleinlaufgeschwindigkeit

Es hat sich gezeigt, daß eine Flußrate der Bariumlösung von 75 ml/min zu optimalen Ergebnissen führt (Sellink und Rosenbusch 1981). Diese Einlaufgeschwindigkeit ist sicher einer der wichtigsten Faktoren für ein gutes Enteroclysma. Auf ihre Bedeutung bezüglich der Erkennung von Motilitätsstörungen wird viel zu wenig hingewiesen. Die exakte Bestimmung der Einlaufgeschwindigkeit ist allerdings nicht ganz einfach. Es gibt drei Möglichkeiten:

1. Verwendung einer Rollerpumpe (Trüber und Fuchs 1981; Abu-Yousef et al. 1983);

2. empirische Festlegung der Höhe des Infusionsbehälters mit Barium. Hier kann evtl. korrigiert werden, wenn die Bariumsuspension zu langsam oder zu schnell einläuft. Es hat sich

bewährt, zunächst nur 300 ml Barium in einen Behälter zu füllen und diese Menge in 4 min einlaufen zu lassen. Dies entspricht einer Flußrate von 75 ml/min;

3. Verwendung eines Pneumocolon®-Gerätes (Geiter und Fuchs 1977).

Eine höhere Flußrate führt zu einer reaktiven Hypoperistaltik und damit zu einer Erhöhung der zur Erreichung des Zökums erforderlichen Kontrastmittelmenge. Bei einer niedrigeren Einlaufgeschwindigkeit kommt es zu ungenügender Füllung und Dehnung des Darmlumens, so daß die Erkennung von Motilitätsstörungen unmöglich gemacht wird.

In wenigen Fällen muß von dieser Standardeinlaufgeschwindigkeit abgewichen werden.

Eine Reduktion der Kontrastmittelmenge auf 50 ml/min ist erforderlich bei

- Lage der Sonde im mittleren Duodenum und Refluxgefahr;
- deutlicher Hypoperistaltik im oberen Jejunum. Die von Sellink (1981) empfohlene Gabe von 20–30 ml Metoclopramid (Paspertin®) in die Sonde oder 1 Ampulle (10 mg) Paspertin i.v. führt nach unseren Erfahrungen nicht immer zu einer Passagebeschleunigung und ist nur äußerst selten erforderlich;
- Säuglingen und Kleinkindern. Hier bestehen keine größeren Erfahrungen. Bei kooperativen Kindern und Säuglingen gibt es keine größeren Schwierigkeiten bei der Intubation und im weiteren Untersuchungsablauf. Die Untersuchung erfolgt dann wie bei Erwachsenen. Wird ein Kind sediert, so muß eine daraus resultierende Hypoperistaltik berücksichtigt werden. Bei einem Reflux in den Babymagen muß die Einlaufgeschwindigkeit gedrosselt oder eine zweite Sonde in den Magen gelegt werden (Miller und Sellink 1979; Sellink und Rosenbusch 1981). Ein frühzeitiges Ausflocken des Kontrastmittels haben wir im Normalfall nicht beobachtet.

Eine Erhöhung der Kontrastmittelmenge auf 100–150 ml/min ist erforderlich bei

- erheblicher Hypermotilität, wie bei *intestinal hurry*, Kollagenkrankheiten oder Karzinoid, um eine genügende Füllung des Darmlumens zu erreichen;
- ungenügender Füllung des proximalen Jejunums aus anderen Gründen (z.B. Faltenatrophie bei der Sprue).

Die Kontrastmitteleinlaufgeschwindigkeit sollte dann geändert werden, wenn sich nach Füllung der oberen Jejunumschlingen eine der obengenannten Situationen einzustellen beginnt. Dies ist meist nach Gaben von etwa 100 ml Barium erkennbar.

2.7 Untersuchungsablauf

Die Untersuchung besteht aus zwei Phasen, der *Barium- und der Methylzellulosephase.*

Bariumphase

Sie dient vorwiegend zur Beurteilung der Darmperistaltik und zur Erfassung allgemeiner Motilitätsstörungen. Durch die konstanten Untersuchungsbedingungen (Infusion des Kontrastmittels über eine Duodenalsonde mit festgelegter Einlaufgeschwindigkeit) wird der Dünndarm sozusagen einem „Test" ausgesetzt. Seine Peristaltikreaktion wird bildmäßig dokumentiert.

Normale Peristaltik: Nach 300 ml Barium (75 ml/min) sind fast alle Jejunumschlingen gefüllt und etwa 1/3 der dargestellten Schlingen zeigt eine Kontraktion (Abb. 2.7.-1).

Hyperperistaltik: Nach 300 ml Barium (75 ml/ min) hat das Kontrastmittel schon das Ileum erreicht und 2/3 oder mehr der dargestellten

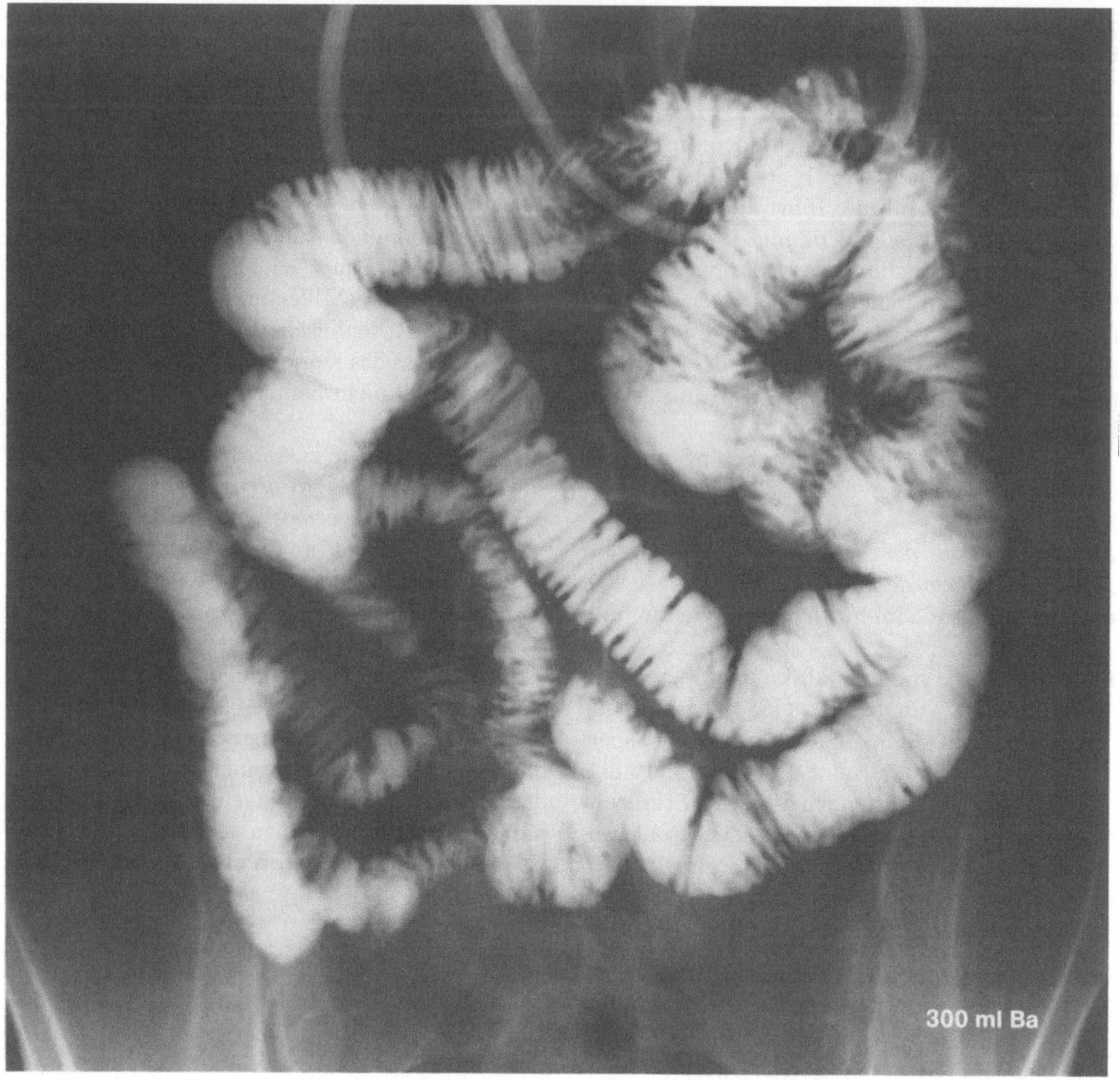

Abb. 2.7.-1. Bariumphase mit normaler Peristaltik. Das Jejunum ist weitgehend gefüllt, etwa 1/3 der dargestellten Schlingen ist kontrahiert

Schlingen zeigen eine Kontraktion. Ist nach 300 ml schon das Zökum erreicht, so spricht man von *intestinal hurry* (Abb. 2.7.-2).

Hypoperistaltik: Nach 300 ml Barium (75 ml/min) sind nur einige obere Jejunumschlingen gefüllt, sie zeigen nur vereinzelt oder keine Kontraktionen. Die Schlingen sind meist mehr oder weniger dilatiert. Ein Reflux in den Magen kann vorkommen (Abb. 2.7.-3).

Pendelperistaltik: Dabei handelt es sich um eine Hyperperistaltik ohne Propulsion. Sie ist am besten unter Durchleuchtung beurteilbar.

Methylzellulosephase

Sie dient zur Doppelkontrastdarstellung und besseren Erkennbarkeit morphologischer Ver-

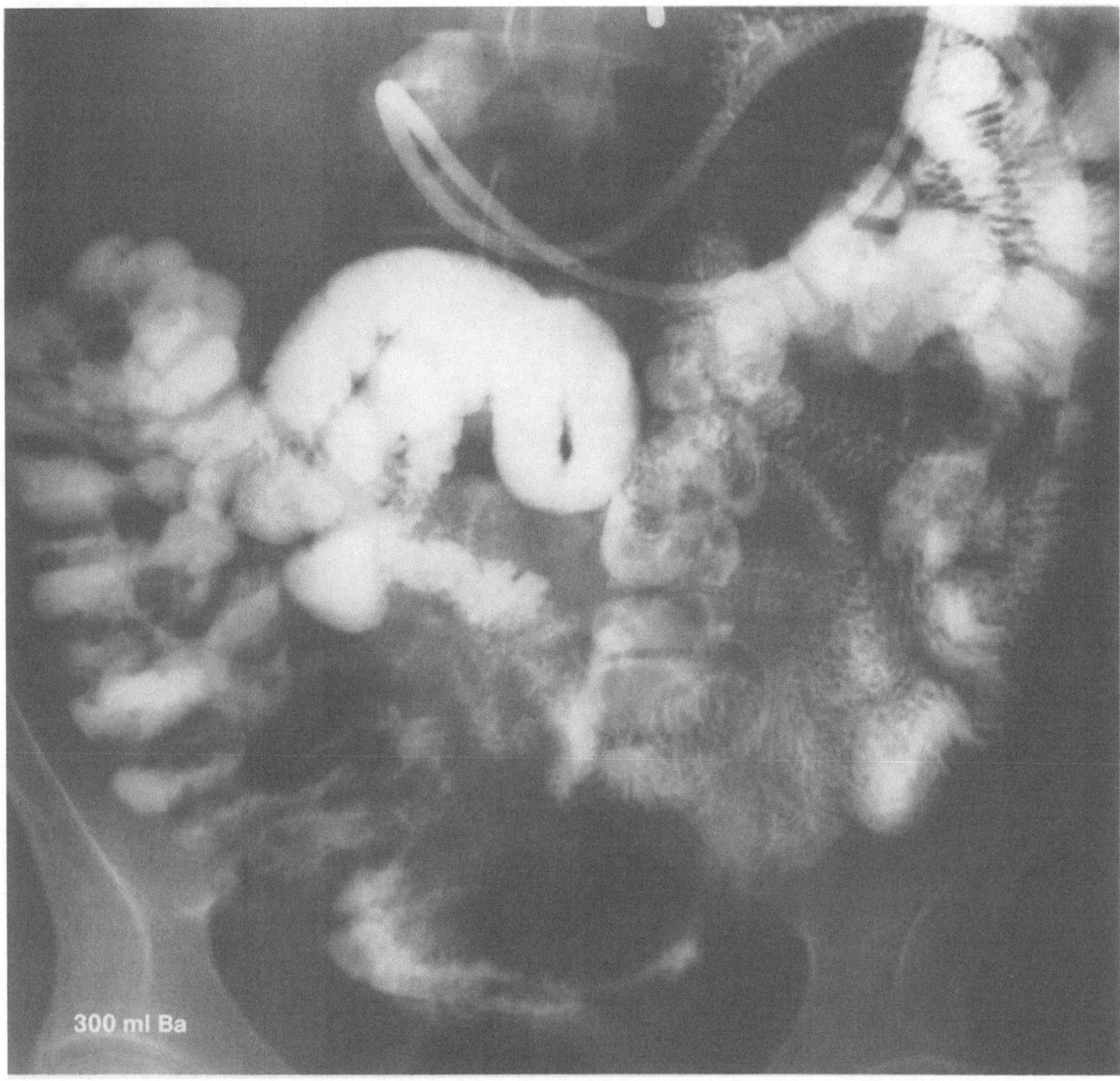

Abb. 2.7.-2. Bariumphase mit Hyperperistaltik (*intestinal hurry*). Das Kolon ist nach 300 ml Barium schon erreicht. Fast alle Schlingen sind kontrahiert

änderungen sowie zur Beurteilung der Güte des Schleimhautbeschlages. Bei normaler Schleimhaut bleibt der Beschlag bis zu 20–40 min intakt (Abb. 2.7.-4). Schlechter Wandbeschlag und frühzeitiges Ausflocken, schon kurz nach Gabe der Methylzellulose, die auch durch wiederholte Gaben von Barium und Methylzellulose nicht beseitigt werden, sind als *unspezifischer Reiz- oder Entzündungszustand* zu werten (Abb. 2.7.-5).

Technischer Ablauf

Bariumphase: 300 ml der Bariumsuspension werden in einen Behälter gefüllt, der an einem Infusionsständer hängt. Der Niveauunterschied zum Patienten muß einmal ermittelt werden, um die gewünschte Einlaufgeschwindigkeit von 75 ml/min zu erreichen. Sie ist auch abhängig von dem Verbindungssystem zwischen Sonde

11

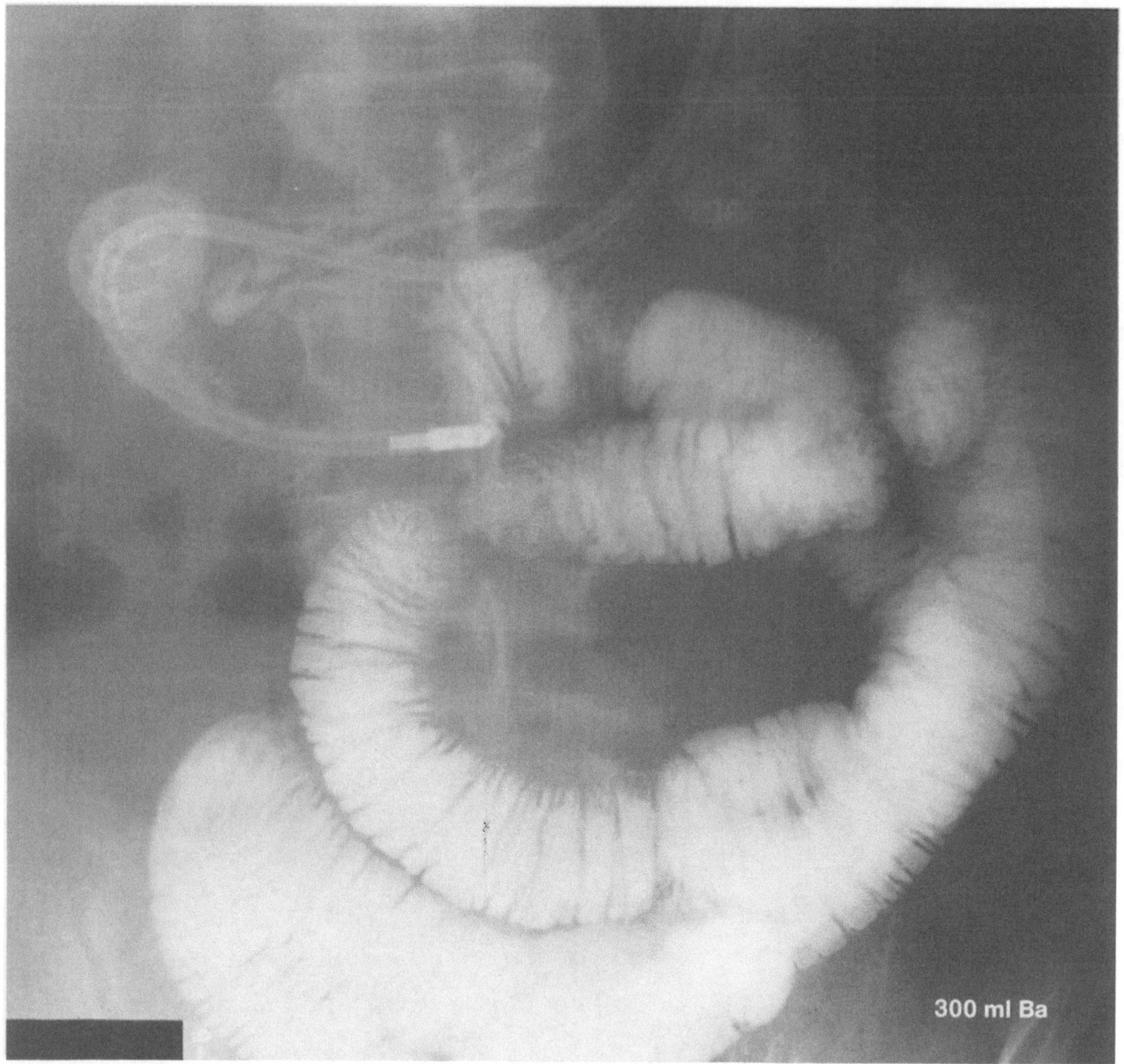

Abb. 2.7.-3. Bariumphase mit Hypoperistaltik. Nach Gabe von 300 ml Barium sind nur einige obere dilatierte Jejunumschlingen gefüllt. Es zeigen sich nur vereinzelte Kontraktionen. Reflux von Kontrastmittel in den Magen

und Behälter. Die eingefüllte Menge von 300 ml Barium soll also in 4 min einlaufen. Besser ist die Anwendung einer Rollerpumpe.

Nach 300 ml wird eine durchleuchtungsgezielte Übersichtsaufnahme (35 × 35) angefertigt, die zur Beurteilung der Darmmotilität herangezogen wird. Der Durchleuchtungseindruck spielt eine untergeordnete Rolle. Sollte bei der intermittierenden Durchleuchtung ein pathologischer Befund auffallen (z.B. kurzstreckige Stenosen, Faltenveränderungen), so ist dieser auf Zielaufnahmen gleich zu dokumentieren.

Methylzellulosephase: Unmittelbar im Anschluß an die „letzten Bariumtropfen" muß die Methylzellulose gegeben werden, um einen optimalen Schleimhautbeschlag zu erreichen und den Bariumbolus weiter voranzutreiben. Die wäßrige Methylzelluloselösung wird entweder wieder mit Spritzen oder mit einer Pumpe in

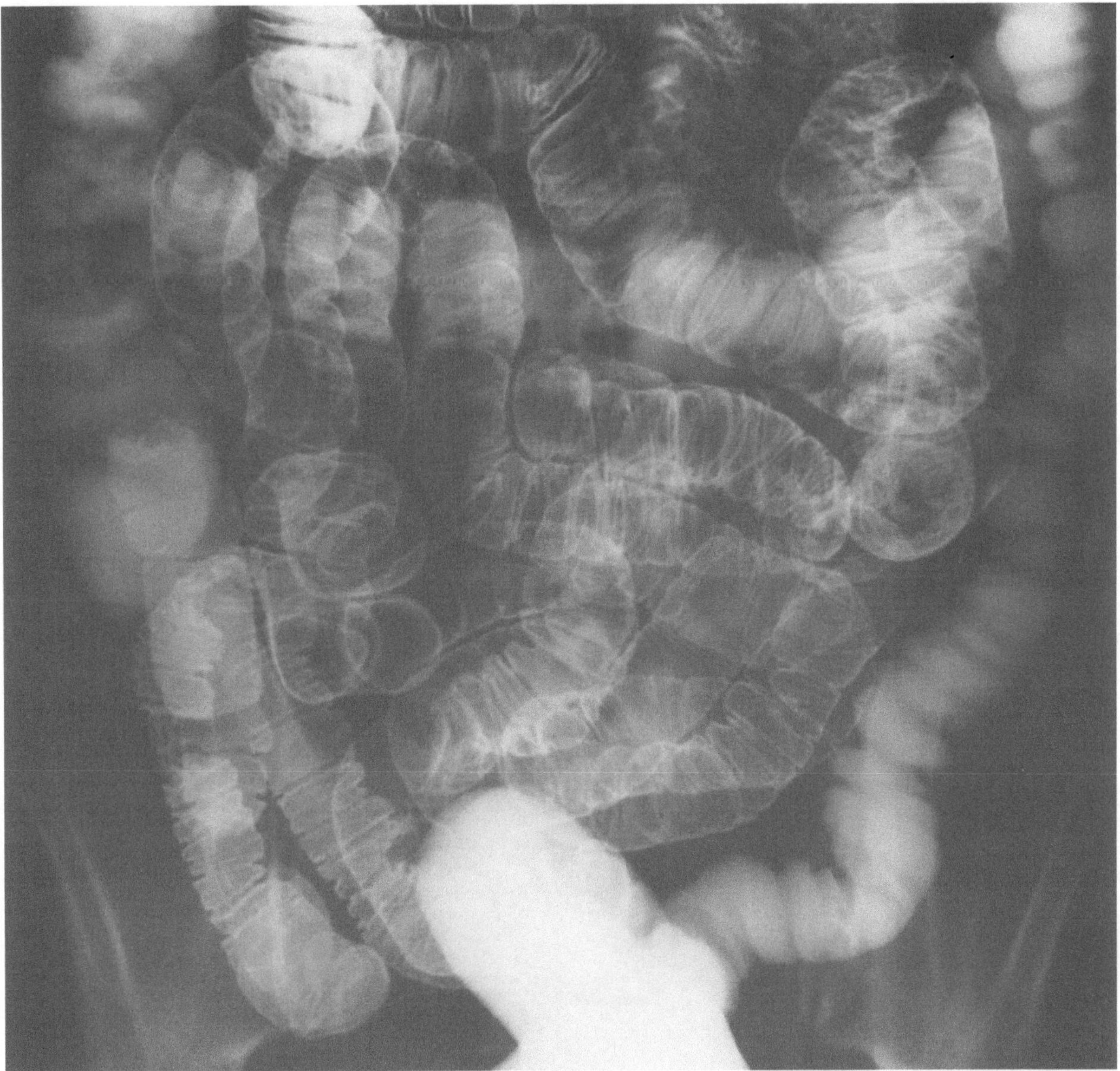

Abb. 2.7.-4. Doppelkontrastdarstellung des Dünndarms in der Methylzellulosephase. Ausreichender Schleimhautbeschlag, der bis zu 20–40 min anhält

die Sonde instilliert, da sie wegen der höheren Viskosität schlecht spontan einfließt. Damit keine Verzögerungen eintreten, muß bereits alles vorbereitet sein. Insbesondere muß wieder auf übereinstimmende Anschlußsysteme geachtet werden.

Duodenum und Jejunum erscheinen zuerst im Doppelkontrast und werden dokumentiert. Im weiteren Untersuchungsablauf wird, wieder unter intermittierender Durchleuchtung, die Passage des Bariumbolus bis zum Übertritt vom terminalen Ileum in das Zökum beobachtet. Dieser Übertritt wird mit einer Zielaufnahme festgehalten. Dadurch kann das terminale Ileum immer identifiziert und lokalisiert werden, auch wenn es später zu Überlagerung mit weniger transparenten Dünndarmschlingen oder einem gefüllten, tiefstehenden Kolon kommt.

Die Methylzellulosemenge richtet sich individuell nach der gewünschten Transparenz.

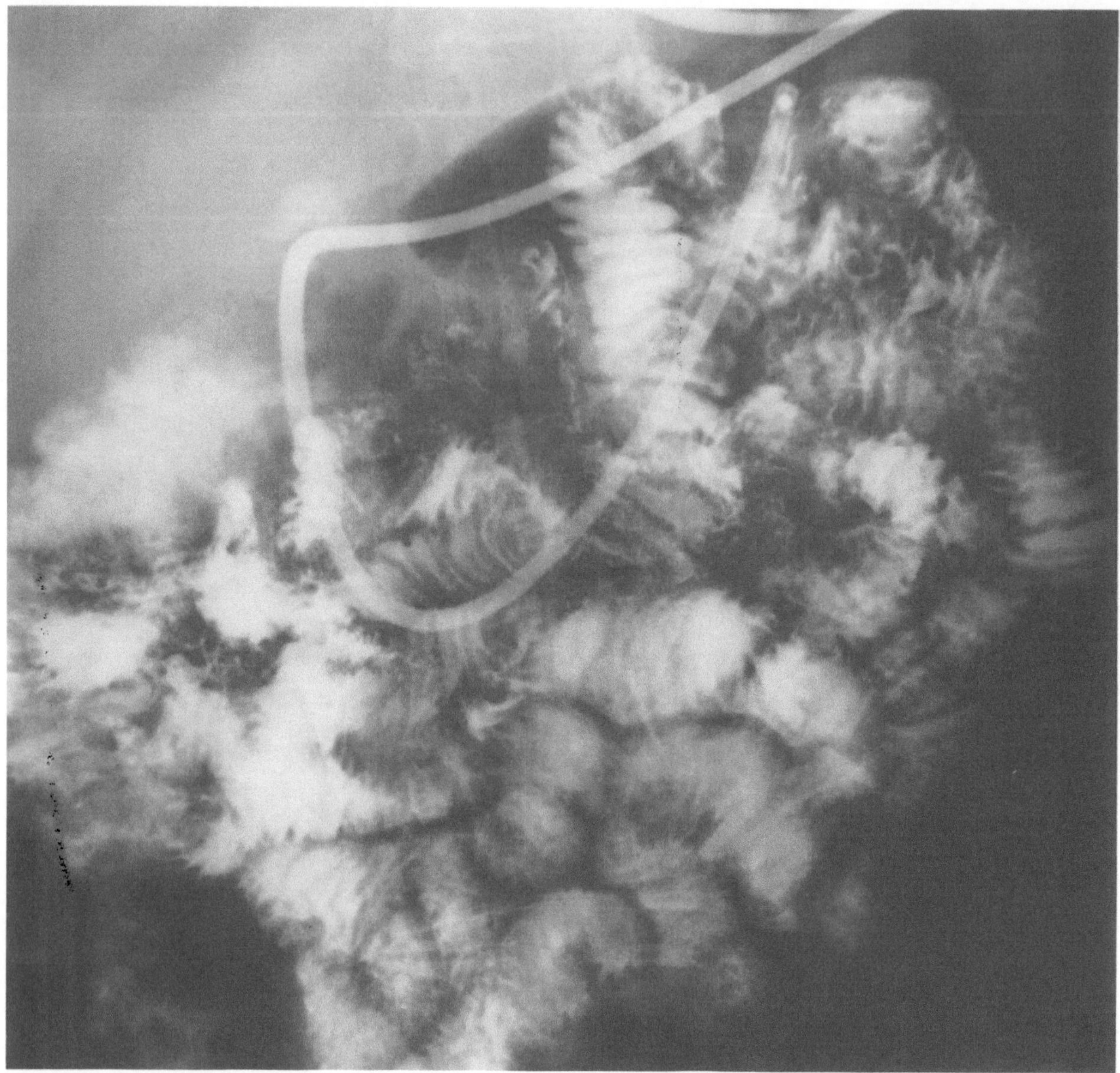

Abb. 2.7.-5. Unspezifischer Reiz- oder Entzündungszustand. Schon während der Untersuchung finden sich vorzeitiges Ausflocken des Kontrastmittels und schlechter Wandbeschlag. Zusätzliche Gaben von Barium und Methylzellulose sind unwirksam. Daneben zeigen sich eine Verdickung der Kerckring'schen Falten und der Darmwand, außerdem Hyperperistaltik (hier Pendelperistaltik). Patient mit Malabsorption bei insulinpflichtigem Diabetes mit diabetischer und alkoholischer Polyneuropathie

Nach Erreichen eines befriedigenden Doppelkontrastes werden wieder großformatige gezielte Übersichts- und Zielaufnahmen von krankhaften Prozessen unter besonderer Berücksichtigung des terminalen Ileums und des ileozökalen Überganges angefertigt. Je nach Erfordernis geschieht dies im Zustand unterschied-licher Transparenz, unter dosierter Kompression und in unterschiedlichen Kontraktions- und Füllungszuständen.

Beobachtet man im oberen Jejunum ein frühzeitiges Auswaschen, einen schlechten Wandbeschlag oder ein Ausflocken, so muß Barium (z.B. 50 ml) nachgegeben werden. Bei nor-

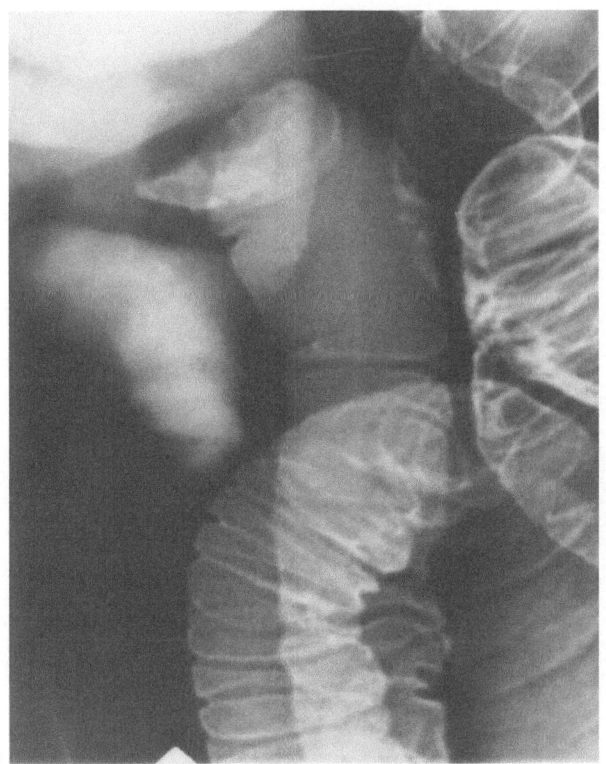
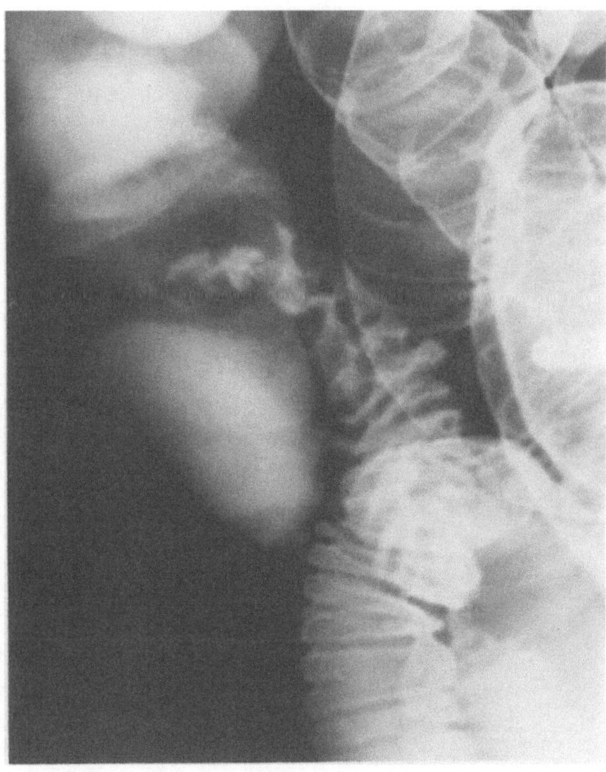

Abb. 2.7.-6a und b. Terminales Ileum im Doppelkontrast entfaltet (a) und in Kontraktion (b)

maler Schleimhaut läßt sich ein guter Beschlag durch anschließende Methylzellulosegabe wieder herstellen. Bleibt es bei einem schlechten Wandbeschlag, so liegt ein *unspezifischer Reiz- oder Entzündungszustand* vor, der dokumentiert werden muß.

Dokumentation

Die radiologische Dokumentation bei einer Dünndarmuntersuchung sollte so ausführlich sein, daß auch ein Außenstehender eine Nachinterpretation vornehmen kann.

Im allgemeinen genügen folgende Aufnahmen (die Formate sind abhängig vom jeweiligen Typ des Durchleuchtungsgerätes):

Bariumphase:
1 Übersicht (s. Abb. 2.7.-1).

Methylzellulosephase:
- oberes Jejunum und Duodenum im Doppelkontrast;
- terminales Ileum in Bariummonokontrast;
- terminales Ileum im Doppelkontrast und in Stadien unterschiedlicher Kontraktion (Abb. 2.7.-6a und b);
- Zielaufnahmen unter dosierter Kompression, unterschiedlicher Transparenz und in unterschiedlichen Kontraktions- und Füllungszuständen des übrigen Dünndarms;
- Übersichtsaufnahme im Doppelkontrast (Abb. 2.7.-7).

Eine sorgfältige Palpation der Darmschlingen unter Durchleuchtung ist unerläßlich.

Im Normalfall genügen also 2–3 großformatige Übersichtsaufnahmen und 5 Zielaufnahmen.

Die Sonde wird belassen, bis die Röntgenaufnahmen entwickelt und beurteilt worden sind!

15

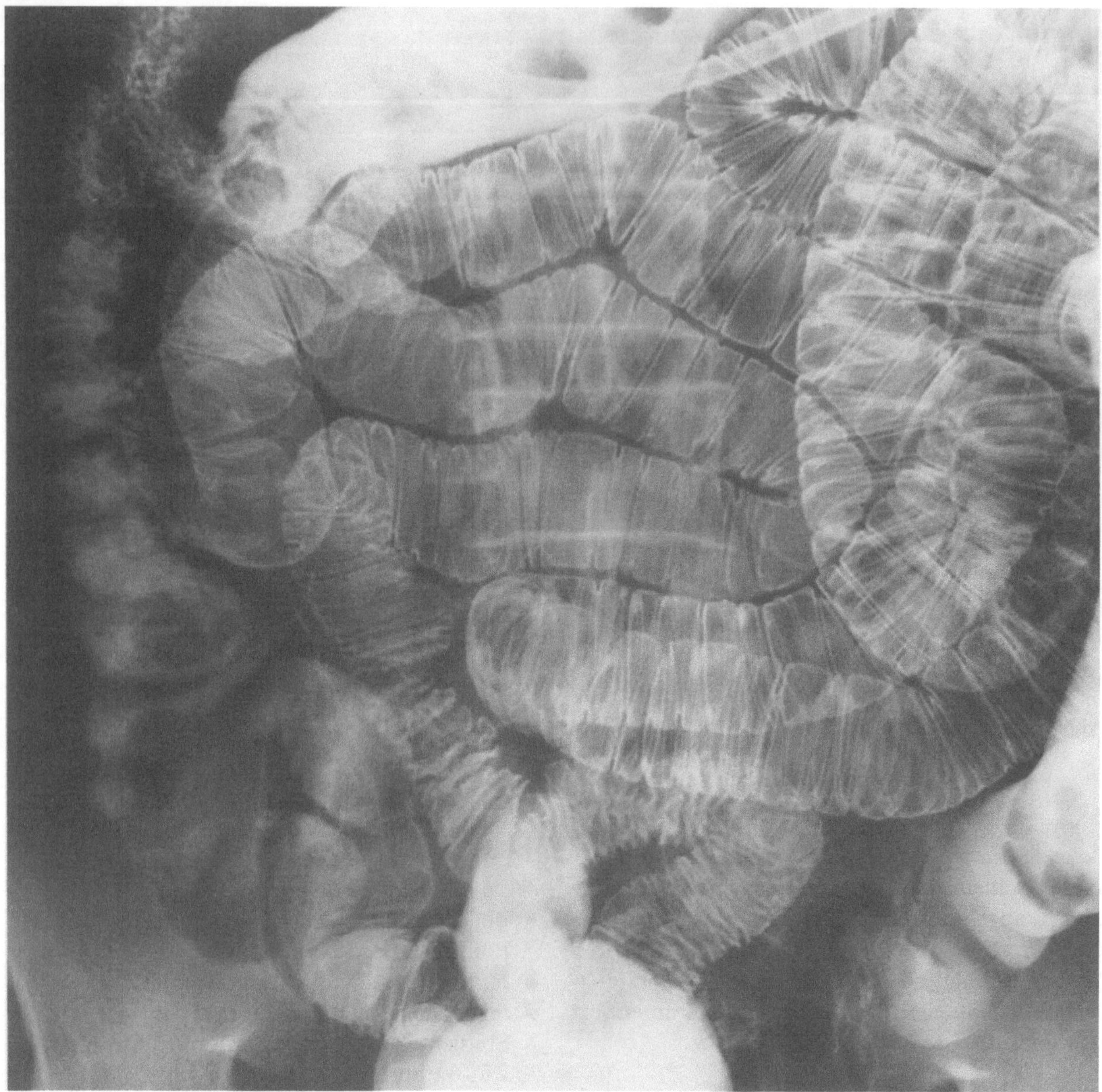

Abb. 2.7.–7. Abschließende Übersichtsaufnahme im Doppelkontrast

Strahlenexposition

Die Strahlenexposition bei der Enteroclysis ist ähnlich hoch wie bei der fraktionierten Dünndarmuntersuchung (Vogel und Löhr 1978; Salomonowitz et al. 1980). Angaben über wesentlich höhere Werte bei Dünndarmeinlauf (Ott et al. 1985) müssen aus methodischen Gründen bei der Berechnung und Durchführung der Untersuchung mit Vorbehalt betrachtet werden.

Die durchleuchtungsgezielte Sondenplazierung dürfte der Hauptgrund für eine höhere Hautbelastung sein. Durch gezielte Durchleuchtung und Einblendung kann die Gonadendosis beim Mann so niedrig gehalten werden, daß sie unbedeutend ist. Die Ovardosis liegt im Bereich der Dosis bei einem Kolonkontrasteinlauf. Eine Dosisreduktion kann durch Erfahrung bei der Intubation und Standardisierung der Untersuchung erreicht werden.

2.8 Besondere Hinweise

Trotz einer Standardisierung des Untersuchungsablaufes muß in einzelnen Fällen bewußt vom Schema abgegangen werden. Diese Entscheidung kann bereits vor der Untersuchung oder kurz nach Beginn fallen, wenn der Patient zu seinen Beschwerden vom Untersucher entsprechend befragt worden ist. Dies ist für den weiteren Untersuchungsgang sehr wichtig!

● Medikamentenanamnese nicht vergessen!
● Das Duodenum muß mitdargestellt und -beurteilt werden. Entweder erfolgt die Darstellung bereits im Rahmen des normalen Untersuchungsganges oder nach Rückzug der Sonde in das obere Duodenum und zusätzlicher Kontrastmittelgabe am Ende der Untersuchung.
● Nach Übertritt bzw. Füllung des Rektums verspürt der Patient einen Defäkationsreiz, der meist rasch nachläßt. Der Patient sollte darauf hingewiesen werden.
● Eine vorzeitige Füllung des Rektums vor Erscheinen des terminalen Ileums weist auf eine ileorektale Fistel hin, auch wenn diese nicht direkt darzustellen ist. Zu beachten ist, daß das dünnflüssige Kontrastmittel manchmal nach Übertritt in das Colon ascendens rasch in das Rektum abfließt und keinen Beschlag im übrigen Kolon hinterläßt. Dies darf nicht als vorzeitige Füllung des Rektums mißinterpretiert werden.
● Eine deutliche Füllung des Sigmas und Rektums kann eine Beurteilung des Ileums im kleinen Becken erschweren. In diesen Fällen sollte der Patient auf die Toilette geschickt werden, um den Dickdarm zu entleeren. Die Dünndarmschlingen werden dann wieder frei von Überlagerungen.

● *Mitbeurteilung des Kolons*
Nach Übertritt des Kontrastmittels in ein gut gereinigtes Kolon kann durch rektale Luftinsufflation in Hypotonie (Buscopan® i.v.) in einzelnen Fällen (z.B. M. Crohn) eine Mitbeurteilung des Kolons erfolgen oder versucht werden (Abb. 2.8.-1).

● *Gewünschte Transparenz*
Ähnlich wie bei der Doppelkontrastuntersuchung des Magens und des Kolons können flache Oberflächenläsionen besser erkannt werden, wenn diese von einer kleinen „Kontrastmittelpfütze" umspült werden. Da dieses Manöver bei der Dünndarmuntersuchung nicht möglich ist, sollte der Bariumgehalt des Schleimhautbeschlages ausreichend dicht sein. Eine zu starke Transparenz kann zu einem störenden Hell-Dunkel-Kontrast führen und ist somit nicht immer günstig für die Erkennung von Läsionen. Ein „milchiger" Schleimhautbeschlag ist oftmals besser (Abb. 2.8.-2a, b).
● Kann bei der Untersuchung ein wesentlicher Reflux nicht vermieden werden, bewährt es sich, den Mageninhalt über eine zusätzliche dünnere, nasal eingeführte Sonde abzusaugen.
● Bei Reflux in den Magen kann es, vor allem beim Ziehen der Sonde, zu einem schwallartigen einmaligen Erbrechen kommen. Ein entsprechendes Auffanggerät sollte bereitstehen.

● *Verwendung von Medikamenten*
Der Gebrauch von Spasmolytika, z.B. Buscopan, oder peristaltikanregenden Medikamenten, z.B. Paspertin, ist selten erforderlich. Die Anwendung von Paspertin bei Hypoperistaltik wurde ebenso wie die von Buscopan bei der Mitbeurteilung des Kolons bereits früher erwähnt. Es wäre denkbar, daß bei hochgradiger Hyperperistaltik Buscopan gegeben wird, um die Fülung des Darms in der Methylzellulosephase zu verbessern und morphologische Darmveränderungen besser zu erkennen und darzustellen.

● *Dünndarmobstruktionen*
Bei Verdacht auf Briden, Subileuszustände oder Dünndarmobstruktionen sollte der Bariumbolus sorgfältig verfolgt werden (länger durchleuten), da kurzstreckige Stenosen oft nur dann erkannt werden und später im Doppelkontrast durch andere Schlingen überdeckt werden können (Abb. 2.8.-3a, b). Ähnliches gilt auch bei Erscheinen eines Meckel'schen Divertikels. Bei

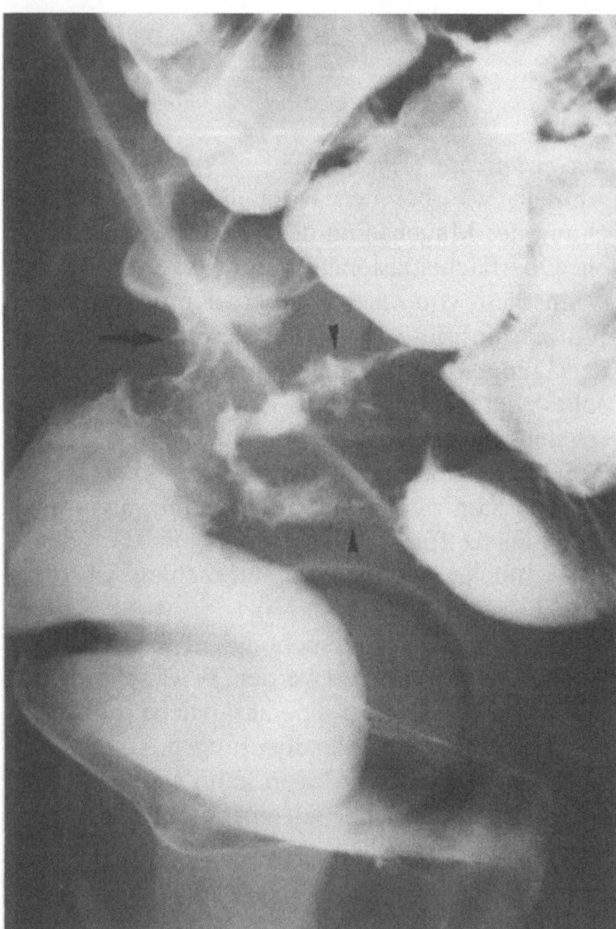

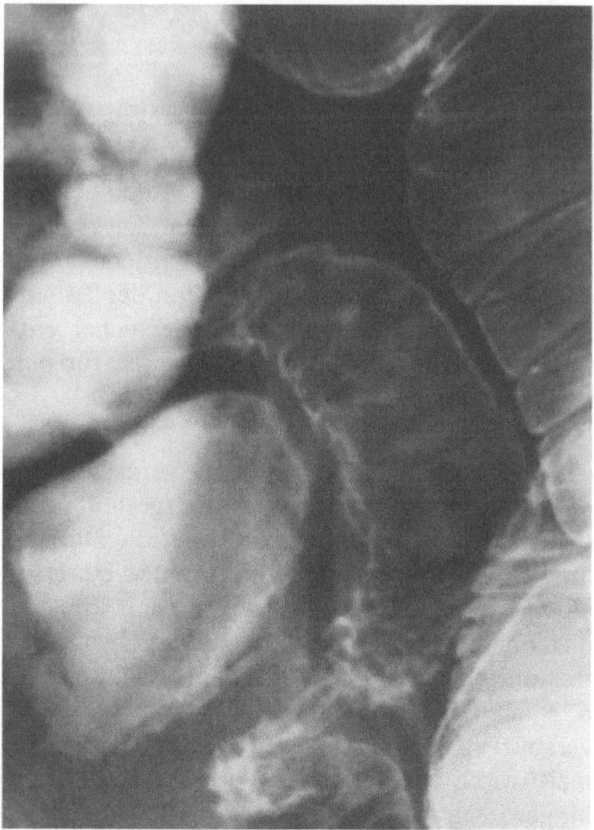

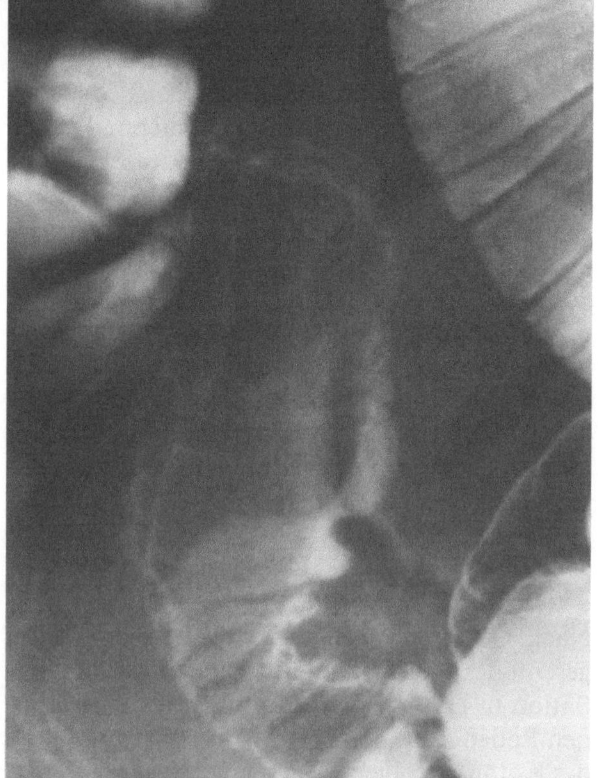

Abb. 2.8.-1. Koloskopisch unüberwindbare Stenose am rektosigmoidalen Übergang. Die Enteroclysis in Verbindung mit rektaler Luftinsufflation in Hypotonie zeigt neben dem M. Crohn im terminalen Ileum (➤) auch eine deutliche Stenose durch einen M. Crohn am rektosigmoidalen Übergang (→)

Abb. 2.8.-2a und b. Deutliche lymphofollikuläre Hyperplasie im terminalen Ileum. Gute Erkennbarkeit der Lymphfollikel bei etwas „milchigem" Wandbeschlag (**a**), die bei zu starkem Ausspülen durch Methylzellulose nicht erkennbar sind (**b**)

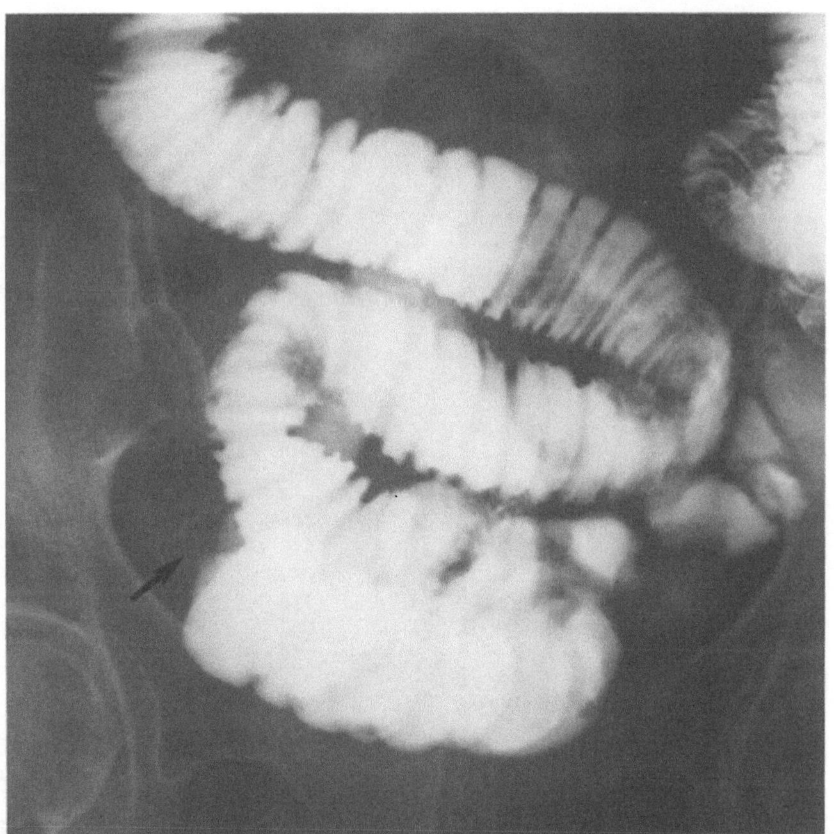

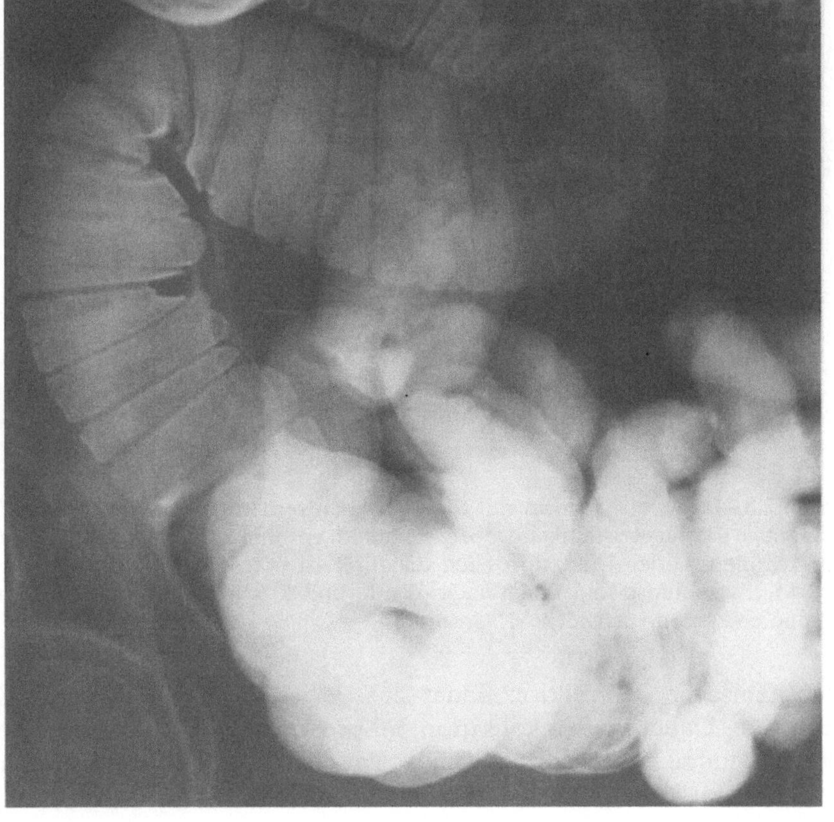

Abb. 2.8.-3a und b. Hochgradige kurzstreckige postischämisch-narbige Stenose am Übergang vom Jejunum in das Ileum (**a**). Diese war nur kurzfristig beim Verfolgen des Bariumbolus erkennbar. In der Methylzellulosephase ist die Stenose durch Überlagerung von distalen Ileumschlingen (**b**) nicht sichtbar. Prästenotische Dilatation. Eine vorausgegangene fraktionierte Untersuchung des Dünndarms wegen Subileusbeschwerden war negativ

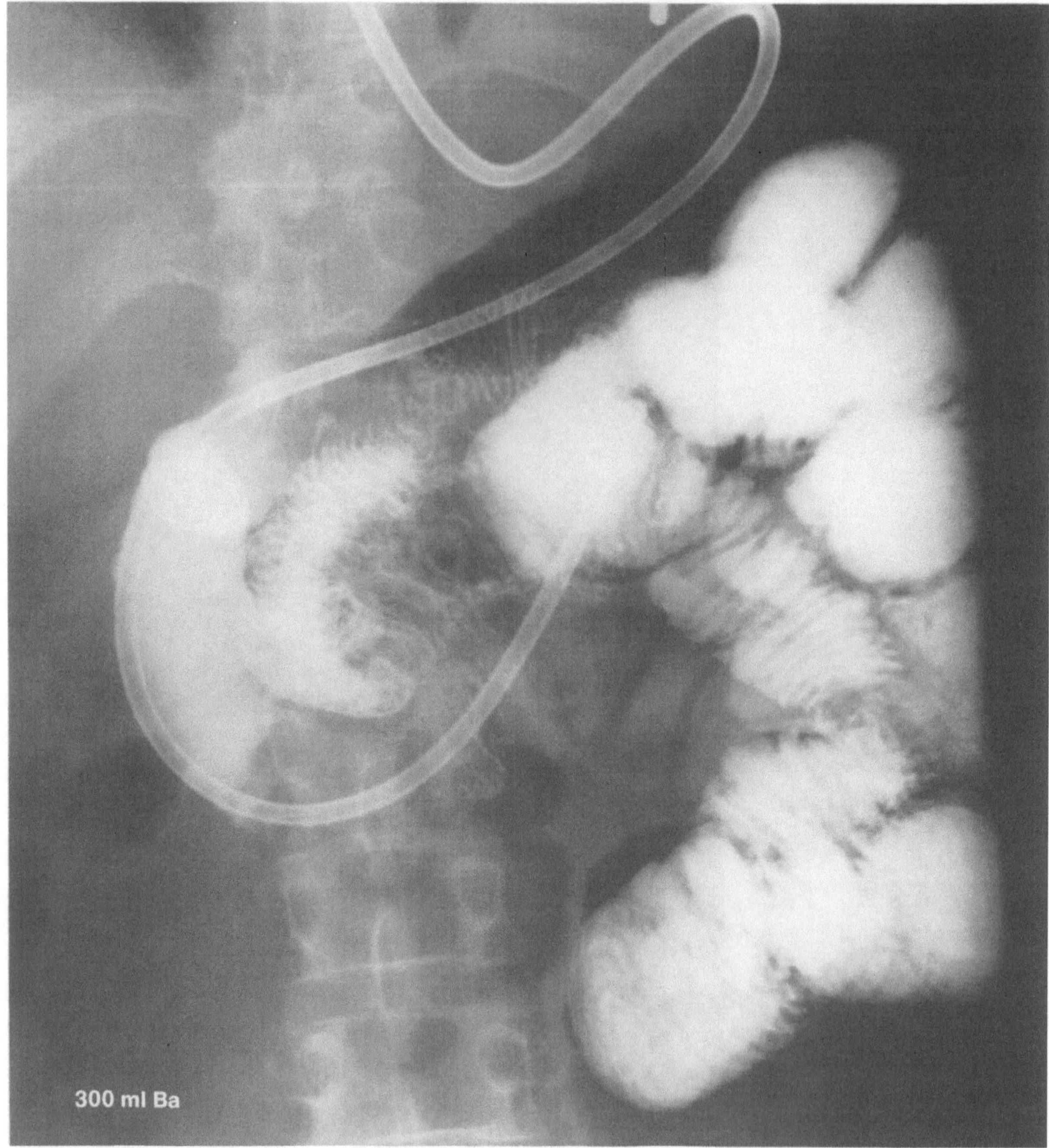

Abb. 2.8.-4a bis c. Patientin mit Subileusbeschwerden und chronischem Durchfall. In der Bariumphase anfängliche Hyperperistaltik im oberen Dünndarm mit zunehmender Dilatation (**a**), Abnahme der Peristaltik und Zunahme der Dilatation nach distal. Reflux in den Magen (**b**). Nach Gabe von 900 ml Barium und 2 l Methylzellulose findet sich nach 45 min und $2^1/_2$ h ein monströs erweiterter distaler Dünndarm (**b**) aufgrund eines stenosierenden M. Crohn (**c**)

mechanischer Obstruktion findet sich, je nach Schwere, Dauer und Lokalisation, im proximalen Jejunum noch eine normale Peristaltik. Nach distal kommt es zur Darmdilatation und Hypoperistaltik. Wird dies im Laufe der Methylzellulosephase beobachtet, so muß frühzeitig reichlich Barium nachgegeben werden, um einen guten Kontrast aufrechtzuerhalten. Das Barium

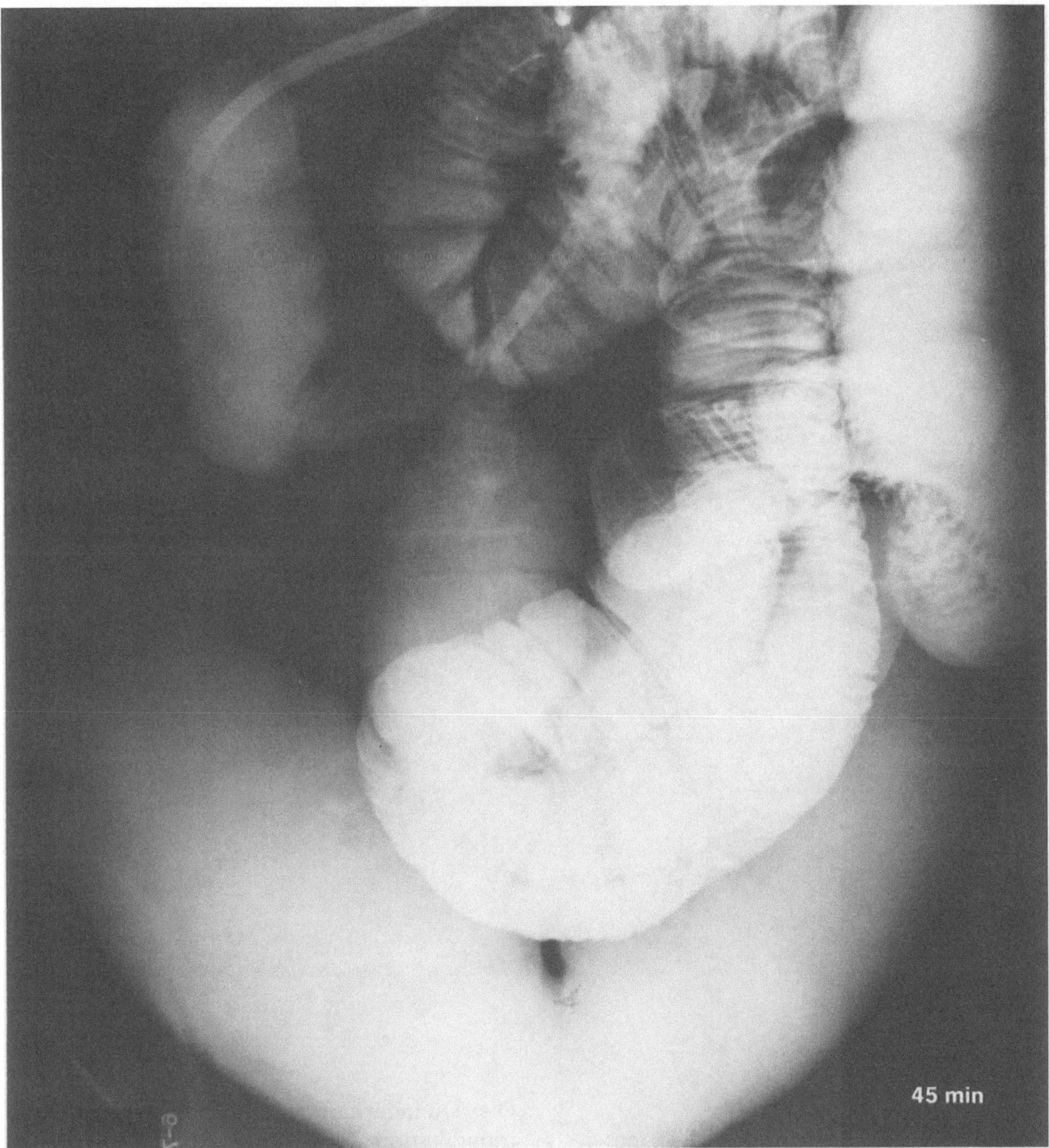

Abb. 2.8.-4b

wird durch die vermehrte Darmflüssigkeit ohnehin verdünnt. Manchmal sind große Mengen an Barium (z.B. 900 ml) und Methylzellulose (z.B. 1,5–2,1 l) notwendig (Miller und Sellink 1979).

Wichtig ist aber in jedem Fall eine ausreichende Kontrastierung bis zum ileozökalen Übergang (Abb. 2.8.-4a bis c). Sind die erforderlichen Kontrastmittelmengen verabreicht, kann die Sonde gezogen werden, und es erfolgen Nachdurchleuchtungen über längere Zeit. Wird nicht so vorgegangen, so kann z.B. die Ursache einer Obstruktion übersehen werden (Abb. 2.8.-5a bis c).

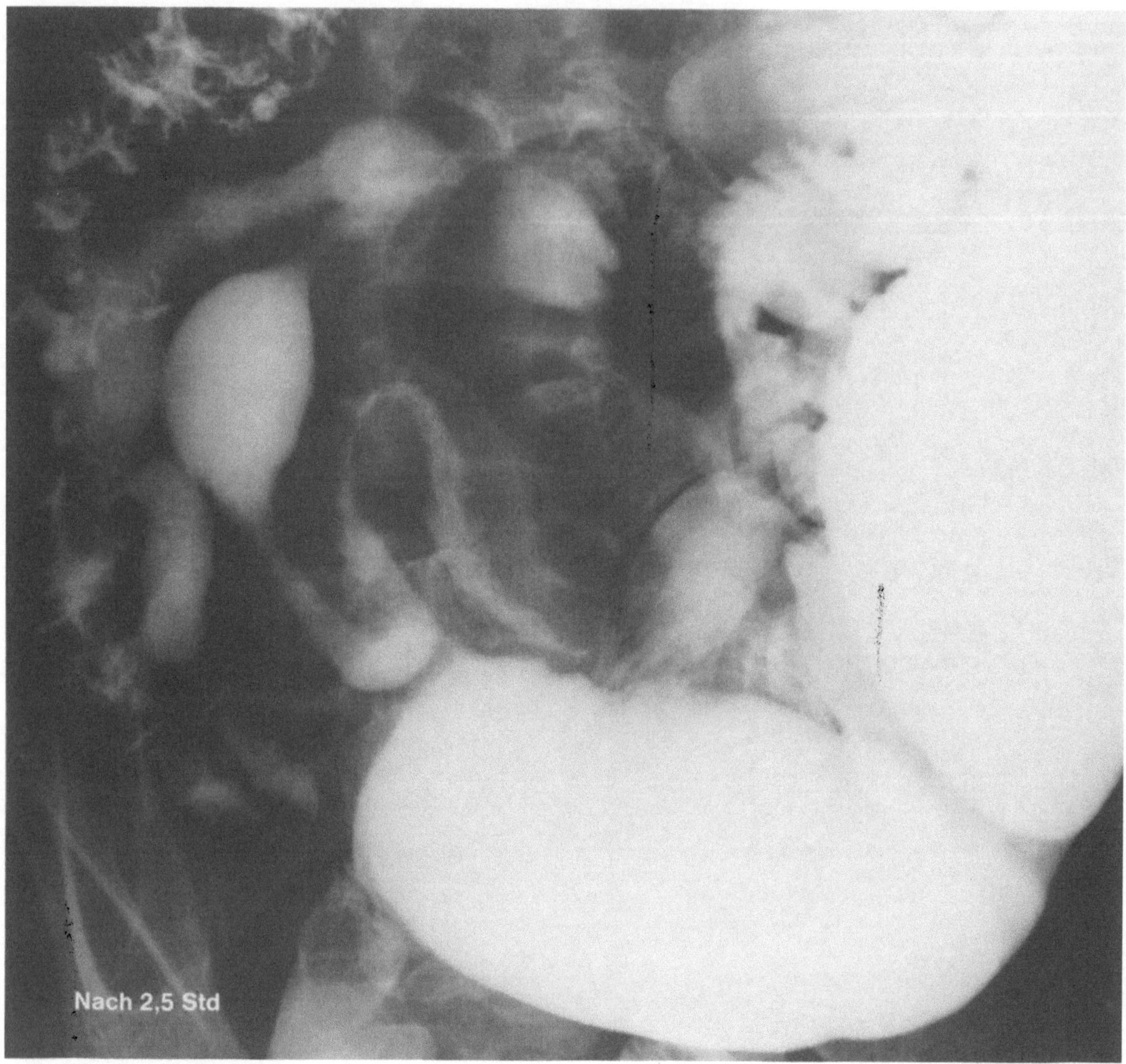

Abb. 2.8.-4c

Merke:
Bei Subileus oder Ileus darf eine Enteroclysis nur durchgeführt werden, wenn
- eine Obstruktion im Kolon ausgeschlossen ist,
- keine akute Operationsindikation besteht,
- keine schwere dekompensierte Herzinsuffizienz mit Ileus besteht.

Die Dünndarmobstruktion stellt keine Kontraindikation zur Enteroclysis dar, da es im Dünndarm zu keinem Eindicken des Bariums kommt, wie es bei Kolonobstruktionen geschieht. Die im Dünndarm resorbierte Flüssigkeit wird weitgehend wieder sezerniert.

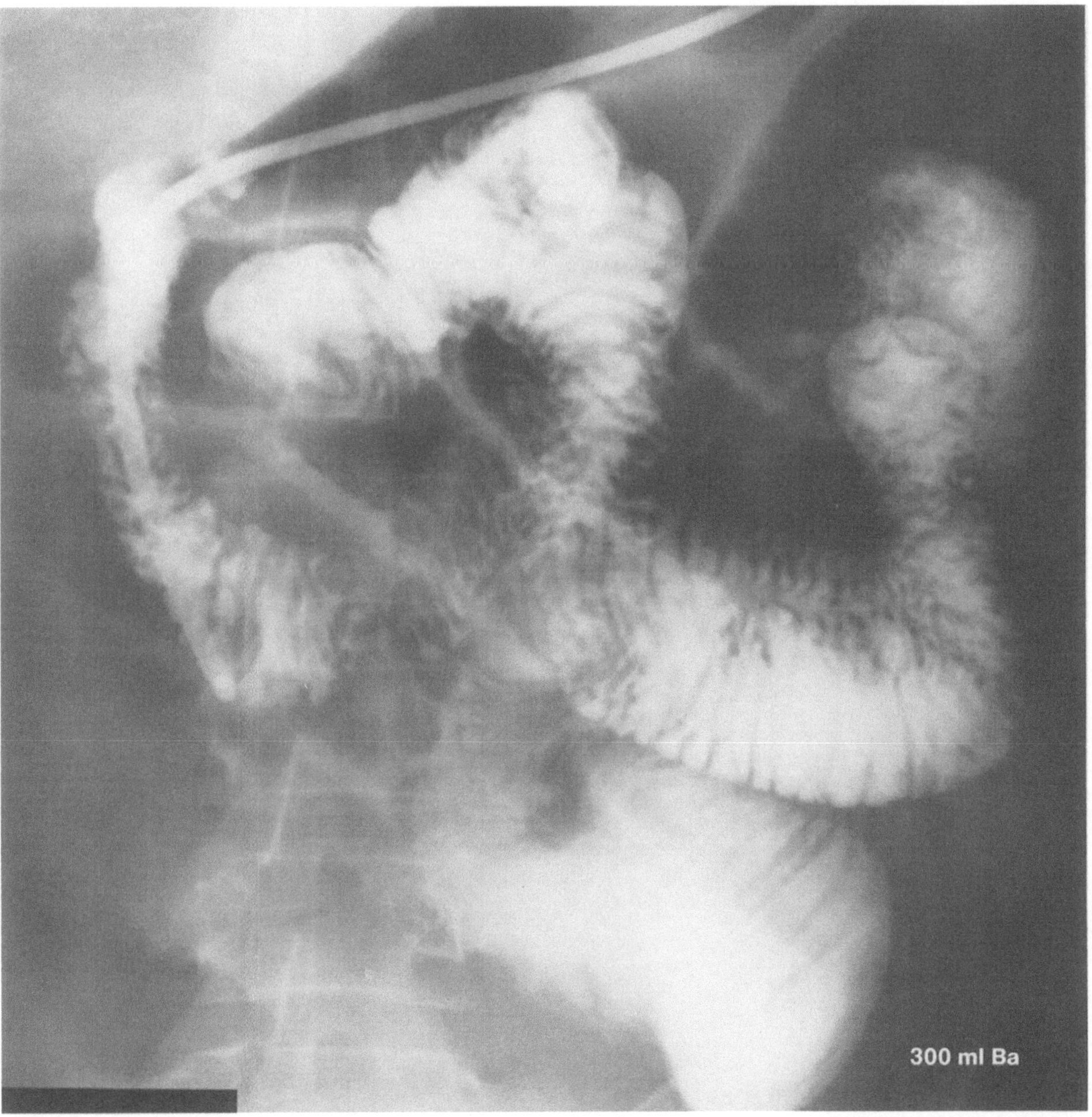

Abb. 2.8.-5a bis c. Fehlerhafte Untersuchung bei einem Patienten mit Subileusbeschwerden und Durchfall. In der Bariumphase findet sich eine geringe Hyperperistaltik mit zunehmender Darmdilatation und Abnahme der Peristaltik nach distal (Zeichen einer Dünndarmobstruktion) (**a**). Aufgrund ungenügender Mengen an Barium und Methylzellulose kommt es zu keiner ausreichenden Kontrastierung der dilatierten und flüssigkeitsgefüllten unteren Dünndarmabschnitte. Eine Diagnose war nicht möglich (**b**). Die retrograde Füllung des terminalen Ileums über das Koloskop ergab einen hochgradig stenosierenden M. Crohn im terminalen Ileum mit ausgeprägter prästenotischer Dilatation (**c**)

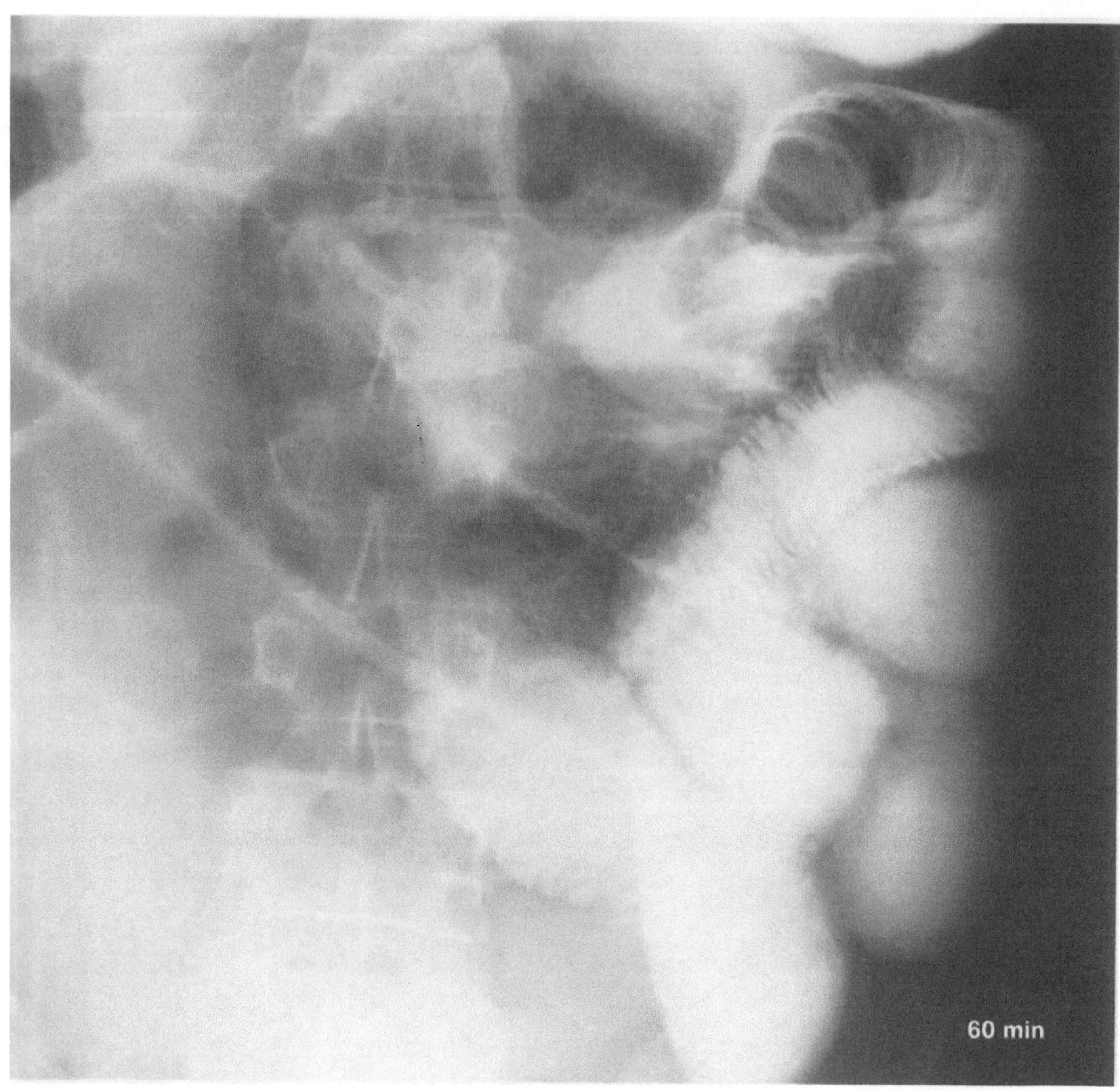

Abb. 2.8.-5b

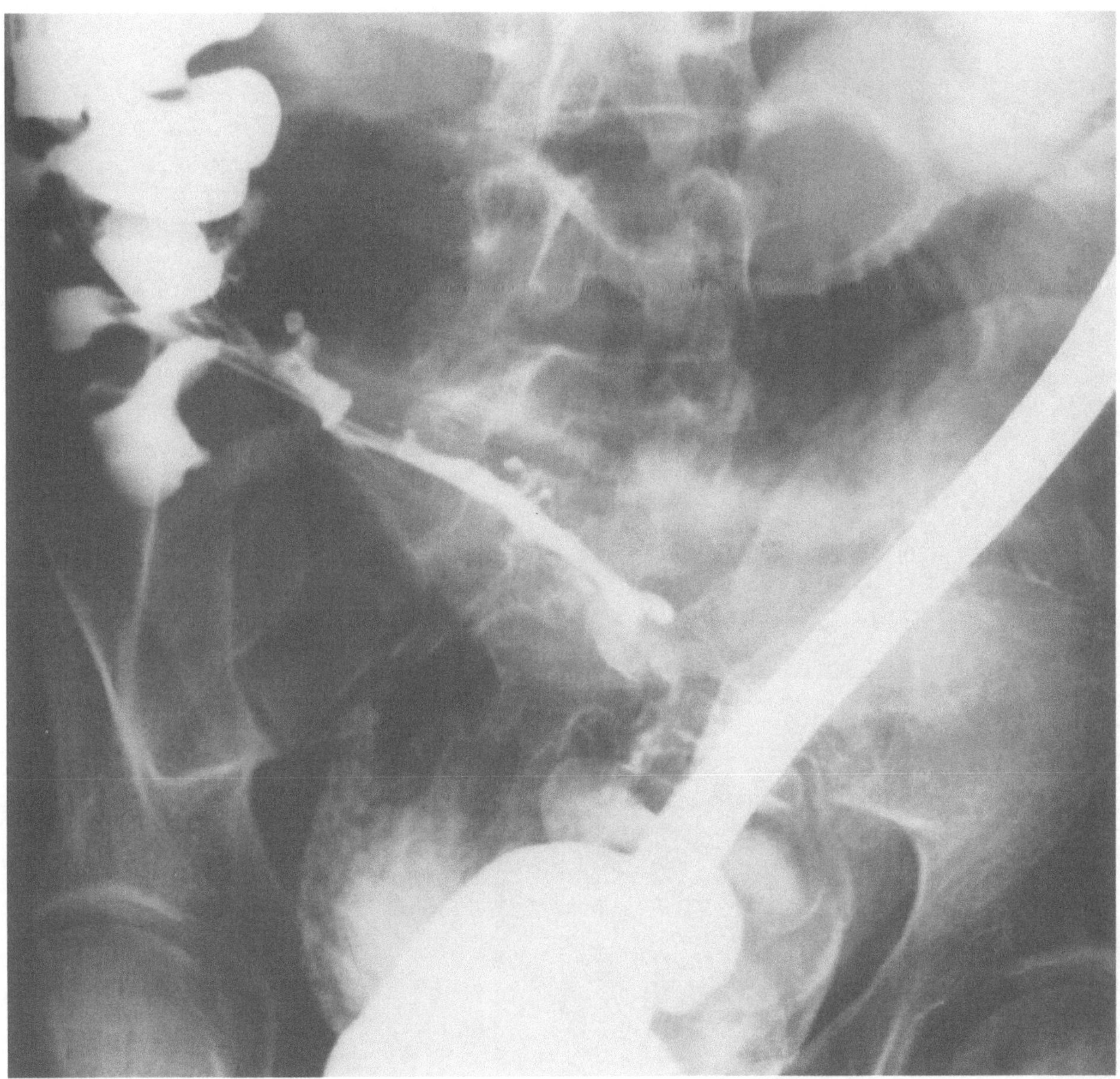

Abb. 2.8.-5c

2.9 Artefakte

Artefakte können durch Luftblasen, Schleim und unverdauten Darminhalt entstehen, insbesondere dann, wenn Zielaufnahmen angefertigt werden, bevor das Darmlumen ausreichend mit Kontrastmittel durchgespült worden ist. Andere Ursachen für Artefakte sind Überlagerung oder Verdrängung durch äußere Strukturen, wie z.B. Kolonluft, Gefäß- oder Lymphknotenverkalkungen, Kontrastmittelreste, Knochenstrukturen u.ä. (Abb. 2.9.-1 bis 2.9.-5).

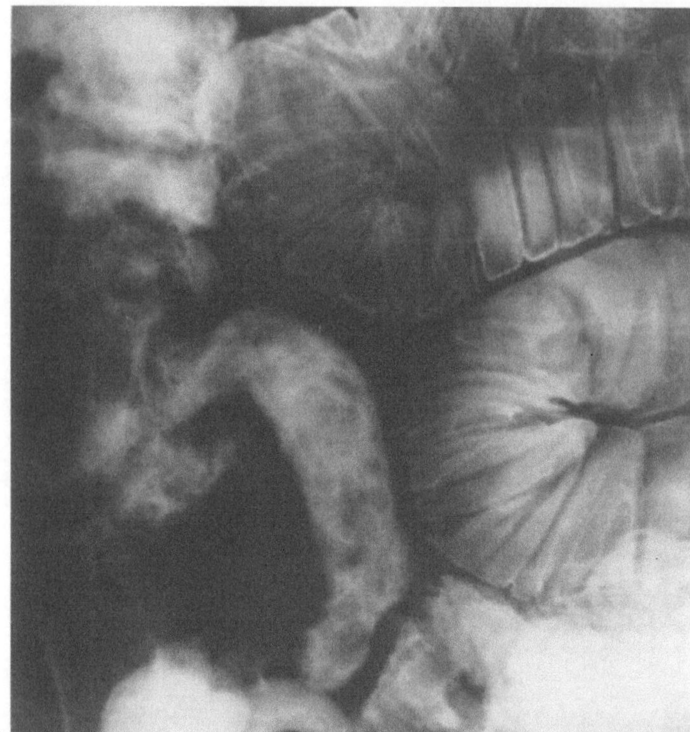

a

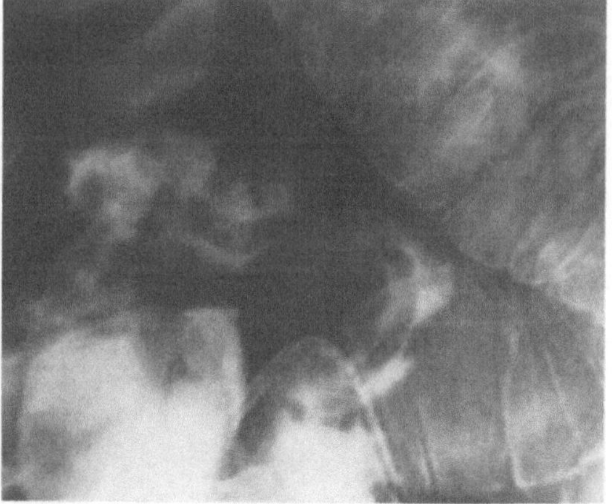

Abb. 2.9.-2. „Wurmartefakte" durch Speisereste (Gemüsefaser?)

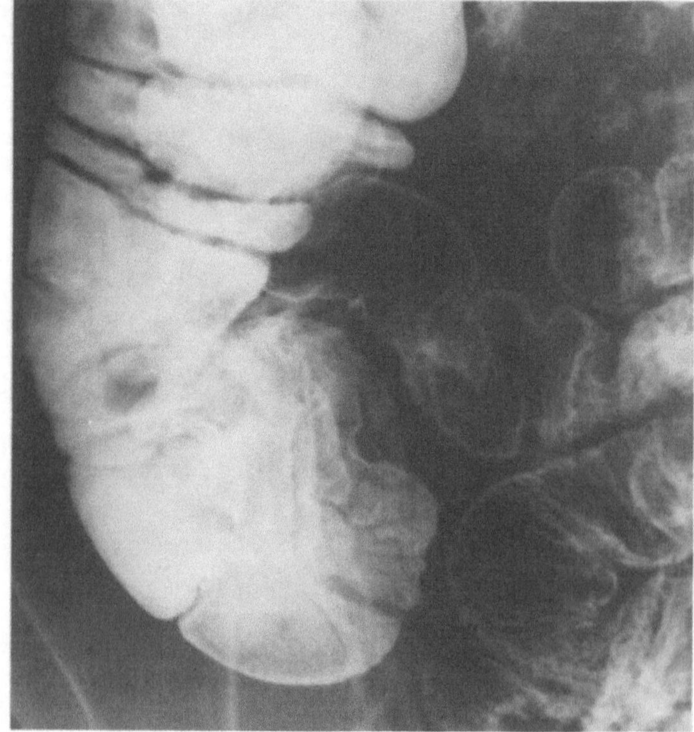

b

Abb. 2.9.-1 a und b. Artefakte. Speisereste im terminalen Ileum und kotgefülltes Zökum, die das Bild eines M. Crohn vortäuschen. Patientin hatte chronische Obstipation und war zur Untersuchung nicht abgeführt worden (**a**). Nach Ausspülen des Darminhalts finden sich ein unauffälliges terminales Ileum und Zökum (**b**)

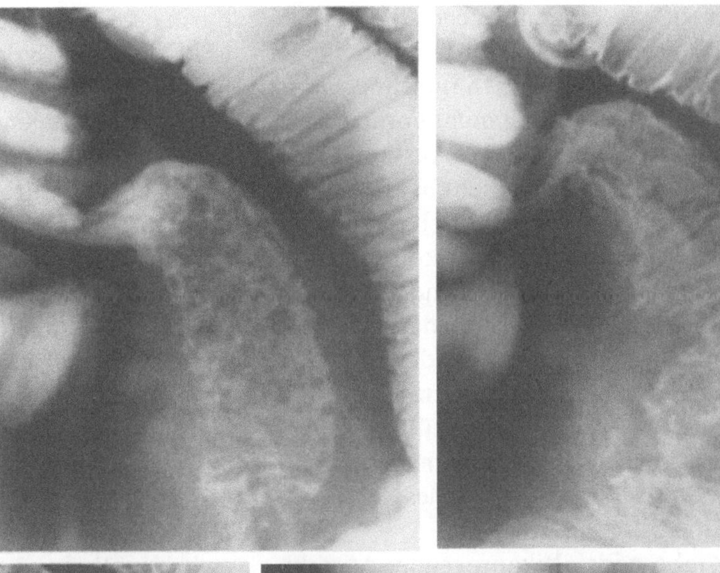

Abb. 2.9.-3a und b. Artefakt durch Luftblasen und Schleim im Moment der ersten Passage durch das terminale Ileum (**a**). Unauffälliger Befund nach Ausspülen und guter Wandbeschlag (**b**)

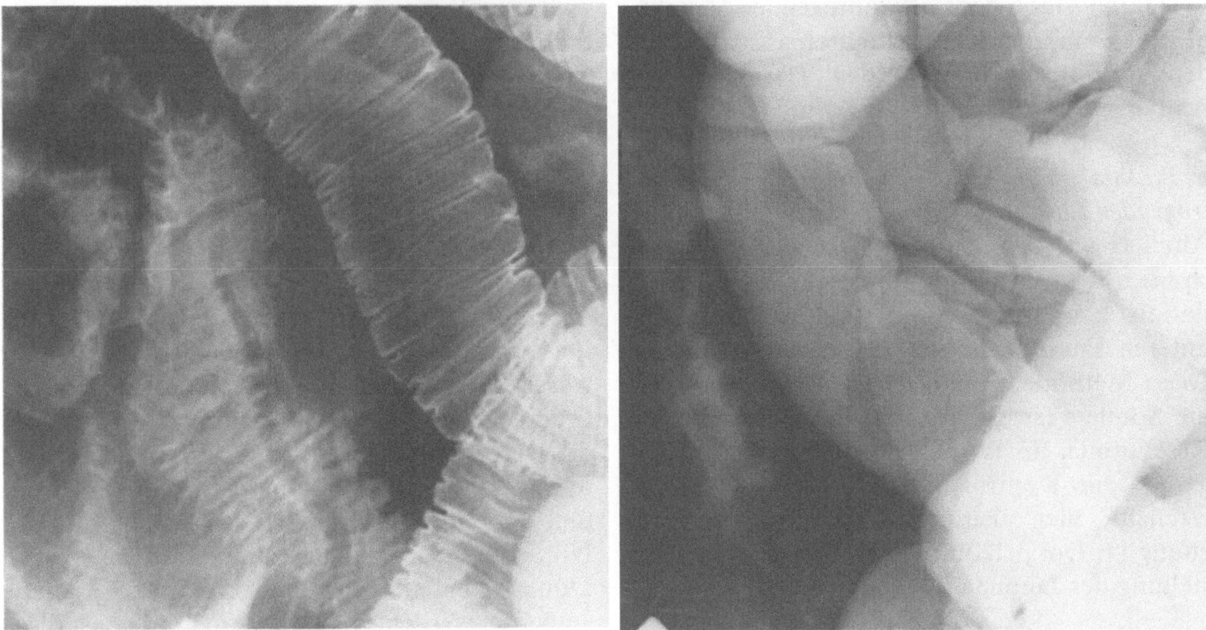

Abb. 2.9.-4. „Wurmartefakt" durch Überlagerung des transparenten terminalen Ileums mit der Ileosakralfuge

Abb. 2.9.-5. „Kissing-Artefakt" durch Luftblaseneinschluß zwischen aneinanderliegenden Darmwänden

2.10 Andere Untersuchungstechniken

● *Die fraktionierte Dünndarmpassage*
Sie hat den Vorteil der leichten Durchführbarkeit, wobei es allerdings auch hier unterschiedliche Ausführungsarten gibt (Pansdorf 1937; Treichel 1981). „Wegen der quasi punktuell und nur regionär erfolgten Durchleuchtung und Dokumentation besteht die Gefahr, den geeigneten Zeitpunkt zur Erfassung umschriebener Ver-

änderungen zu versäumen. Wegen der erheblichen physiologischen Variationsbreite der Dünndarmpassage zwischen 15 min und 5 h ist die Dauer der Untersuchung nicht vorauszuplanen" (Geiter und Fuchs 1977). Aussagen über Motilitätsstörungen können nicht in ausreichendem Maße getroffen werden. Durch die fraktionierende Funktion des Pylorus kommt es zu einer ungenügenden Auffüllung und Entfaltung des Darmlumens. Dies erschwert das Erkennen von kleinen Wandprozessen, Briden oder geringgradigen Einengungen. Nachteilig wirkt sich auch aus, daß die bariumgefüllten Darmschlingen im kleinen Becken oftmals ein undurchdringbares und unzugängliches Schlingenkonvolut bilden.

Durch Gabe peristaltikanregender Medikamente kann die Kontrastmittelpassage durch den Darm beschleunigt werden (Thompson und Amberg 1978; Efsing und Lindroth 1980).

● *Fraktionierte Dünndarmuntersuchung mit retrograder Luftinsufflation* (Miller 1965)
Ähnlich wie bei der Doppelkontrastuntersuchung des Kolons kann durch rektale Luftinsufflation eine Doppelkontrastdarstellung der unteren Dünndarmabschnitte erreicht werden. Diese Methode bietet sich bei Patienten an, die die Sonde verweigern, oder bei Zustand nach Resektionen im Bereich des ileozökalen Überganges zur Kontrolle der Anastomose. Besser erscheint hier allerdings eine Kolonuntersuchung im Doppelkontrast mit retrograder Darstellung des Dünndarms.

● *Die Enteroclysis im Bariummonokontrast*
Diese Methode wird von Sellink (1976) bevorzugt und wurde von ihm perfektioniert. Nachteilig ist oft die unbefriedigende Aussage im kontrastmittelüberfüllten Ileum, ähnlich wie bei der fraktionierten Passage. In solchen Fällen empfiehlt sich eine antero- oder retrograde Luftinsufflation zur Erzielung eines Doppelkontrastes. Bei unserer Methode wird die Mono- und Doppelkontrastuntersuchung bereits in einem Untersuchungsgang vereint.

● *Die Enteroclysis mit Barium und Luft*
Diese Doppelkontrastdarstellung des Dünndarms kommt ebenfalls zu guten Ergebnissen (Ekberg 1977; Salomonowitz et al. 1983; Bautz und Schindler 1983). Sie ist nicht zu vergleichen mit der des Magens oder des Kolons. Schwierigkeiten bei der Interpretation und Orientierung ergeben sich durch den starken Hell-Dunkel-Kontrast und die Vielzahl der sich überschneidenden Linien der Kerckring'schen Falten (Herlinger 1979). Luft und Barium können nicht wie bei einer Magen- oder Kolonuntersuchung durch Umlagerungen manipuliert werden. Weitere Nachteile dieser Methode sind die durch Luft angeregte Peristaltik und der Meteorismus.

● *Die Enteroclysis mit Barium und Wasser*
Diese Methode kann zur optimalen Dünndarmstellung führen, jedoch kommt es oft zu einem frühzeitigen Auswaschen und unzureichendem Wandbeschlag, der eine ordnungsgemäße Interpretation unmöglich macht.

Sellink hat aufgrund dieser Erfahrung diese Doppelkontrastmethode verlassen und warnt eindringlich davor, sie anzuwenden (persönliche Mitteilungen).

● *Wasserlösliche Kontrastmittel*
Die fraktionierte Dünndarmdarstellung mit wasserlöslichen Kontrastmitteln ist meist unbefriedigend und sollte möglichst nicht angewendet werden. Oft kommen die Anforderungen zu dieser Untersuchung von chirurgischer Seite, um Dünndarmobstruktionen auszuschließen. Nur bei hochgradigen Stenosen im oberen Dünndarm kann hier manchmal eine Aussage getroffen werden. In den meisten Fällen ist diese Methode unzureichend, um Stenosen bei Subileuszuständen zufriedenstellend abzuklären. Besteht dennoch die Indikation zu einer Untersuchung mit wasserlöslichem Kontrastmittel (z.B. Verdacht auf Obstruktion im Dünndarm und/oder Kolon), so sollte man die oft schon liegende Magensonde in das Duodenum weiterschieben und ein Enteroclysma mit unverdünntem wasserlöslichen Kontrastmittel (z.B. Gastrografin® [5], Peritrast® [6]) durchführen. Die

---

[5] Gastrografin®, Fa. Schering AG, Berlin
[6] Peritrast®, Fa. Köhler Chemie GmbH, Alsbach

Beurteilung der oberen Dünndarmabschnitte gelingt gut, die der distalen Abschnitte ist aufgrund der Verdünnung des Kontrastmittels durch die angestaute Flüssigkeit im Darm erschwert.

● *Die retrograde Darstellung des Dünndarms über das Koloskop*
Über diese Methode in Verbindung mit der Koloskopie berichten Frimberger et al. (1983). Größere Erfahrungen mit diesem Verfahren liegen allerdings nicht vor. Es bleibt Einzelfällen überlassen.

3 Indikationen

Die Indikation zur Enteroclysis ergibt sich aus den klinischen Fragestellungen.

Tabelle 3.-1. Indikationen für die Enteroclysis

1. Unklare abdominelle Beschwerden
2. Unklare Durchfälle
3. Malabsorption
4. Blutung aus dem Gastrointestinaltrakt
5. Tumorsuche
6. Fieber unklarer Genese
7. Postoperative Zustände
8. Rezidivierende Fisteln
9. Dünndarmobstruktionen

Die Stellung der Dünndarmuntersuchung in der Reihenfolge diagnostischer Maßnahmen ist unterschiedlich. Bei klinischem Verdacht auf M. Crohn wird die Untersuchung z.B. weit vorn stehen, sonst aber eher am Ende der diagnostischen Kette, wenn alle übrigen Untersuchungen wie Labor, Ultraschall, CT, Doppelkontrastuntersuchung des Magens und Kolons u.a. zu keinem Ergebnis geführt haben.

4 Grundmuster und Interpretation

4.1 Normalbefunde und Variationen

Die Länge eines normalen Dünndarms schwankt zwischen 4 und 12 m (Hirsch et al. 1956; Underhill 1955). Der große Unterschied wird erklärt durch enorme individuelle Schwankungen, rassische Unterschiede, unterschiedlichen Muskeltonus und die Schwierigkeit, die Länge intra vitam zu bestimmen.

Bei Menschen mit reichlich mesenterialem Fett liegen die Dünndarmschlingen gut voneinander getrennt im Abdomen (Abb. 4.1.-1). Bei schlanken Personen liegen vor allem die Ileumschlingen dicht aneinandergedrängt im kleinen Becken (Abb. 4.1.-2).

Eine exakte Trennung zwischen Jejunum und Ileum ist nicht möglich. Die Übergangszone liegt etwa in der Mitte der Gesamtlänge. Bei der Verteilung der Kerckring'schen Falten gibt es ebenfalls große Variationen. Sie sind im Jejunum zahlreicher als im Ileum. Eine erhebliche Faltenrarefizierung im Ileum wird aber auch als Normalbefund beobachtet (Abb. 4.1.-3). Besonders bei Jugendlichen finden sich auch im Ileum zahlreiche Falten. Die Kerckring'schen Falten sind senkrecht zur Längsachse des Darmes angeordnet und verlaufen zirkulär. Manchmal beobachtet man eine trianguläre Faltenanordnung im mittleren Dünndarm.

Das Faltenmuster des Duodenums unterscheidet sich von dem des übrigen Dünndarmes durch netzartige Anordnung der Falten.

Im idealen Doppelkontrast kann manchmal auch das Feinrelief der Dünndarmmukosa erkannt werden (Abb. 4.1.-4).

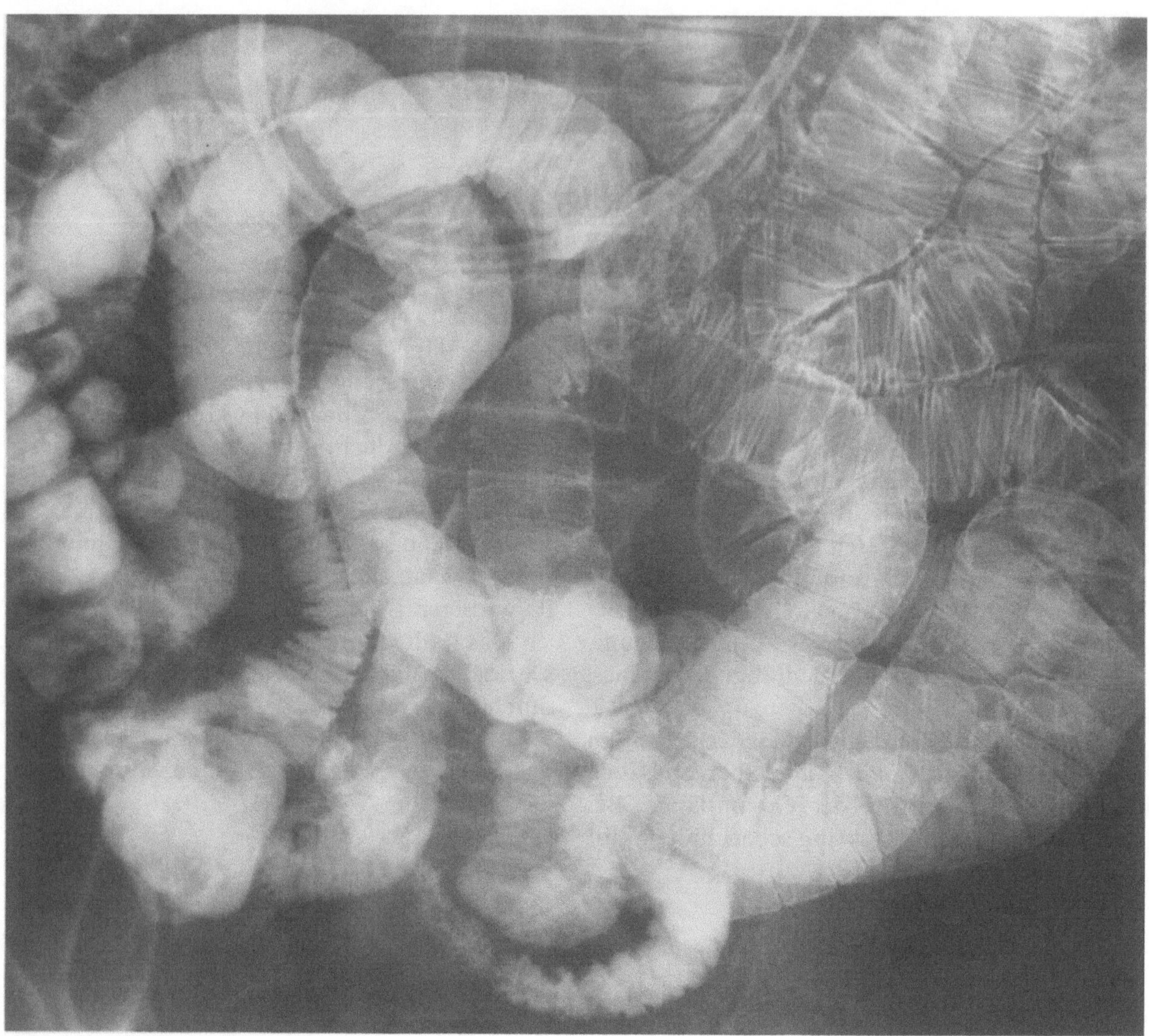

Abb. 4.1.-1. Normaler Dünndarm bei einem Patienten mit reichlich mesenterialem Fett. Die Schlingen sind gut voneinander getrennt

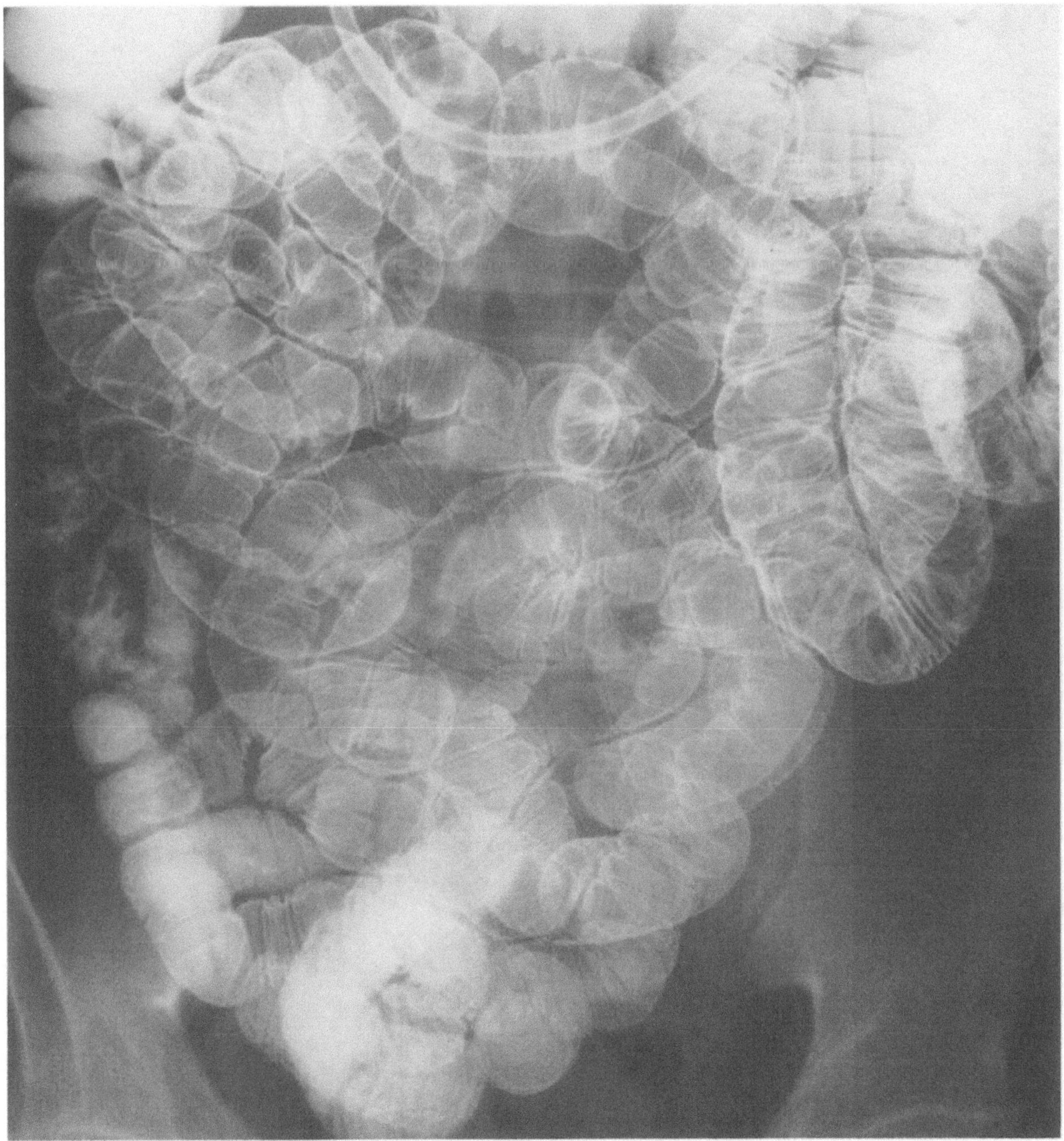

Abb. 4.1.-2. Normaler Dünndarm bei einer schlanken Person. Die Ileumschlingen liegen dicht aneinanderge-drängt im kleinen Becken

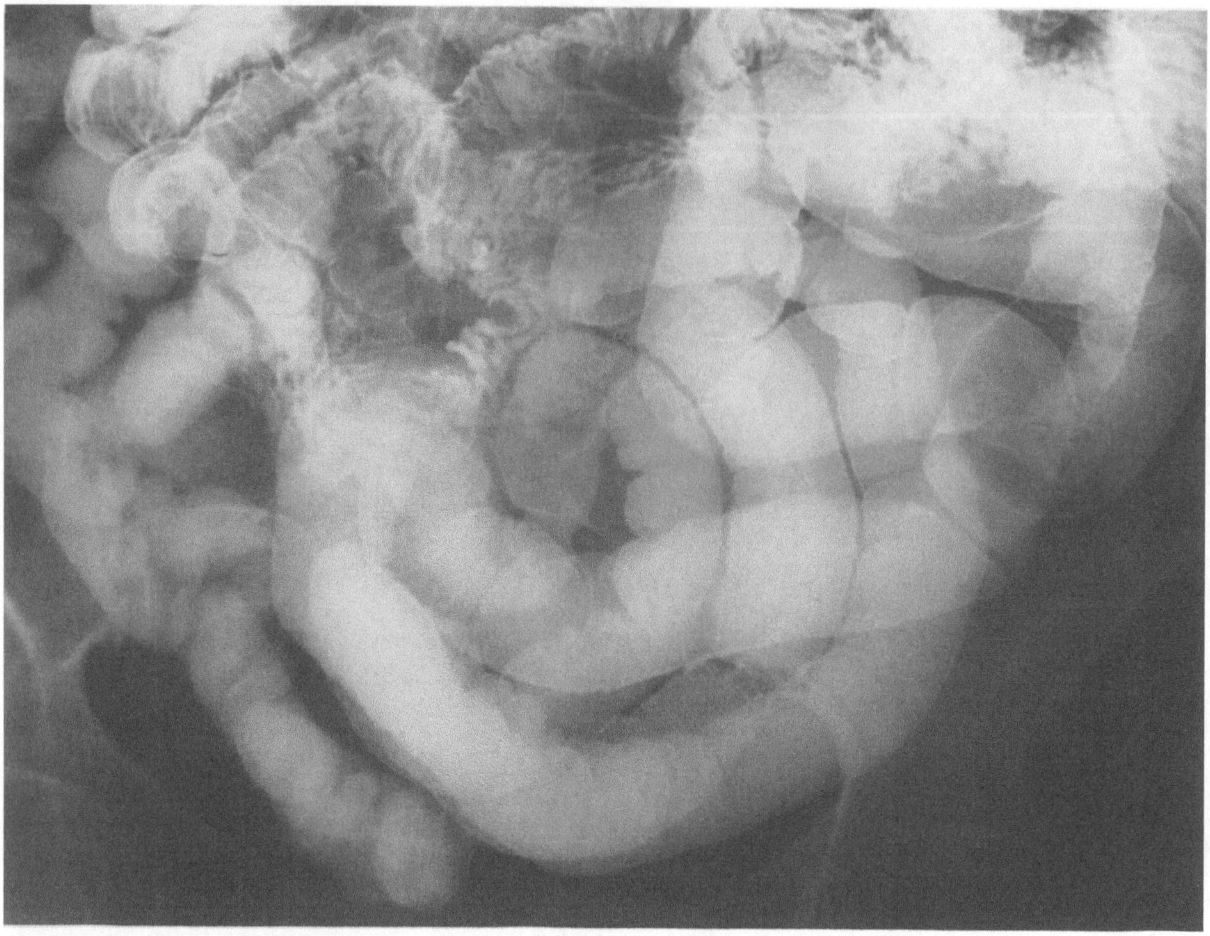

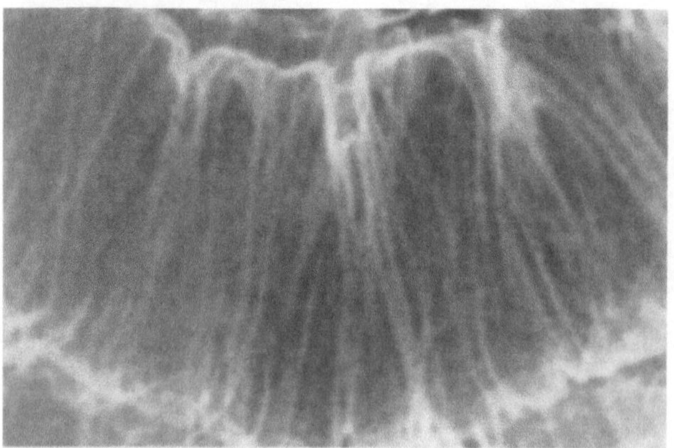

Abb. 4.1.-3. Faltenrarefizierung im Ileum als Normalbefund bei einer älteren Patientin

Abb. 4.1.-4. Normales Feinrelief der Dünndarmmukosa

4.2   Dünndarmfalten und Wanddicke

4.2.1   Dünndarmfalten
(normal/pathologisch)

Zur Beurteilung der Falten muß der Darm ausreichend gefüllt sein. Die Breite normaler Kerckring'scher Falten beträgt im Jejunum 1,7–2 mm, im Ileum 1,4–1,7 mm und schwankt nicht mit dem Lumendurchmesser (Herlinger 1979; Abb. 4.2.-1). Eine Faltenbreite von mehr als 2,5 mm kann als pathologisch angesehen werden. Falten, die „zu schmal" sind, gibt es nicht.

Normale Falten haben, bei gut entfaltetem Darm, abgerundete Ränder in der Profilansicht (Abb. 4.2.-1). Verdickte Falten zeigen im Profil manchmal eine omegaartige Randkontur (Abb. 4.2.-2 →). Die Faltenhöhe schwankt zwischen Jejunum und Ileum erheblich und ist deshalb von geringem diagnostischen Aussagewert. Die Faltenanordnung ist über längere Darmabschnitte relativ gleichmäßig und zeigt keine größeren Sprünge.

Eine unregelmäßige Anordnung der Falten wird beispielsweise beobachtet bei entzündlichen Infiltrationen (Abb. 4.2.-2 und 3), bei der chronischen Strahlenenteritis (Abb. 4.2.-4), bei Lymphstauung, bei Verwachsungen (Abb. 4.2.-5) oder bei Tumorinfiltrationen und Peritonealkarzinose (Abb. 4.2.-6) sowie bei der Sklerodermie (Abb. 4.2.-7) und Amyloidose (s. Abb. 5.4.-15). Zugleich findet man dann auch eine abnorme Konfiguration, Breite und Höhe der Falten. Faltenverdickung ohne Verformung wird durch ein Ödem unterschiedlicher Genese verursacht (z.B. Eiweißmangel oder -verlust) (Abb. 4.2.-8).

Eine Rarefizierung der Falten im Duodenum und Jejunum, die bis zu einem Reliefverlust führen kann („Kolonisierung"), ist ein für das Sprue-Syndrom typisches Bild. Eine kompensatorische Faltenvermehrung („Jejunisierung") des Ileums kann daneben beobachtet werden.

4.2.2   Wanddicke
(normal/pathologisch)

Die Dünndarmwand mißt in allen Abschnitten bei 75% der Normalpersonen 1–1,5 mm, in

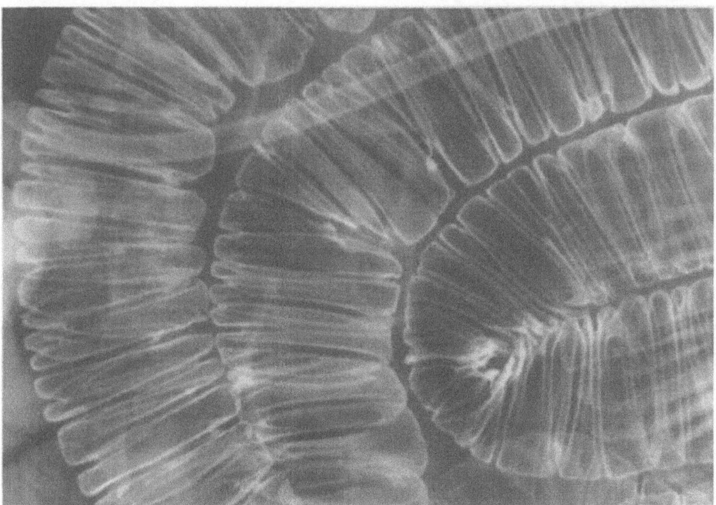

Abb. 4.2.-1. Normale Dünndarmfalten im Jejunum. Zirkuläre Faltenanordnung. Faltenbreite unter 2 mm. Abgerundete Ränder in der Profilansicht

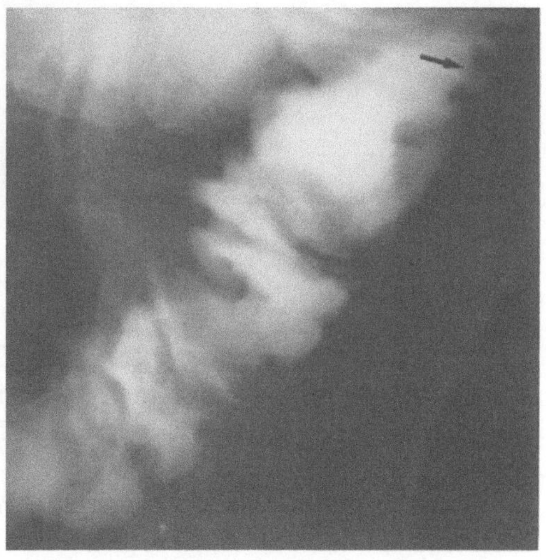

Abb. 4.2.-2. Irregulär verdickte Falten mit omegaartiger Randkontur (→) durch entzündliche Infiltration bei eosinophiler Enteritis

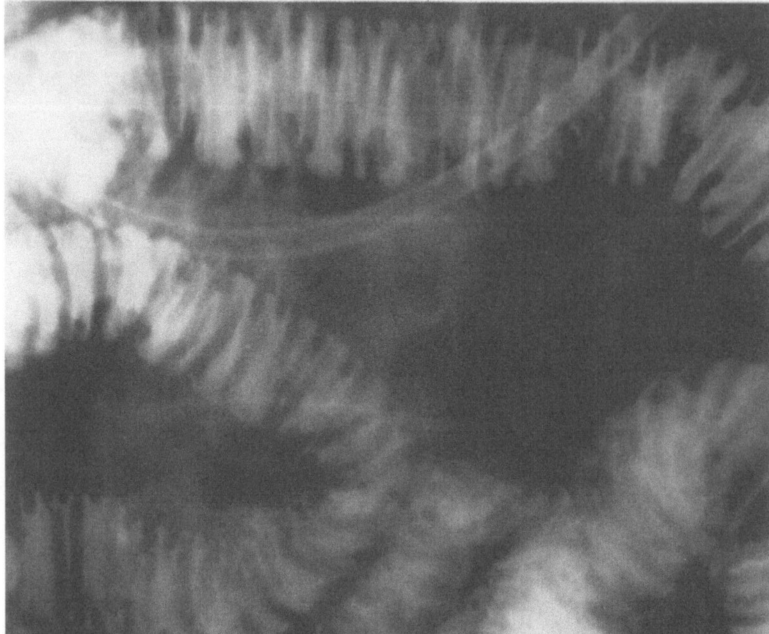

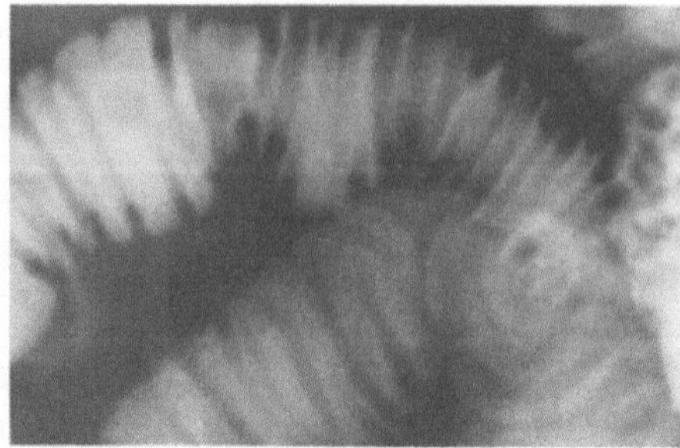

Abb. 4.2.-4. Unregelmäßig verdickte Falten mit Lumeneinengung bei chronischer Strahlenenteritis

Abb. 4.2.-3. Unregelmäßig verdickte Falten im gesamten Dünndarm bei M. Whipple

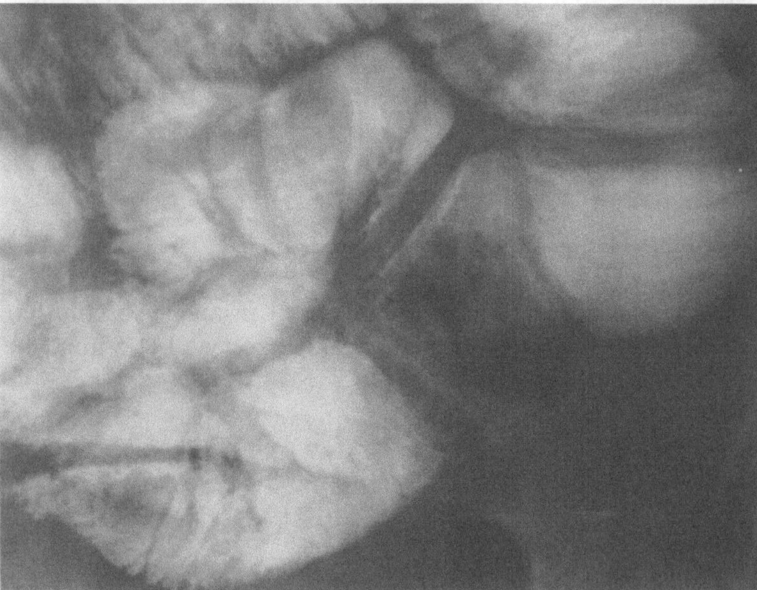

Abb. 4.2.-5. Faltenverdickungen durch ausgeprägte postoperative Adhäsionen

12,5% 1,6–2 mm und in weiteren 12,5% unter 1 mm. Eine Wanddicke von mehr als 2 mm muß als pathologisch gewertet werden (Herlinger 1979).

Die Wanddicke wird in einem Bereich gemessen, in dem zwei gut gefüllte Darmabschnitte über eine Länge von mehr als 4 cm parallel aneinanderliegen. Es ist anzunehmen, daß beide Serosaoberflächen engen Kontakt haben. Der Streifen zwischen den beiden gefüllten Schlingen entspricht dann der Dicke beider Darmwände. Dieser Abstand sollte nicht mehr als 3–4 mm betragen (Abb. 4.2.-9 →). Pathologische Prozesse, die zu einer Verdickung der Kerckring'schen Falten führen, verursachen im allgemeinen auch eine Darmwandverdickung. Der M. Crohn ist die häufigste Ursache für eine Darmwandverdickung (Abb. 4.2.-9 →).

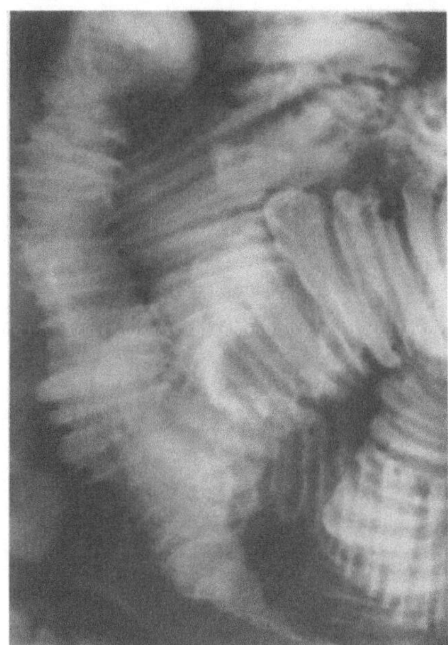

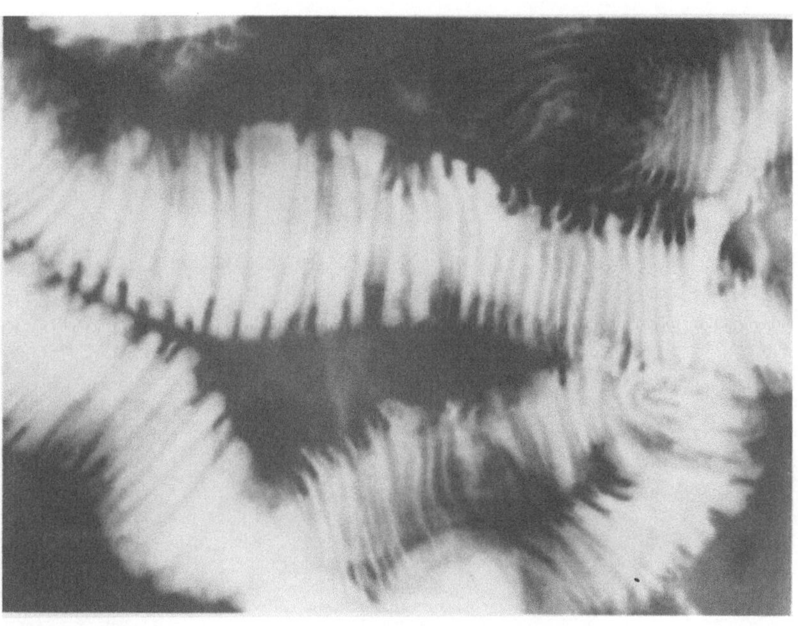

Abb. 4.2.-6. Verplumpte unregelmäßige Falten durch Peritonealkarzinose

Abb. 4.2.-7. Unregelmäßige Faltenverteilung mit Abschnitten eng an-
einanderliegender Falten und dilatierten Darmabschnitten bei syste-
mischer Sklerose (Sklerodermie). Sog. „hide-bound"-Zeichen

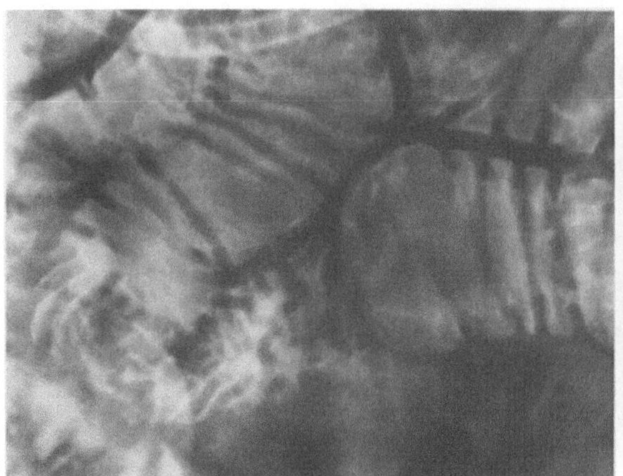

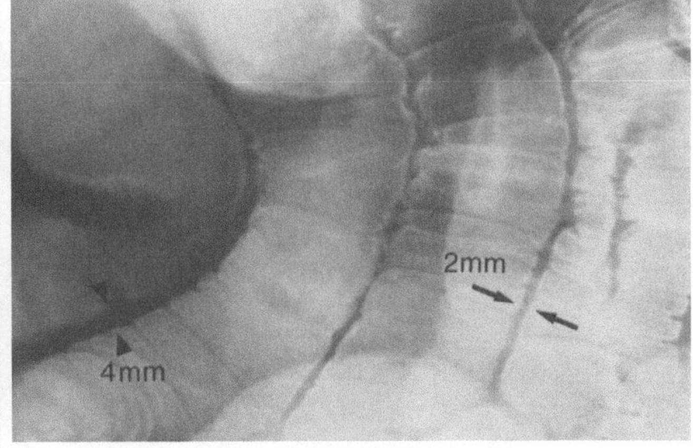

Abb. 4.2.-8. Omegaartige Verdickung der
Kerckring'schen Falten und Wandverdickung
bei einem Patienten mit chronischer Pankrea-
titis und Eiweißmangelödem

Abb. 4.2.-9. Patient mit M. Crohn. In den gesunden
Darmabschnitten findet sich zwischen zwei aneinanderlie-
genden Darmschlingen ein normaler Abstand von 2 mm.
Der Abstand zwischen dem erkrankten und dem norma-
len Darmabschnitt beträgt aufgrund der entzündlichen
Wandinfiltration 4 mm

4.3 Oberflächenveränderungen

Neben den Veränderungen an Falten und
Schleimhautbeschlag sind die Oberflächenveränderungen der wichtigste Ausdruck einer Erkrankung des Dünndarms. Sie können in der
Mukosa und/oder in tieferen Wandschichten
liegen. Das radiologische Bild mancher dieser

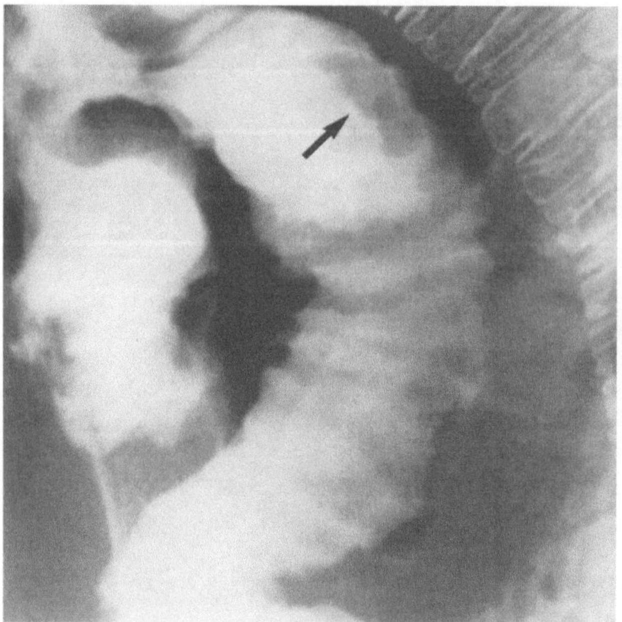

Abb. 4.3.-1. Betonte längsverlaufende Falte und no-duläre Oberflächenveränderungen im terminalen Ileum durch Peyer'sche Plaques an der mesenterialen Darmseite. Manchmal zufällig, manchmal Ausdruck einer meist unspezifischen Ileitis

Abb. 4.3.-2. Deutlich vergrößerte Schleimhautfalten im terminalen Ileum mit verdickter Wand durch entzündliche Wandinfiltrationen bei unspezifischer Ileitis terminalis

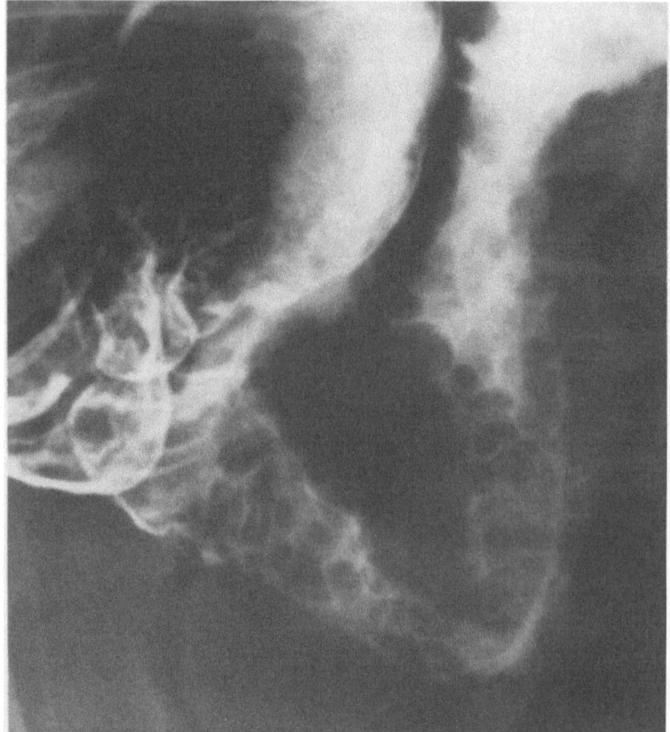

Abb. 4.3.-3. Pflastersteinartige Erhabenheiten durch Infiltrationen bei M. Crohn

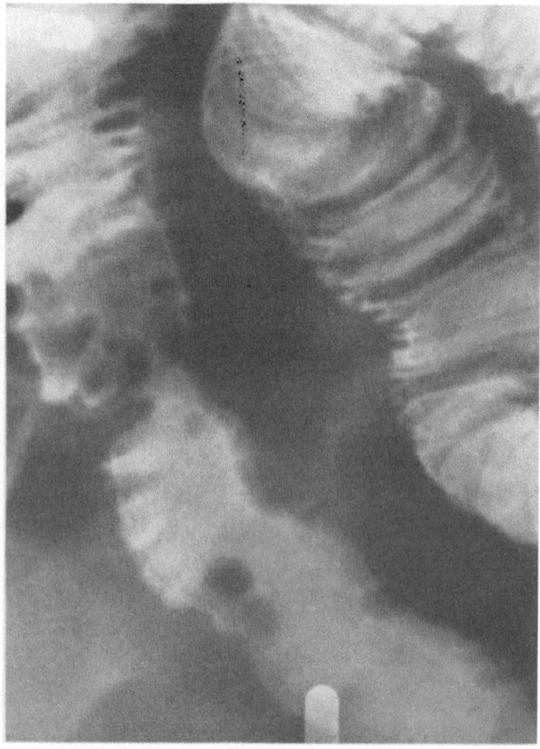

Abb. 4.3.-4. Flache, knotige Oberflächenveränderungen durch granulomatöse Veränderungen bei M. Crohn (Pseudopolypen)

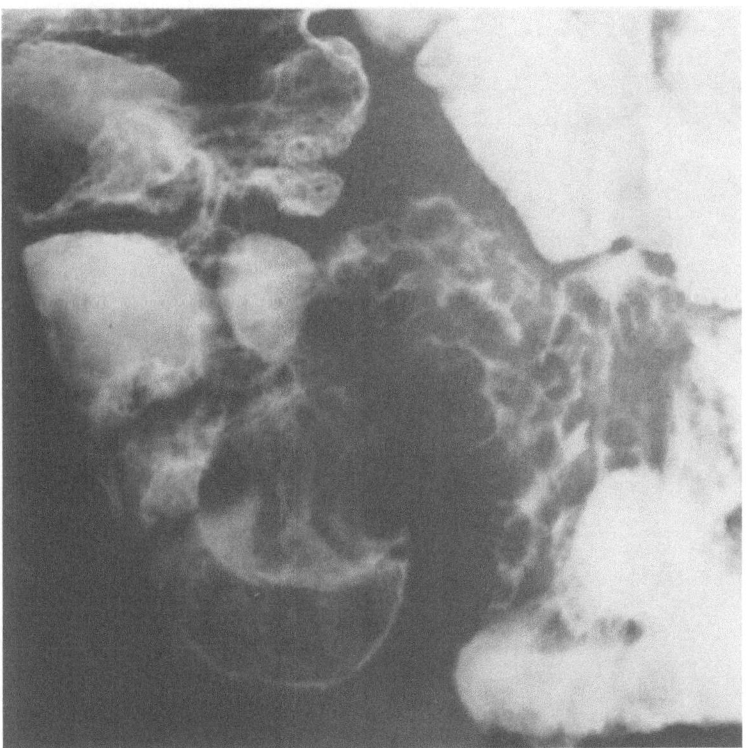

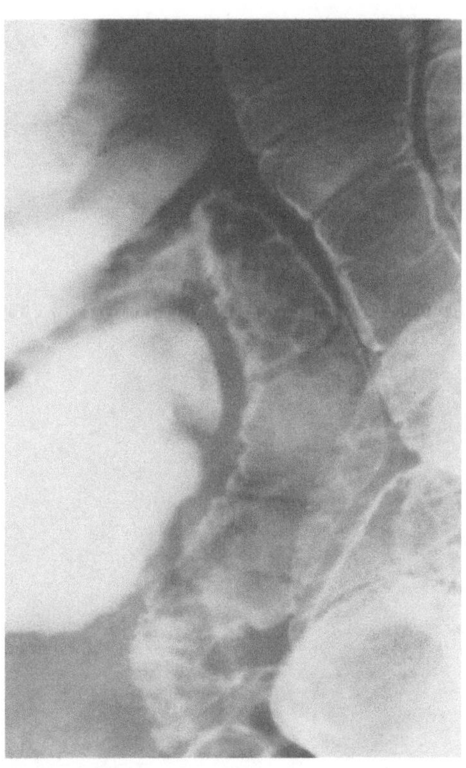

Abb. 4.3.-5. Unregelmäßiges, pflastersteinartiges Oberflächen-relief im terminalen Ileum mit Fissuren durch granulomatöse Infiltrate bei intestinaler Tuberkulose

Abb. 4.3.-6. Kleine, gleichmäßig flache Erhabenheiten im terminalen Ileum durch lymphofollikuläre Hyperplasie. Keine Wandverdickung

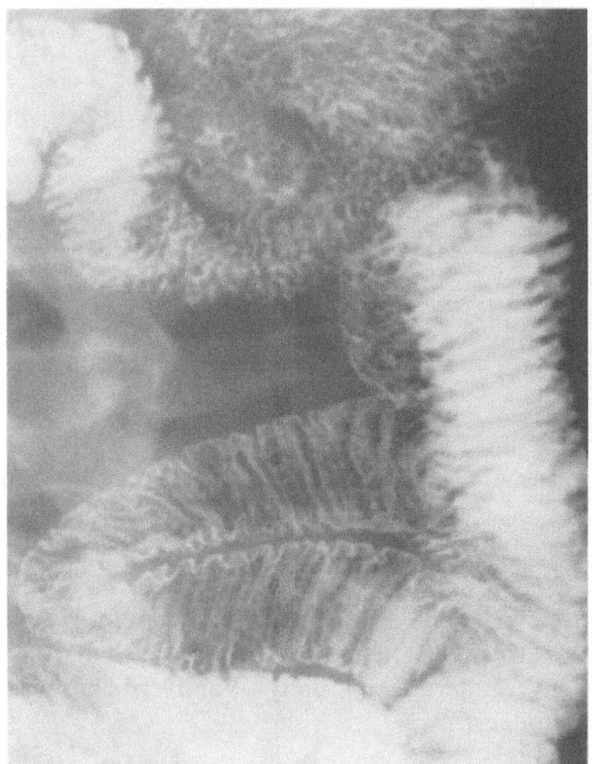

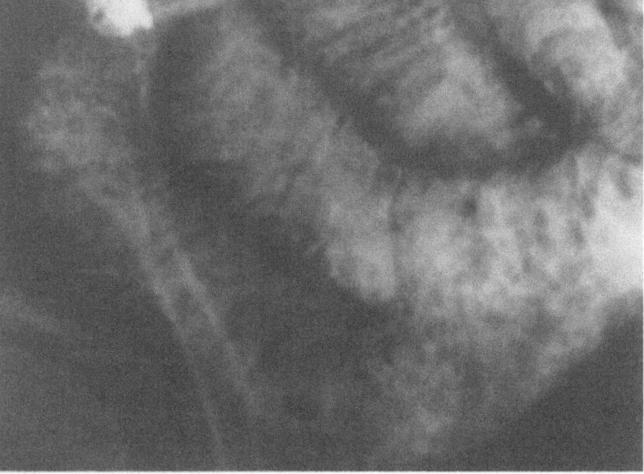

Abb. 4.3.-8. Unregelmäßige, klein- bis mittelknotige Erhabenheiten im Ileum durch Lymphominfiltration (Non-Hodgkin-Lymphom)

Abb. 4.3.-7. Winzige gleichmäßige Knötchen durch lymphofollikuläre Hyperplasie, nur erkennbar bei voll entfaltetem Darm. Im Kontraktionszustand und im Monokontrast sind diese Veränderungen nicht sichtbar

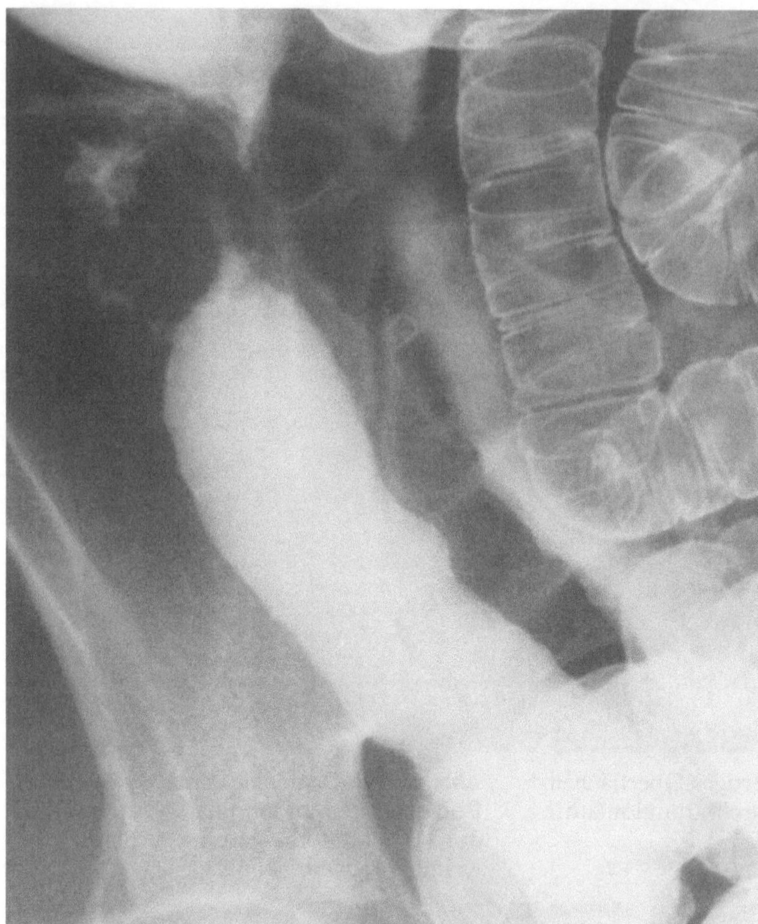

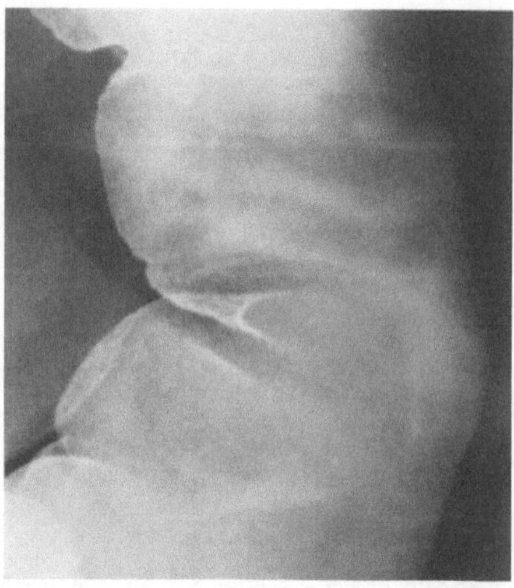

Abb. 4.3.-10. Vollständiger Verlust der Kerckring'schen Falten. Vergröbertes Feinrelief der Dünndarmmukosa, bedingt durch Atrophie der Schleimhautzotten und Auseinanderweichen der dilatierten und vertieften Schleimhautkrypten, Lumendilatation („Kolonisierung" bei Sprue)

Abb. 4.3.-9. Faltenverlust und glatte Oberfläche durch Atrophie der Schleimhaut bei M. Crohn in Remission. Daneben Destruktion der Ileozökalklappe und Darmwandverdickung

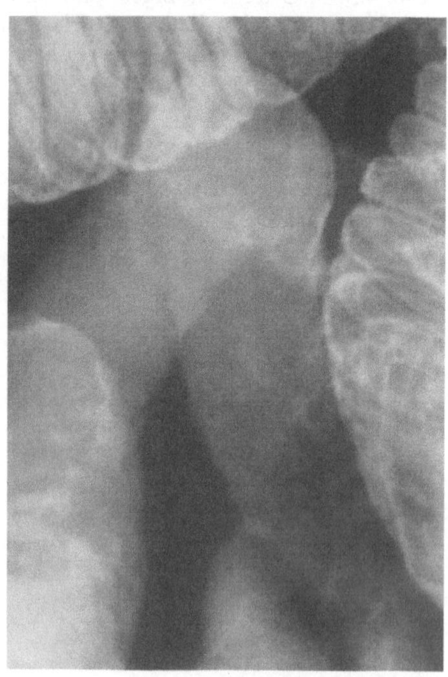

Abb. 4.3.-11. Glatte Darmoberfläche durch Verlust der Kerckring'schen Falten und Atrophie der Schleimhautoberfläche bei chronischer Strahlenenteritis (s. auch Abb. 5.2.-14)

Veränderungen ist charakteristisch für gewisse Dünndarmerkrankungen. In einigen dieser Fälle kann das für eine Krankheit typische Bild aber durch andere Erkrankungen imitiert werden. Oft sind Faltenveränderungen mit Oberflächenveränderungen und Wandverdickungen kombiniert.

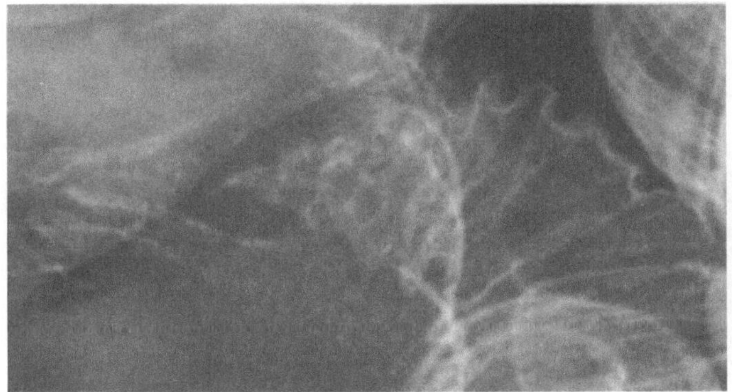

Abb. 4.3.-12. Kleine, flache Erhabenheiten mit zentralem Kontrastmitteldepot durch Schleimhautulzeration im terminalen Ileum vor der Ileozökalklappe (aphthoide Ulzerationen) als Frühveränderungen bei M. Crohn

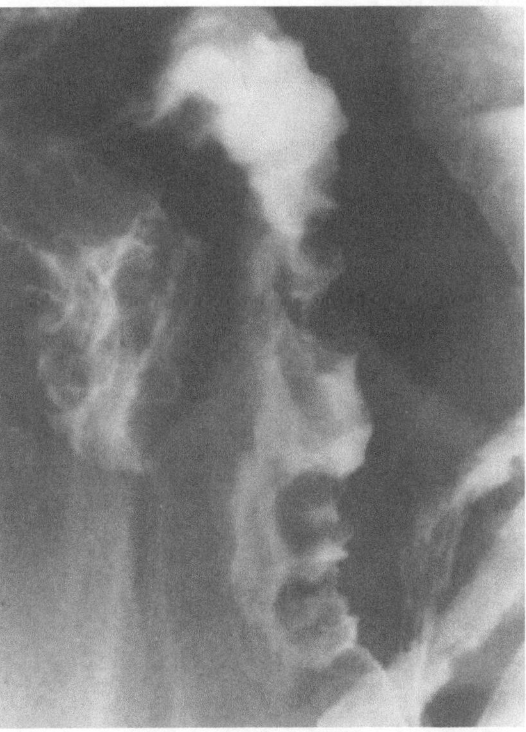

Abb. 4.3.-13. Polypoide Wandverdickungen mit oberflächlichen Ulzerationen (große aphthoide Ulzerationen) bei unspezifischer Ileitis terminalis

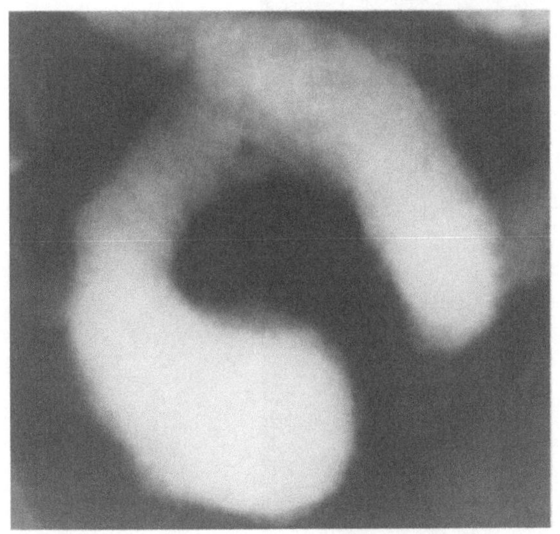

Abb. 4.3.-14. Kleine, kragenknopfartige Ulzerationen bei M. Crohn

4.3.1 Schleimhautverdickungen

Eine Schleimhautverdickung im distalen terminalen Ileum, meist an der Mesenterialseite (konvexseitig gelegen), kann durch vergrößerte Peyer'sche Plaques (Abb. 4.3.-1) verursacht sein. Zusammen mit einer verdickten und unregelmäßigen Schleimhaut im terminalen Ileum ist dies Ausdruck einer entzündlichen Infiltration (Ileitis; Abb. 4.3.-2).

Die Abgrenzung zu Wandveränderungen durch einen frühen M. Crohn kann differentialdiagnostische Schwierigkeiten bereiten. Auch die Histologie liefert in solchen Fällen nicht immer eine eindeutige Diagnose.

4.3.2 Polypoide Veränderungen

Das typische Bild entsteht durch die entzündlichen Infiltrate bei M. Crohn („Pflastersteinrelief" und Pseudopolypen). Diese Infiltrate können von unterschiedlicher Größe und Konfiguration sein (Abb. 4.3.-3 und 4). Die Tuberkulose kann ähnliche Veränderungen verursachen (Abb. 4.3.-5).

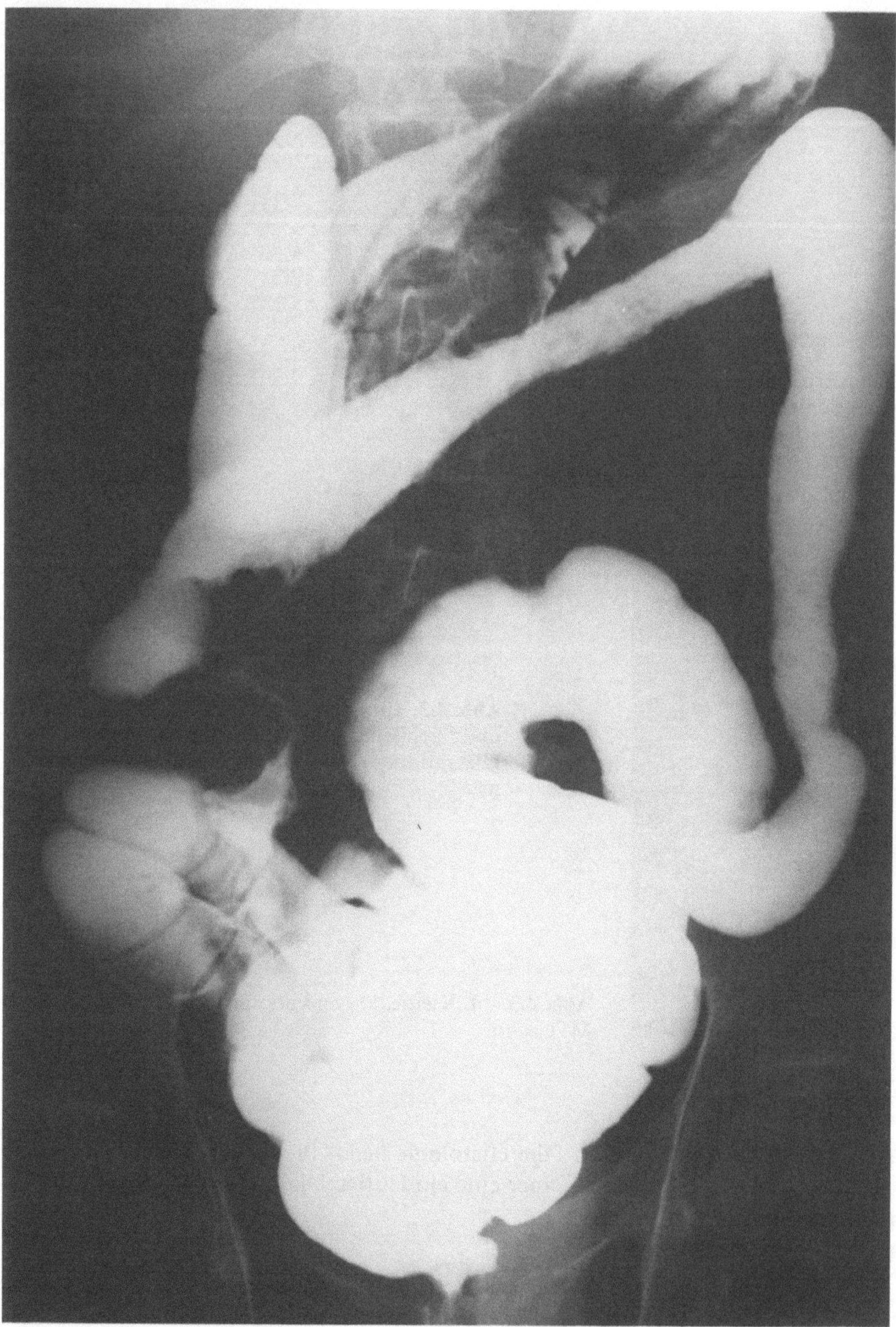

Abb. 4.3.-15. Retrograde Auffüllung des Magens durch Fistelgang zwischen Kolon und Magen bei M. Crohn. Die Fistel war nur retrograd im Kolonkontrasteinlauf darstellbar. Der Patient hatte keine Malresorption oder Durchfälle

Knotige Veränderungen unterschiedlicher Größe und Konfiguration an der Darmoberfläche können verursacht werden durch lymphofollikuläre Hyperplasie unterschiedlicher Genese, knotige Lymphominfiltrationen oder sog. Lipogranulome (PAS-positives Material) bei M. Whipple (Abb. 4.3.-6 bis 8).

Vorsicht: Lymphfollikel können vorgetäuscht werden durch orthograde Ansicht von Kerckring'schen Falten bei unvollständig gefülltem Darm.

4.3.3 Glatte Darmoberfläche

Eine glatte Darmoberfläche mit Verlust der Falten wird bei M. Crohn beobachtet, meist im Stadium der Remission oder einer geringen klinischen Aktivität (Abb. 4.3.-9). Bei einer ausgeprägten Sprue findet sich ebenfalls eine glatte Oberfläche mit Faltenverlust und Lumendilatation. Die Zottenatrophie und die elongierten Krypten führen zu einem Bild, das den Areae gastricae bei atrophischer Gastritis (Abb. 4.3.-10) gleicht.

Die Amyloidose (s. Abb. 5.4.-16), die chronische Strahlenenteritis (Abb. 4.3.-11) und ein chronischer Laxantienabusus können ebenfalls das Bild der Faltenatrophie mit glatter Darmoberfläche bieten.

4.3.4 Ulzerationen

Charakteristisch für das Frühstadium des M. Crohn sind die aphthoiden Ulzerationen (Abb. 4.3.-12). In seltenen Fällen können aber auch andere entzündliche Darmerkrankungen diese Aphthen bilden (Abb. 4.3.-13). Oberflächliche Schleimhautulzerationen sind schwierig darzustellen. Auch unter optimalen Bedingungen kann es vorkommen, daß sich die kleinen Defekte nicht ausreichend füllen. Auf entzündliche Veränderungen weisen dann meist andere Zeichen wie umgebende Schleimhautschwellung, herabgesetzter Wandbeschlag, lokale Hyperperistaltik und Wandveränderungen hin. Ul-

zerationen, die in tiefere Wandschichten eindringen, sind besser darzustellen, insbesondere in Profilansicht (Abb. 4.3.-14).

4.3.5 Fisteln

Meist entwickeln sie sich auf dem Boden des M. Crohn, wenn tiefere Wandulzerationen sich gangförmig ausbreiten. Sie können Anschluß zu benachbarten Organen bekommen. Am häufigsten sind enteroenterale oder enterokutane Fisteln (Kap. 5.1). Die Fistelgänge sind manchmal so dünn, daß sie dem direkten Nachweis entgehen. Indirekte Zeichen einer Fistel sind dann vorzeitiges Erscheinen von Kontrastmittel im Rektum oder anderen Kolonabschnitten, bevor der ileozökale Übergang erreicht ist, oder das Erscheinen von Kontrastmittel auf der Hautoberfläche.

Wegen des erhöhten Kontrastmittelangebots bei der Enteroclysis lassen sich auch feine Fistelgänge und sog. Fuchsbaufisteln gut darstellen (Kap. 5.1). Zu bemerken ist, daß wahrscheinlich nur antegrad gefüllte Fisteln, also solche, die vom Dünndarm in den Dickdarm zu füllen sind, funktionell wirksam sind. Fisteln, die sich retrograd beim Kolonkontrasteinlauf darstellen, sind meist funktionell unwirksam. Bei dieser retrograd dargestellten Fistel wird die anterograde Füllung durch eine Art Ventilmechanismus verhindert (Abb. 4.3.-15).

4.3.6 Divertikel

Divertikel oder Pseudodivertikel können angeboren, wie das Meckel'sche Divertikel, oder erworben sein, wie die meisten Dünndarmdivertikel. Divertikel an der antimesenterialen Seite sind eher angeboren, solche an der mesenterialen Darmseite eher erworben (Abb. 4.3.-16; Meyers 1976). Eine sichere Unterscheidung zwischen beiden Divertikeltypen ist jedoch nicht immer möglich. Kleinere kontraktile Divertikel können dem Nachweis entgehen, wenn der Kontrastmittelbolus nicht sorgfältig verfolgt

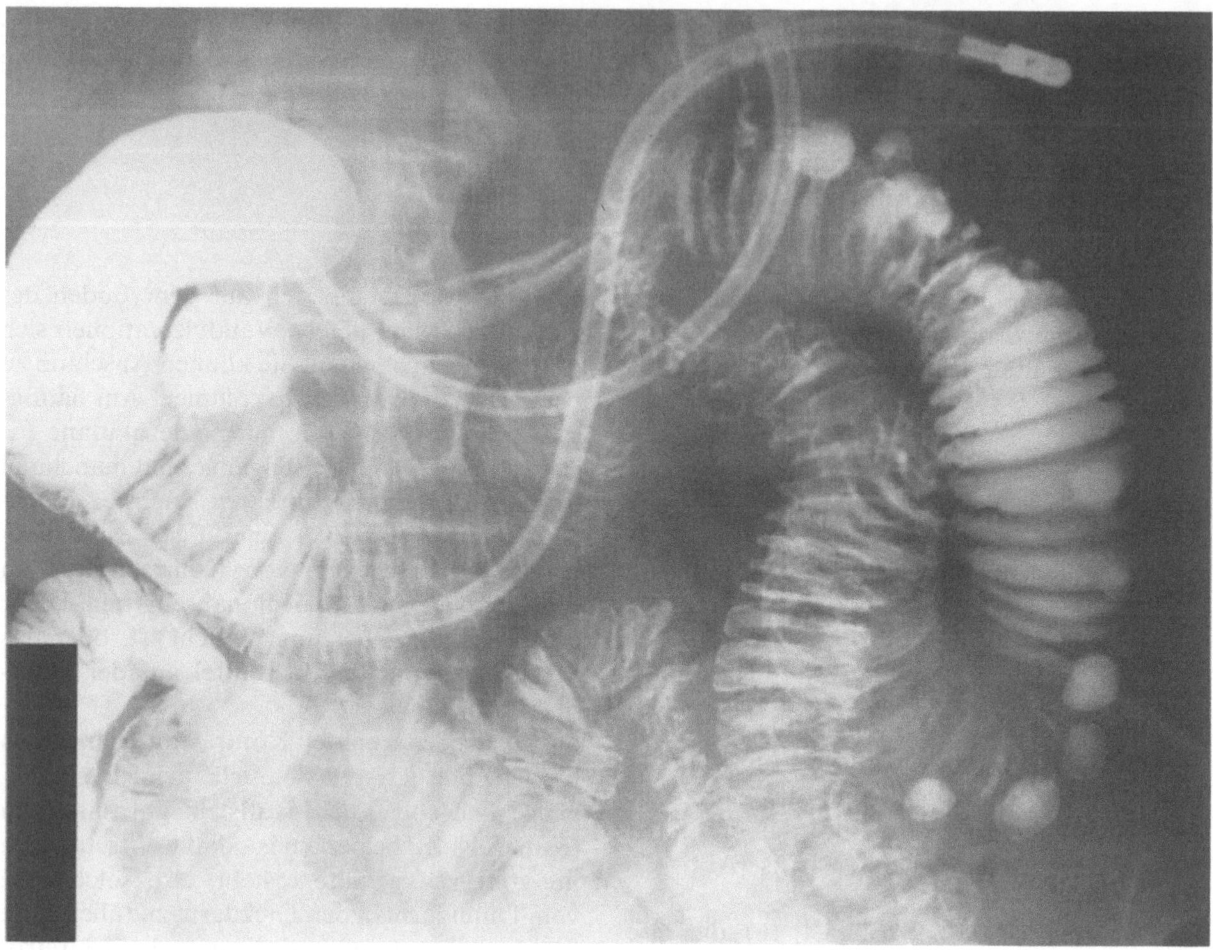

Abb. 4.3.-16. Mehrere Jejunal- und Duodenaldivertikel, teilweise an der mesenterialen, teilweise an der antimesenterialen Darmseite lokalisiert

wird. Dies trifft auch für das Meckel'sche Divertikel zu.

Divertikelähnliche Veränderungen werden bei M. Crohn beobachtet. Hier kommt es durch intraluminare Drucksteigerung zu einer Herniation der intakten Schleimhaut durch die hypertrophierte Darmwand. Diese „falschen" Divertikel liegen an der mesenterialen Darmseite (Abb. 4.3.-17). Davon zu unterscheiden sind die „Pseudodivertikel" bei M. Crohn an der antimesenterialen Darmseite. Sie entstehen durch Raffung der intakten antimesenterialen Darmwand gegenüber den fibrotisch ausgeheilten Ulzerationen an der mesenterialen Seite (Abb. 4.3.-18).

Divertikelartige Aussackungen mit weitem Mund werden auch bei Wandinfiltrationen durch Sklerodermie verursacht (Abb. 4.3.-19).

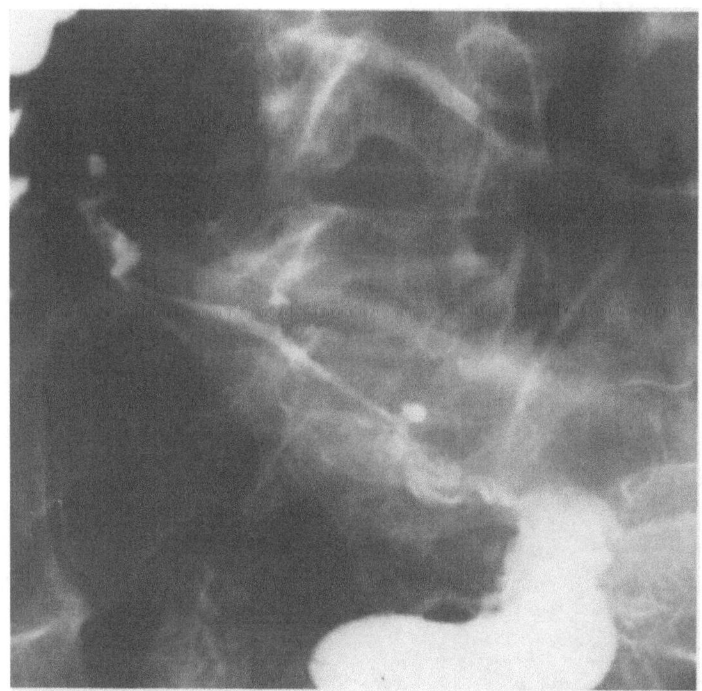

Abb. 4.3.-17. „Falsche" Divertikel an der mesenterialen Darmseite bei M. Crohn

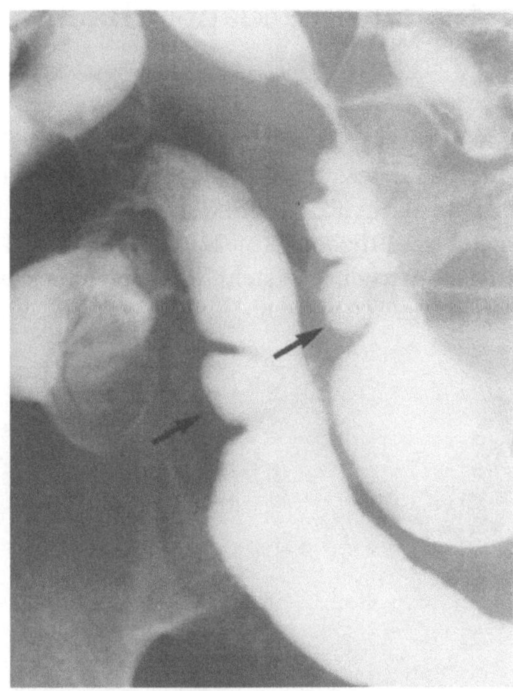

Abb. 4.3.-18. Pseudodivertikel an der antimesenterialen Darmseite. Entstanden durch Raffung der intakten Darmwand gegenüber fibrotisch abgeheilten Ulzerationen an der mesenterialen Darmseite

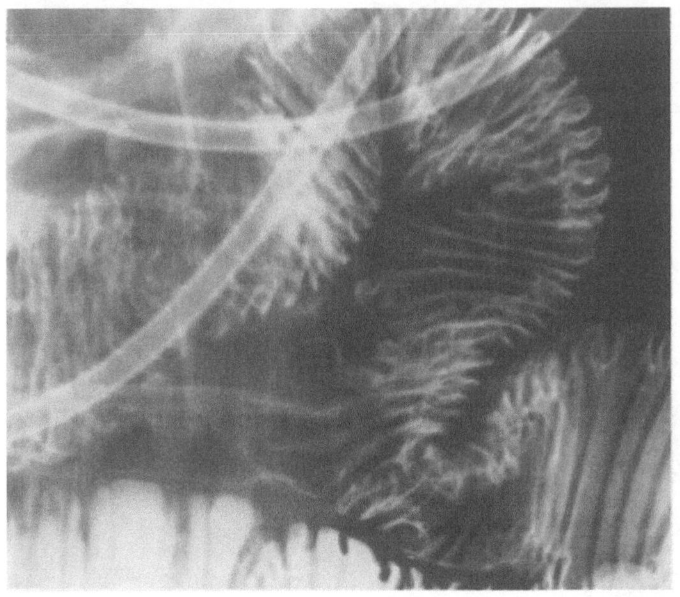

Abb. 4.3.-19. Divertikelartige Aussackungen im Bereich eines Darmsegmentes, bedingt durch segmentale Darminfiltration bei Sklerodermie

4.4 Ileozökalklappe (Bauhin'sche Klappe)

Die normale Ileozökalklappe ähnelt den Lippen eines Mundes, in die das terminale Ileum konisch zulaufend einmündet. Dieses Bild findet sich bei seitlicher Projektion (Abb. 4.4.-1). Bei en-face-Ansicht entsteht das Bild eines wulstigen Ringes (Abb. 4.4.-2).

Formveränderungen entstehen durch eine Lipomatose (Abb. 4.4.-3) oder Entzündungen (Kap. 5.1 und 5.2). Destruktionen und Verformungen werden am häufigsten durch M. Crohn oder Tumoren verursacht.

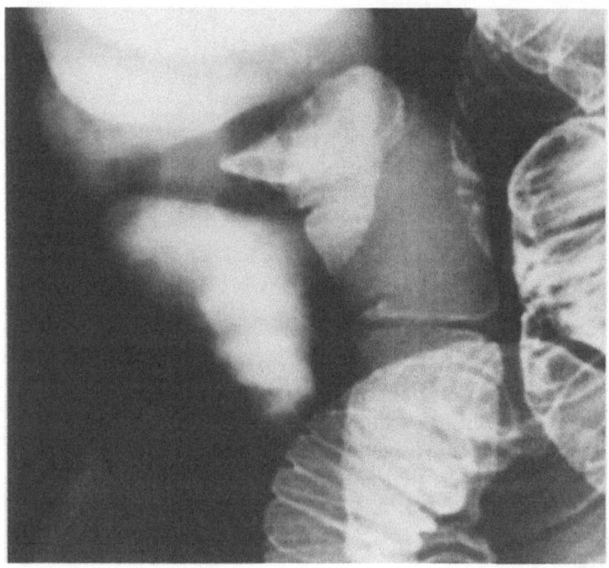

Abb. 4.4.-1. Normale Ileozökalklappe in seitlicher Projektion

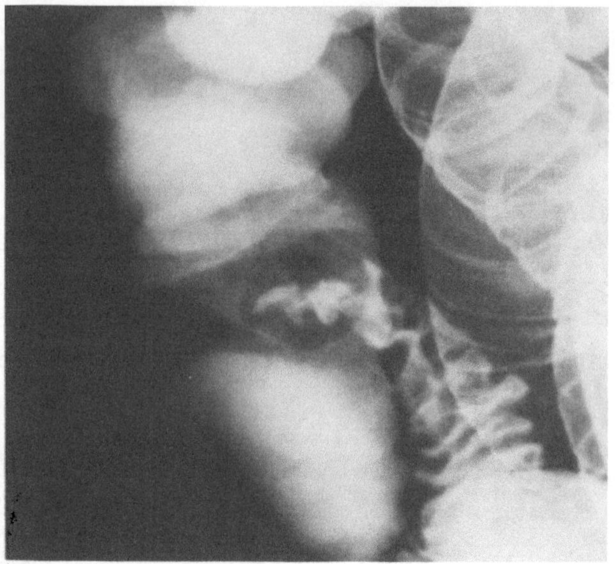

Abb. 4.4.-2. Normale Ileozökalklappe in Aufsicht

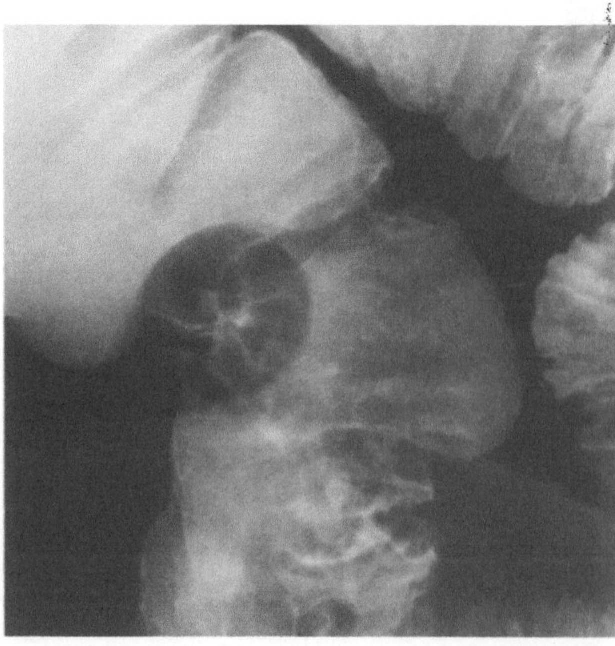

Abb. 4.4.-3. Lipomatose der Bauhin'schen Klappe

4.5 Motilitätsstörungen

Motilitätsstörungen können mit der Enteroclysis untersucht werden. Dabei wird geprüft, wie sich der Dünndarm gegenüber einem bestimmten Kontrastmittel verhält, das mit einer konstanten Einlaufgeschwindigkeit verabreicht wird. Obwohl die Untersuchungsbedingungen

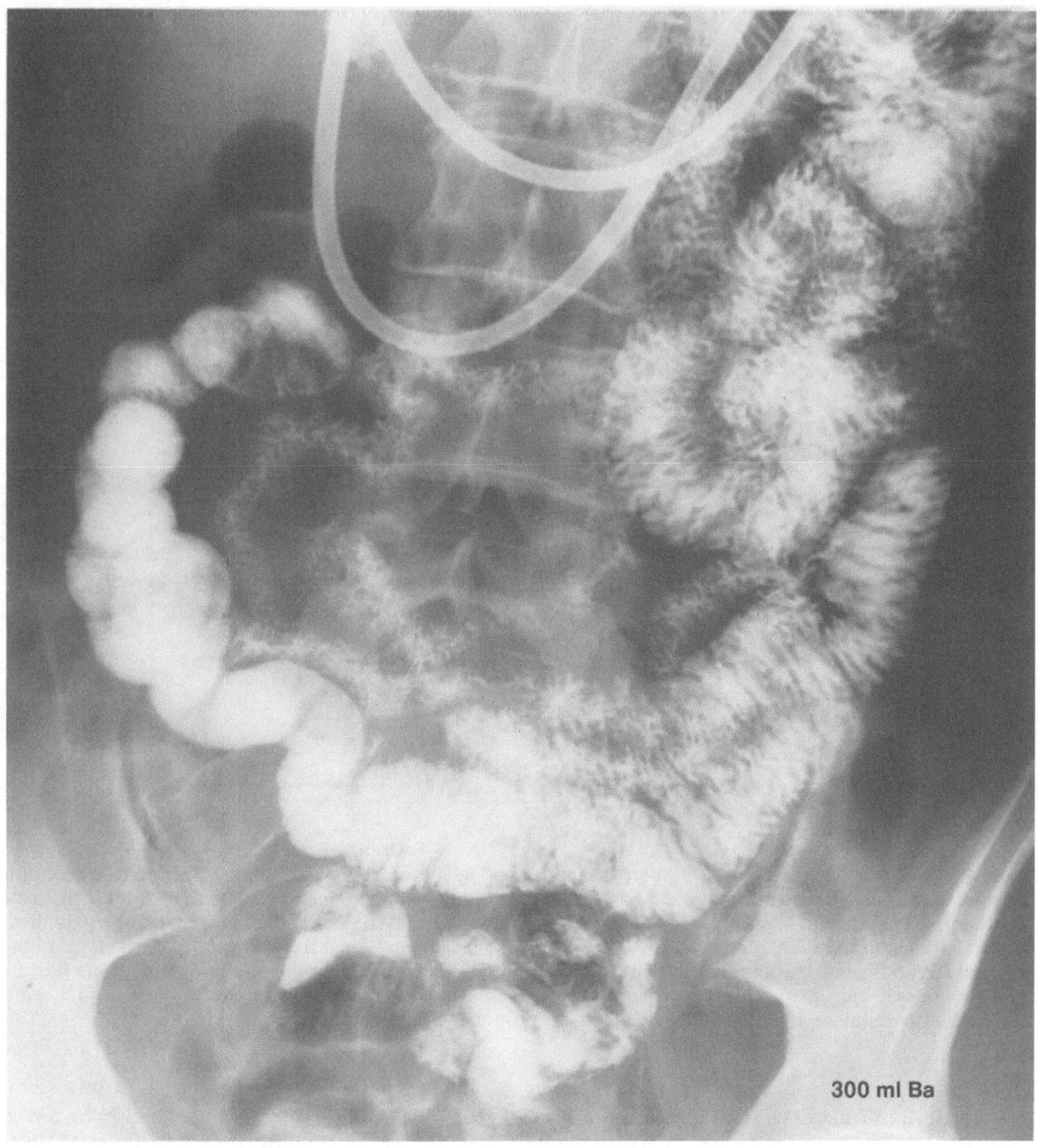

Abb. 4.5.-1. Ausgeprägte Hyperperistaltik. Das Kontrastmittel hat in der Bariumphase das Kolon fast erreicht

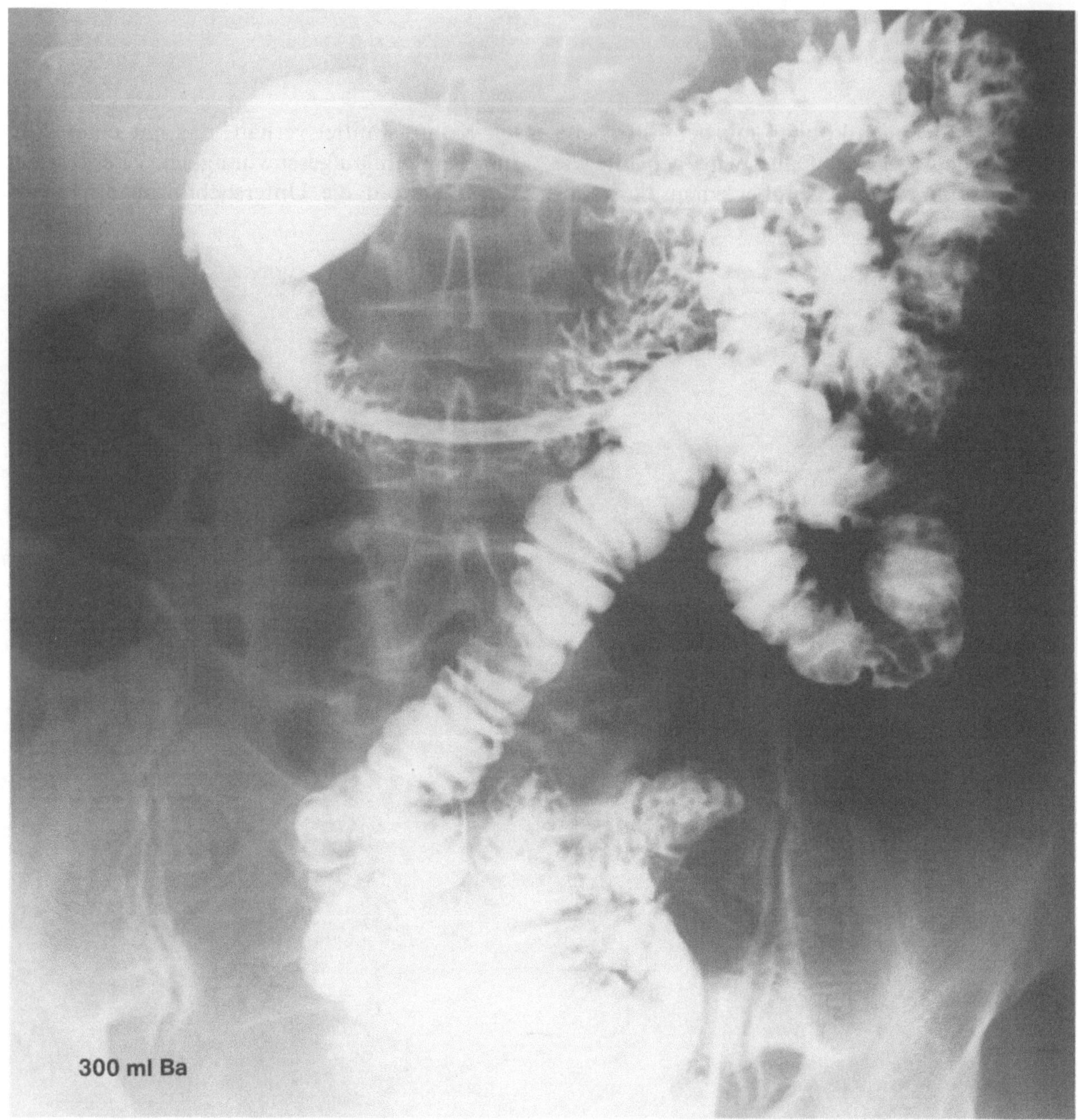

Abb. 4.5.-2a bis d. Beispiel für eine Hyperperistaltik als Begleiterscheinung bei einer Schleimhautentzündung (hier: Lambliasis). Untersuchung vor und nach Behandlung: *Vor Behandlung* (a und b) zeigt sich in der Bariumphase (**a**) eine mäßige Hyperperistaltik. Die verdickten Kerckring'schen Falten weisen auf entzündliche Veränderungen hin. In der Methylzellulosephase (**b**) finden sich zusätzlich frühzeitiges Ausflocken und inhomogener Wandbeschlag aufgrund der Schleimhautentzündung. *Nach Behandlung* (c und d) zeigt die Bariumphase (**c**) noch eine geringe Hyperperistaltik. Die Kerckring'schen Falten sind jetzt weitgehend normal. In der Methylzellulosephase (**d**) findet sich jetzt ein normaler Schleimhautbeschlag

„unphysiologisch" sind, erlauben sie doch einen Rückschluß auf die Darmmotilität, da der Test für alle Patienten gleich ist. Vergleichende Untersuchungen mit verschiedenen Einlaufge-schwindigkeiten haben gezeigt, daß mit 75 ml/min die besten Untersuchungsbedingungen zu erzielen waren (Sellink und Rosenbusch 1981). Da allgemeine Motilitätsstörungen am besten

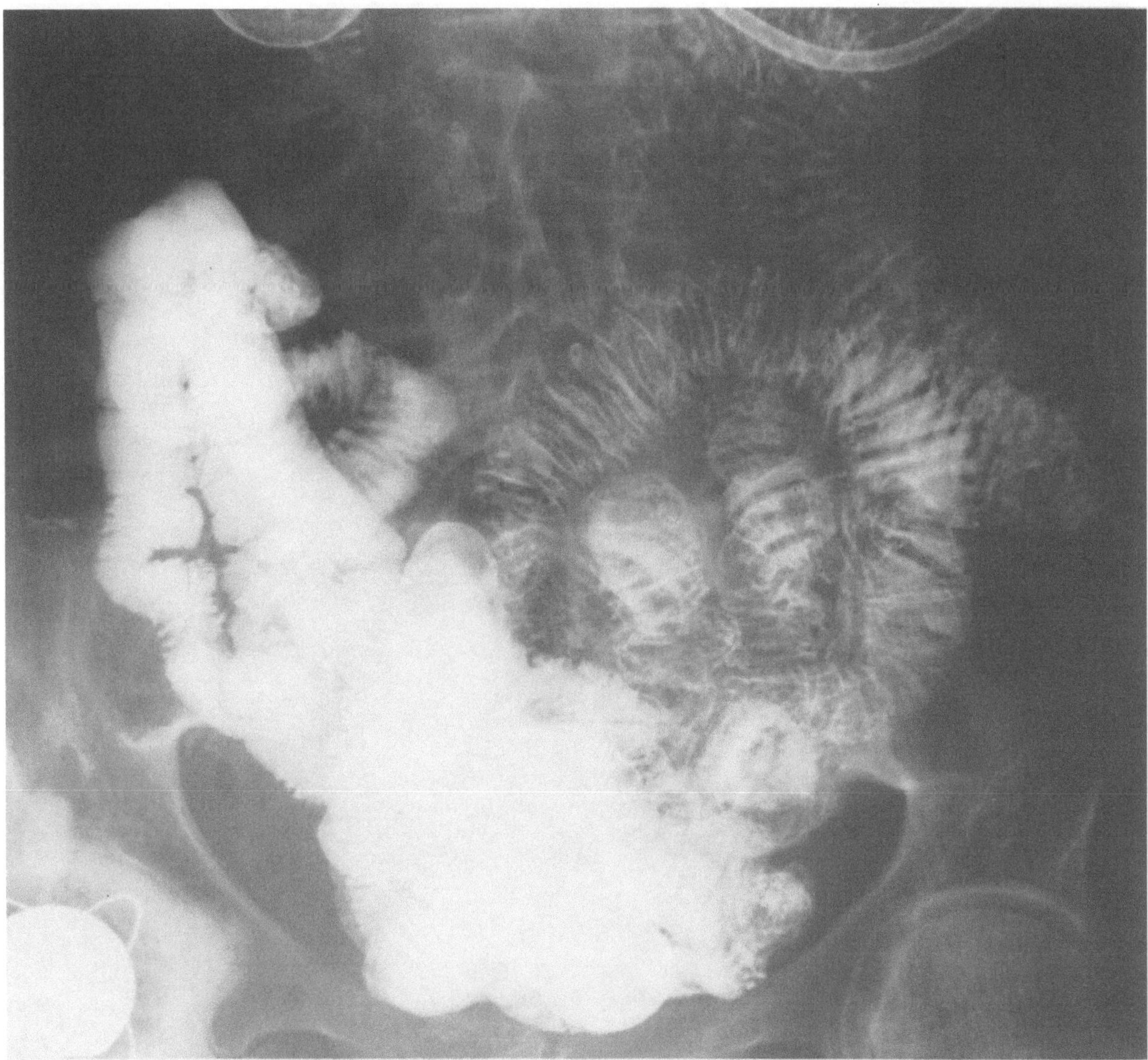

Abb. 4.5.-2 b

im Jejunum zu erkennen sind, ist die Bariumphase besonders wichtig. Die Kriterien für Hyper- und Hypoperistaltik wurden nach den Angaben von Sellink (1976) und aufgrund eigener Erfahrungen erstellt. Die Angst vor der Untersuchung und das Würgen bei der Intubation haben keinen Einfluß auf die Beurteilung von Motilitätsstörungen.

Bei einer normalen Dünndarmperistaltik ist in der Bariumphase etwa 1/3 der dargestellten Jejunumschlingen in Kontraktion (s. Abb. 2.7.-1). Die Methylzellulosephase hilft oft zur weiteren Interpretation. Übersichtsaufnahmen sind hier besonders wichtig.

Die Motilitätsstörungen können in allgemeine und lokale eingeteilt werden.

4.5.1 Allgemeine Hyperperistaltik

In der Bariumphase sind 2/3 und mehr der Darmschlingen im Kontraktionszustand (Abb. 4.5.-1). Meist ist das Ileum bereits gefüllt, manchmal das Zökum schon erreicht (*intestinal hurry*). Die Hyperperistaltik bleibt auch später in der Methylzellulosephase erhalten (s. Abb. 5.4.-1 und 2). Der Durchmesser der Darm-

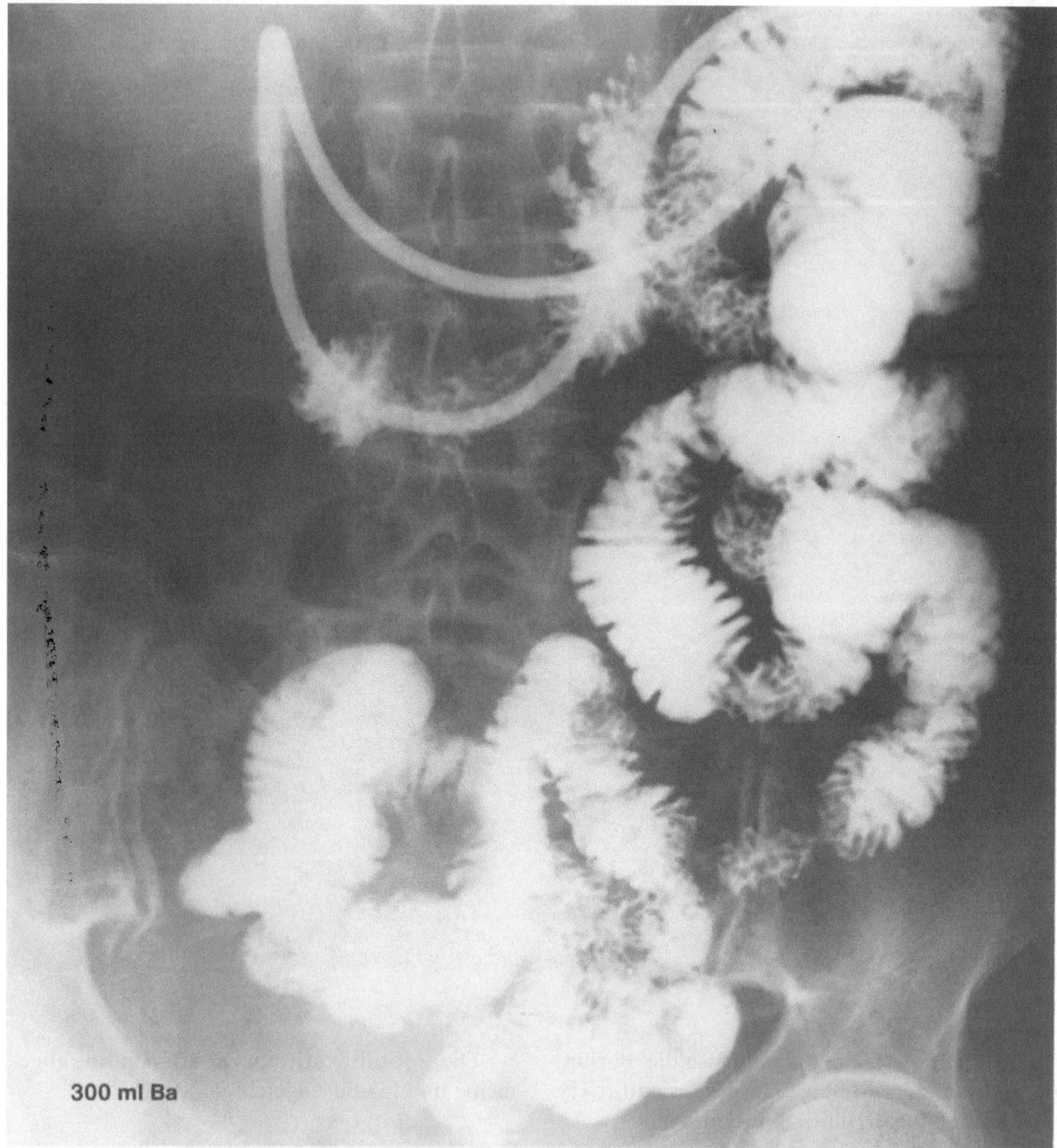

Abb. 4.5.-2c

schlingen ist meist etwas geringer als normal. Bei rein funktioneller Hypermotilität ist der Schleimhautbeschlag normal, oder er läßt sich durch erneute Gabe von Barium und Methylzellulose wieder herstellen. Naturgemäß bleibt der Wandbeschlag jedoch nicht so lange erhalten wie bei Normoperistaltik.

Tritt die Hyperperistaltik als Folge oder in Begleitung einer Entzündung, einer gestörten Resorption oder einer Schleimhautirritation auf, so finden sich herabgesetzter Wandbeschlag oder frühzeitiges Ausflocken in der Methylzellulosephase (Abb. 4.5.-2). In diesen Fällen werden auch andere Darmveränderungen (Faltenverdickungen usw.) beobachtet.

50

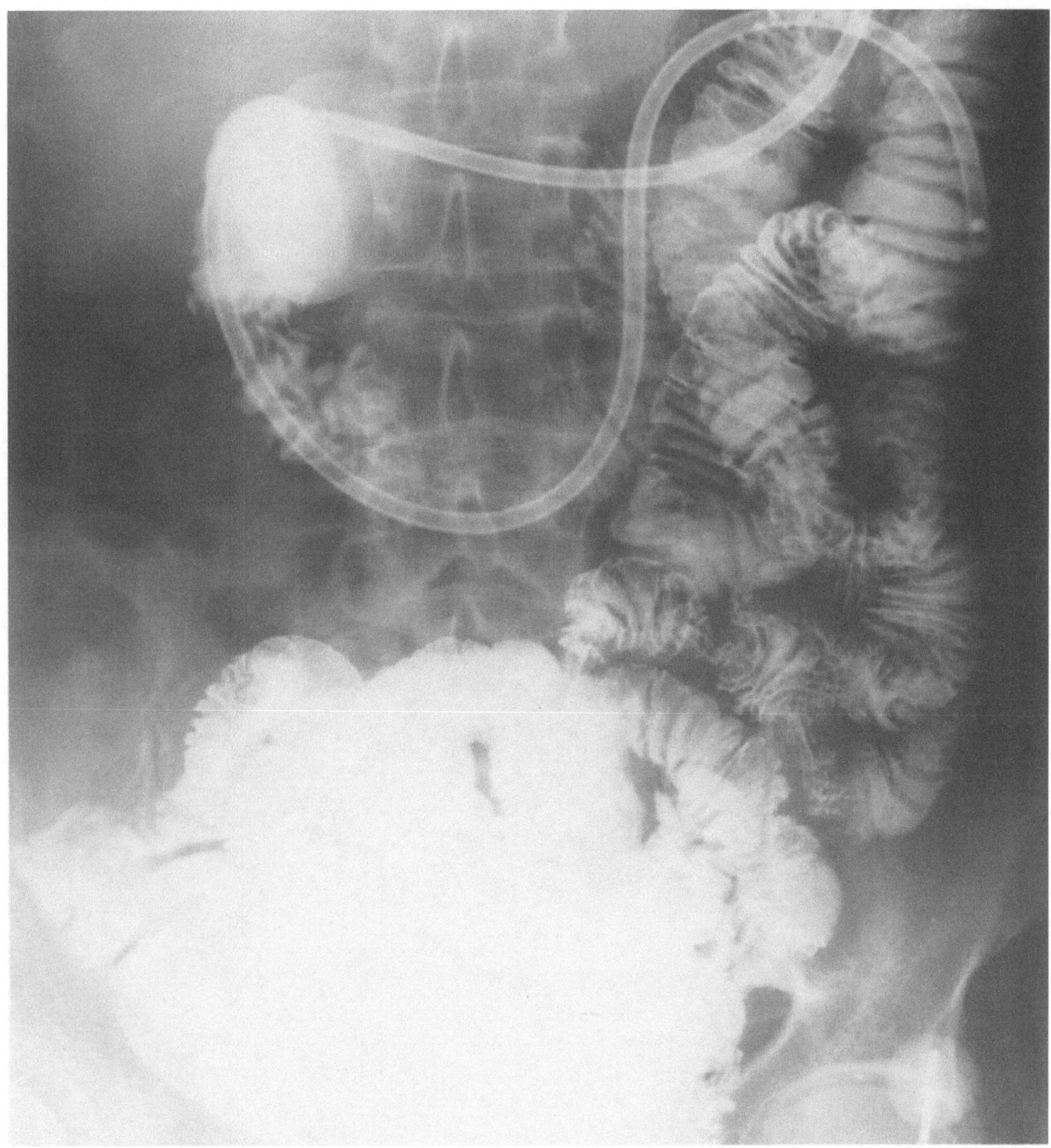

Abb. 4.5.-2d

4.5.2 Allgemeine Hypoperistaltik

In der Bariumphase sind nur einige obere Jejunumschlingen gefüllt, und nur wenige Darm-
kontraktionen sind abgebildet. Das Darmlumen
ist mehr oder weniger stark dilatiert, und ein
Reflux in den Magen kommt vor. Manchmal
gelingt es nicht, die Sonde über die Impression
der A. mesenterica superior am dilatierten Duodenum vorbei nach distal zu bringen (s.
Abb. 5.4.-4). Eine Hypoperistaltik ist auch anzunehmen, wenn die Jejunumschlingen normal
gefüllt sind, aber nur wenige Kontraktionen
aufweisen. Die Kerckring'schen Falten sind
deutlich verringert. Das Kontrastmittel wird
hier nicht aktiv vom Darm transportiert, son-

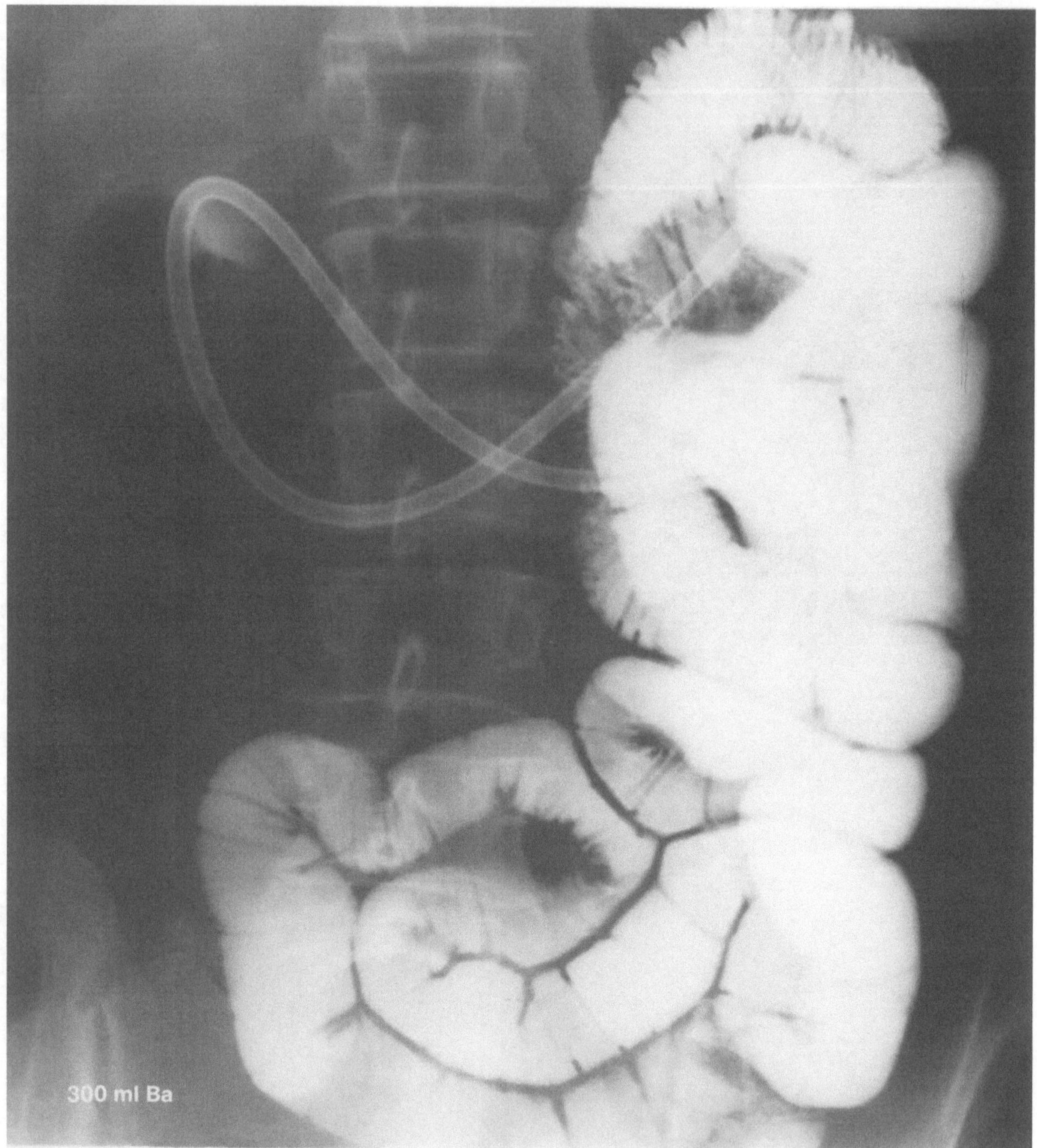

Abb. 4.5.-3. Hypoperistaltik. Das Jejunum zeigt praktisch keine Kontraktionen. Das Kontrastmittel ist wie durch ein starres Rohr durch den Darm geflossen. Deutliche Rarefizierung der Kerckring'schen Falten. Guter Schleimhautbeschlag in der Methylzellulosephase

dern läuft wie durch ein starres Rohr (Abb. 4.5.-3). Eine vorübergehende Hypoperistaltik im Jejunum kann sich nach einiger Zeit auflösen, die Peristaltik im Ileum ist in solchen Fällen normal oder sogar etwas gesteigert (s. Abb. 5.4.-5 und 6). Da der allgemeinen Hypoperistaltik meist nur funktionelle Ursachen zugrunde liegen, findet sich fast immer ein sehr guter Wandbe-

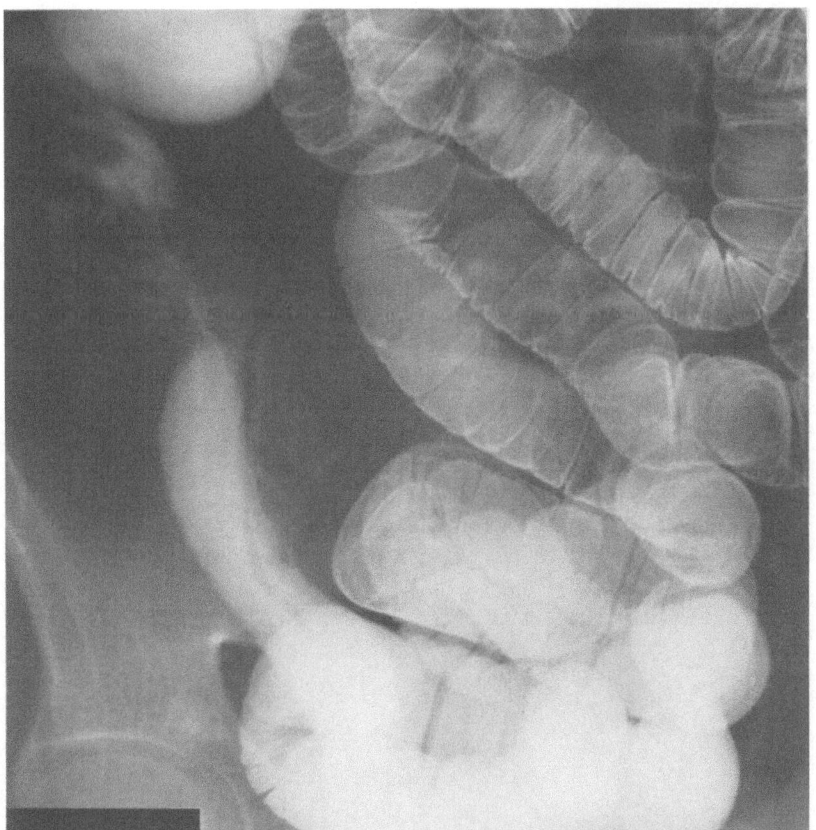

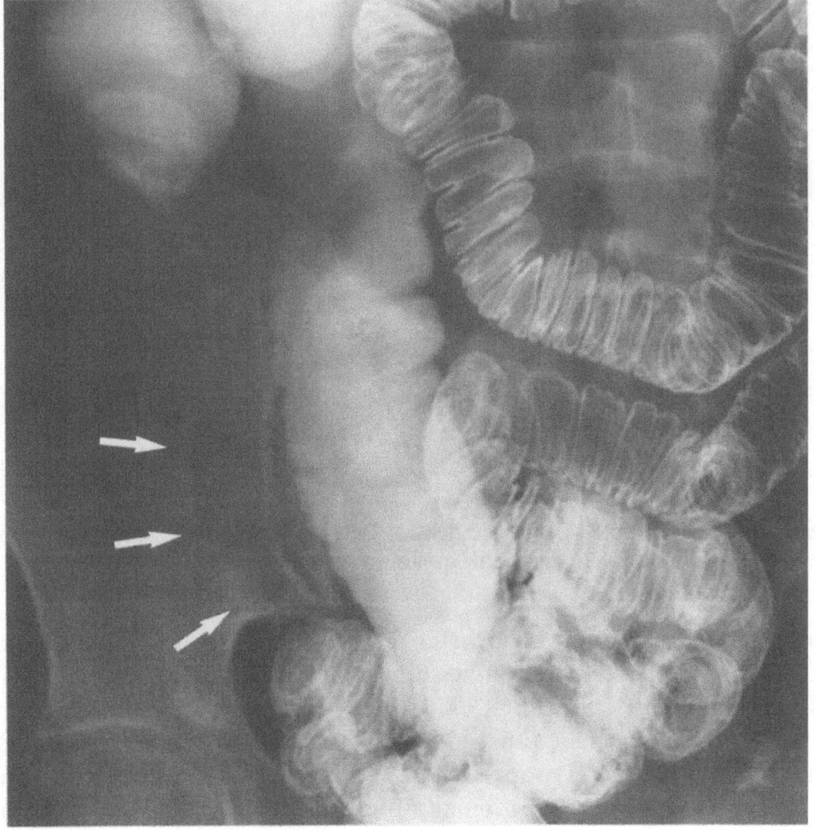

Abb. 4.5.-4a und b. String sign bei M. Crohn. Das terminale Ileum ist zunächst nicht eingeengt (**a**). Neben dem Befall des terminalen Ileums findet sich eine erhebliche entzündliche Destruktion der Ileozökalklappe. Einige Minuten später kommt es zu einer hochgradigen Kontraktion des terminalen Ileums (→) (**b**). Aufgrund des rein funktionellen Zustandes findet sich keine prästenotische Dilatation. NB: Kontrastmittel im durchhängenden Colon transversum

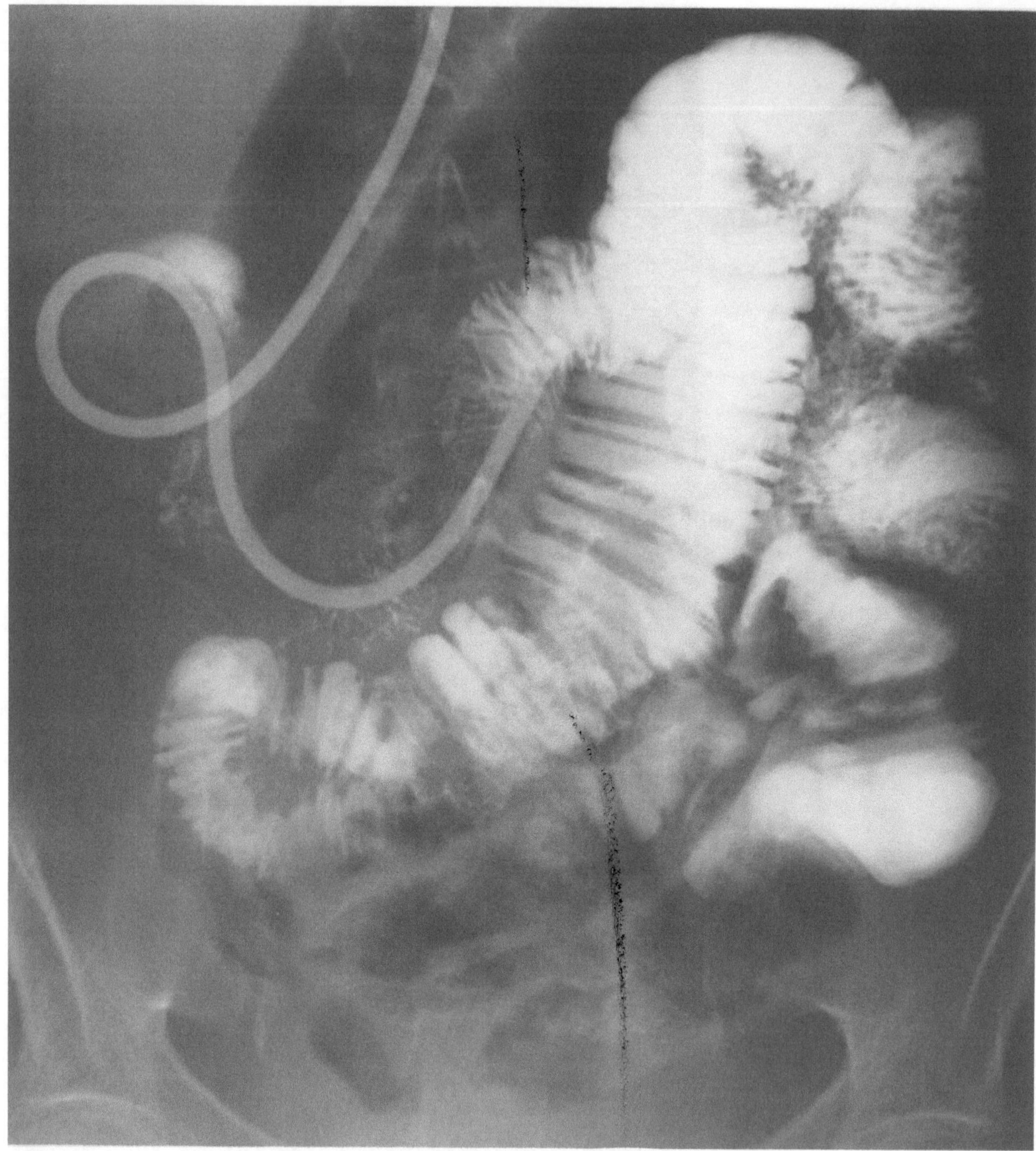

Abb. 4.5.-5. Lokale Hyperperistaltik im Bereich ausgeprägter Briden. Proximal davon Darmdilatation, noch weiter proximal Hyperperistaltik im Jejunum

schlag. Lediglich bei vermehrter Darmflüssigkeit, z.B. bei Obstruktionen, wird eine Trübung der Transparenz beobachtet.

Bei mechanischer Obstruktion entwickelt sich ebenfalls eine Hypoperistaltik. Im Gegensatz zur allgemeinen Hypotonie (z.B. durch Medikamente bedingt) finden sich beim mechanischen Ileus, abhängig von Schwere, Dauer und Lokalisation, noch peristaltische Bewegungen im proximalen Jejunum (s. Abb. 2.8.-3 bis 5). Die Schlingen sind noch nicht oder nur geringfügig dilatiert. Dagegen ist bei allgemeiner

Hypomotilität das Jejunum erweitert, und die Dilatation nimmt nach distal hin ab (s. auch Abb. 5.4.-5). Bei der mechanischen Obstruktion hingegen findet sich eine von proximal nach distal zunehmende Dilatation mit Abnahme der peristaltischen Bewegungen. Lediglich unmittelbar vor dem Hindernis kann eine lokale Hyperperistaltik beobachtet werden. Bei länger bestehendem mechanischen Ileus und nach Infusion großer Flüssigkeitsmengen kann es allerdings auch zur Erweiterung des proximalen Jejunums mit Verlust der Peristaltik sowie Sistieren der prästenotischen Darmbewegungen kommen. Dann ist eine Differenzierung zum paralytischen Ileus schwierig oder unmöglich.

4.5.3 Pendelperistaltik

Diese Art der Motilitätsstörungen ist am besten bei der Durchleuchtung zu beobachten. Allerdings können segmentale Kontraktionsbilder auf den Röntgenaufnahmen auch darauf hinweisen. Da diese Motilitätsstörung bei Entzündungen oder anderen pathologischen Vorgängen auftritt, ist der Wandbeschlag meist herabgesetzt.

4.5.4 Lokale Motilitätsstörungen

Lokale Motilitätsstörungen werden vor allem bei der intermittierenden Durchleuchtung erkannt und sollten dann durch mehrere Aufnahmen so dokumentiert werden, daß sie nachinterpretiert werden können. In diese Gruppe fallen spastische Kontraktionen wie das *string sign* bei M. Crohn (Abb. 4.5.-4a, b), lokale Hyperperistaltik vor einer Obstruktion (Abb. 4.5.-5) oder in der Nähe von Operationsgebieten, Blutungen, ischämischen, entzündlichen oder tumorösen Prozessen im Abdomen.

4.6 Wandbeschlag

Unsere Erfahrungen und Ergebnisse zeigen, daß ein unauffälliger Dünndarm bei der von uns angegebenen Technik immer einen guten Schleimhautbeschlag aufweist (Antes und Lissner 1983). Dieser bleibt bis zu 20–40 min intakt. Der initiale Bariumbolus spült überflüssige Schleimreste und Darminhalt von der Mukosa ab. Anschließend stabilisiert die Methylzellulose den Wandbeschlag und führt zu einer transparenten Füllung. Naturgemäß wird der Bariumbeschlag der Schleimhaut durch die Methylzellulose im oberen Jejunum zuerst abgewaschen. Durch zwischenzeitliche Gabe von Barium und Fortsetzung der Methylzelluloseinfusion werden wieder normale Verhältnisse hergestellt. Kommt es zu einem frühzeitigen Ausflocken oder einem primär schlechten Wandbeschlag, der sich nicht beseitigen läßt, so bezeichnen wir dieses Phänomen als *unspezifischen Reiz- oder Entzündungszustand* (Abb. 4.6.-1 und Abb. 4.5.-2).

Wir beobachten die Phänomene des Ausflockens und der Segmentation ebenso wie andere Autoren (Herlinger 1979) nur bei bestimmten Erkrankungen des Dünndarms oder bei Krankheiten, die sich auf den Dünndarm sekundär auswirken. Die Diagnose einer Malabsorption kann aus diesem Bild nicht zwingend abgeleitet werden.

Neben diesen Veränderungen am Wandbeschlag finden sich häufig noch andere unspezifische Zeichen eines Reiz- oder Entzündungszustandes. Dies sind Falten- und Darmwandverdickungen, Oberflächenveränderungen, Hyper- oder Pendelperistaltik. Veränderungen also, die oft nur kurzfristig mit Sicherheit zu erkennen sind, wenn für die jeweilige Untersuchung optimale Bedingungen erreicht sind. Falten- und Wandverdickungen können durch einen sich verschlechternden Wandbeschlag vorgetäuscht oder verstärkt werden (Abb. 4.6.-2).

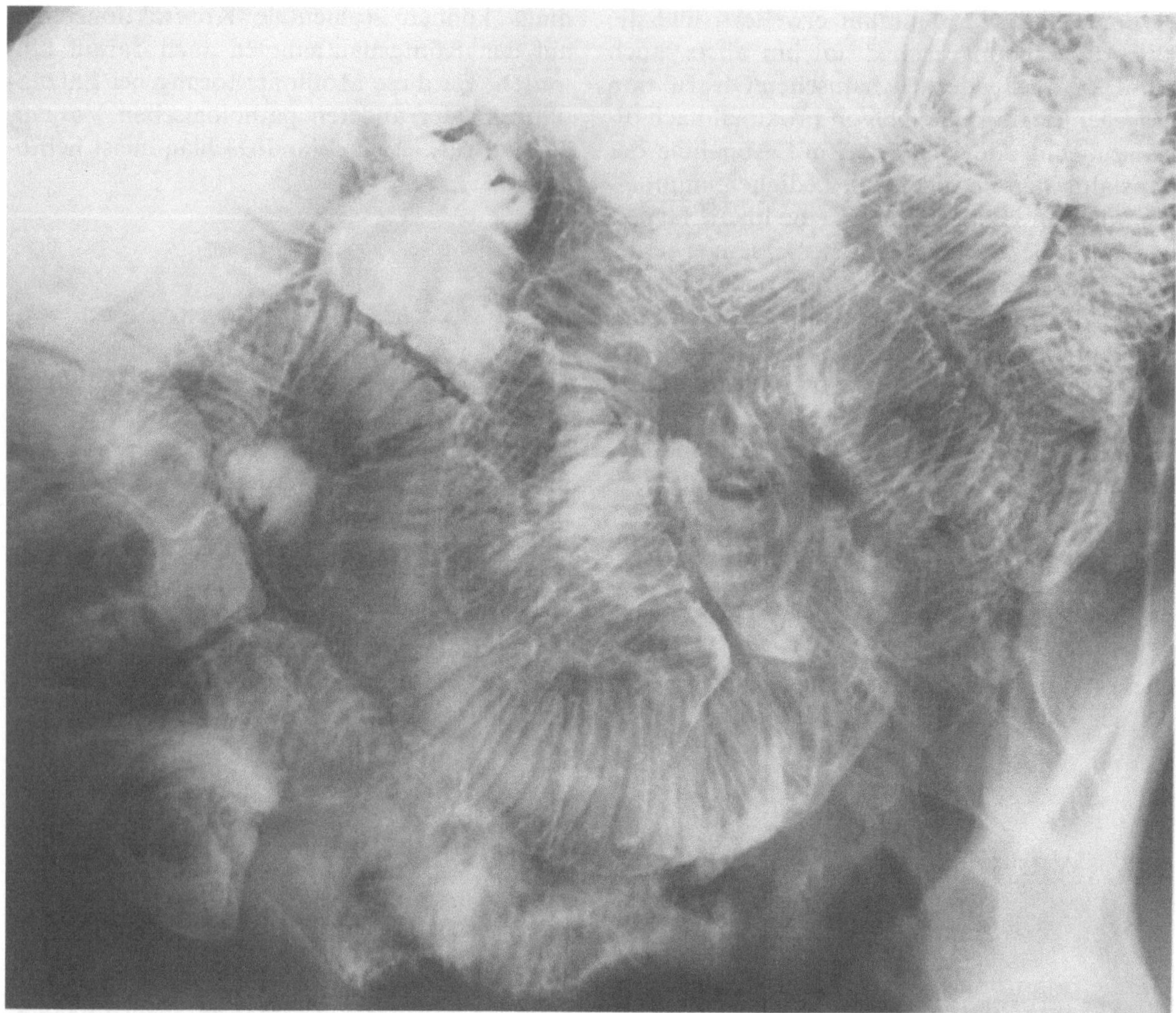

Abb. 4.6.-1. Verminderter Wandbeschlag als Zeichen eines unspezifischen Entzündungs- oder Reizzustandes der Schleimhaut bei einem Patienten mit exsudativer Enteropathie. Daneben finden sich geringe Verdickungen der Kerckring'schen Falten und der Darmwand

Der gestörte Schleimhautbeschlag kann auch nur in Teilen des Dünndarms auftreten; er ist dann immer Zeichen einer lokalen Mukosairritation (Abb. 4.6.-3; s. auch Abb. 5.3.-14).

Wir verzichten darauf, eine Liste der Erkrankungen anzugeben, bei denen ein verminderter Wandbeschlag als unspezifisches Zeichen eines *Reiz- oder Entzündungszustandes* zu beobachten ist, da dieses Phänomen prinzipiell generalisiert oder lokal in Begleitung vieler Erkrankungen auftreten kann.

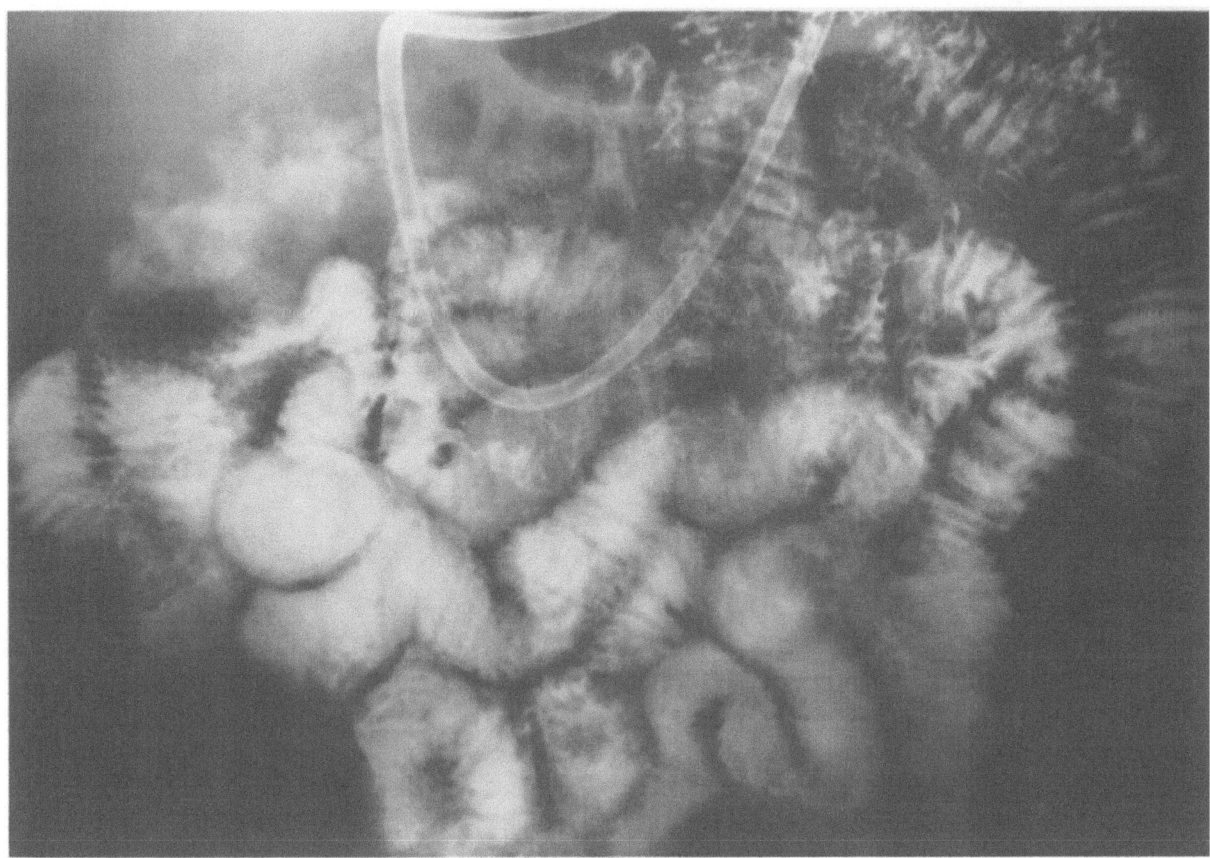

Abb. 4.6.-2. Deutlich verminderter Wandbeschlag und Trübung der Transparenz bei einem Patienten mit Malabsorption durch chronische Pankreasinsuffizienz, insulinpflichtigem juvenilen Diabetes und Alkoholkrankheit. Zu beachten sind die verdickten Darmwände und die unregelmäßigen und gering verdickten Kerckring'schen Falten. Im oberen Jejunum, wo es bereits zu einem unkontrollierbaren frühzeitigen Ausflokken kommt, wird die Faltenverdickung verstärkt bzw. vorgetäuscht (s. auch Abb. 5.4.-8 bzw. 2.7.-5)

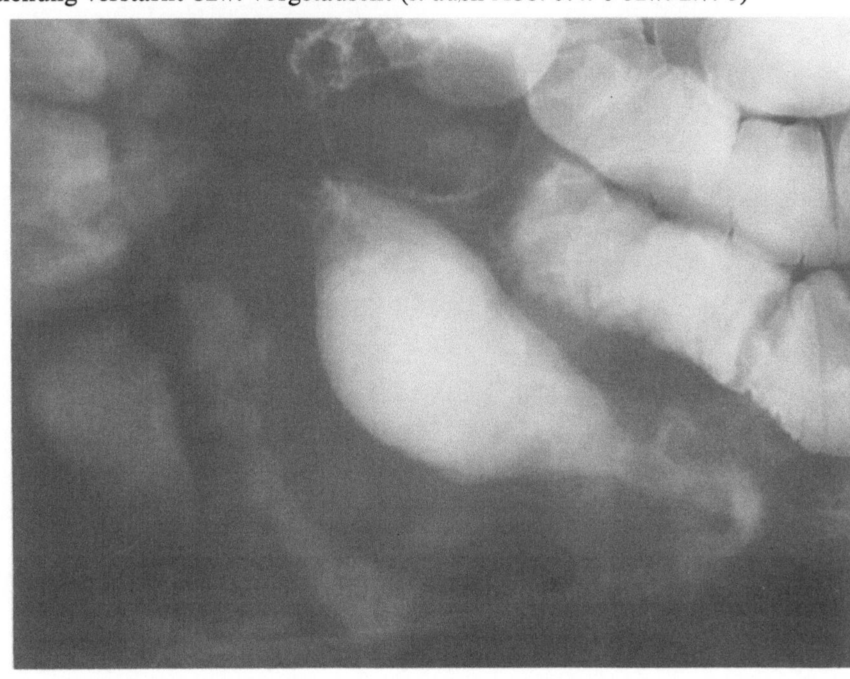

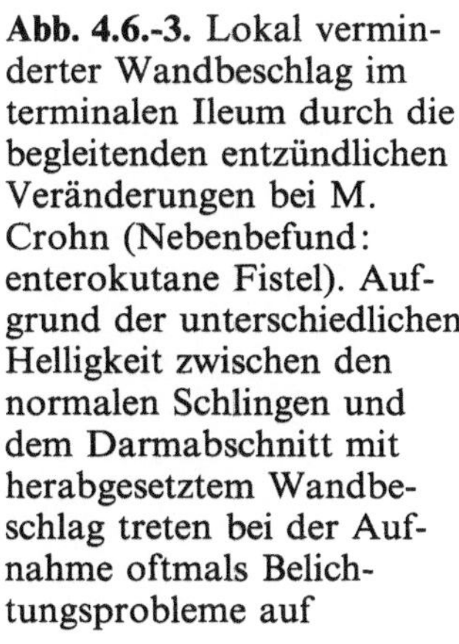

Abb. 4.6.-3. Lokal verminderter Wandbeschlag im terminalen Ileum durch die begleitenden entzündlichen Veränderungen bei M. Crohn (Nebenbefund: enterokutane Fistel). Aufgrund der unterschiedlichen Helligkeit zwischen den normalen Schlingen und dem Darmabschnitt mit herabgesetztem Wandbeschlag treten bei der Aufnahme oftmals Belichtungsprobleme auf

5 Atlas der Dünndarmerkrankungen

5.1 M. Crohn

Der M. Crohn ist die bekannteste chronische Dünndarmerkrankung in den westlichen Industriestaaten. In der Röntgendiagnostik des M. Crohn haben sich die verschiedenen Doppelkontrastmethoden durchgesetzt (Ekberg 1977; Herlinger 1979; Nolan et al. 1980; Kelvin et al. 1981; Herlinger 1982).

Der M. Crohn muß grundsätzlich als Erkrankung des gesamten Magen-Darm-Kanals mit Tendenz zur segmentalen Ausbreitung angesehen werden (Morson 1964). Am häufigsten ist das terminale Ileum mit oder ohne Zökum befallen (bis zu 95%), proximales Jejunum und Duodenum dagegen nur zu 10% (Herlinger 1982).

Die Genese des M. Crohn ist ungeklärt. Histologisch beginnt diese Krankheit in den Lymphfollikeln der Darmschleimhaut und in größeren Peyer'schen Plaques (Morson 1979). Es folgen Lymphödem und entzündliche Infiltration zunächst der Submukosa, dann aller Wandschichten. Dadurch entsteht das Bild der granulierten bzw. nodulären Schleimhaut. Kleine Infiltrate mit Schleimhautnekrosen imponieren als *aphthoide Ulzera*. Diese Frühveränderungen (Abb. 5.1.-1 bis 3 und Abb. 4.3.-12) sind bereits radiologisch sichtbar (Marshak 1975; s. Kapitel 4.3.4). Abzugrenzen ist die lymphatische Hyperplasie (Abb. 5.2.-2). Die feinen Granulationen und Ulzera können eine unscharfe Darstellung der Schleimhautkonturen bewirken (z.B. Abb. 5.1.-12).

Diese Details an den Konturen sind besser in Monokontrast sichtbar, Schleimhautprozesse (z.B. aphthoide Ulzera, Pseudopolypen) dagegen in Doppelkontrast und bei Entfaltung (Abb. 5.1.-3) des Darmes.

Das submuköse Ödem führt zur unregelmäßigen Verbreiterung oder zur Glättung der Kerckring'schen Falten (Abb. 5.1.-4). Ähnliche Veränderungen sieht man vor allem bei Strahlenenteritis, Ischämie und Yersiniose.

Im weiteren Verlauf der Erkrankung treten in der Schleimhaut die sog. *linearen Ulzera* auf. Sie verlaufen meist longitudinal und transversal (Abb. 5.1.-5). Schon früh können sie in tiefere Wandschichten einbrechen. Diese *fissuralen Ulzera* sind dann als Spiculae (Abb. 4.3.-14) sichtbar, bilden gelegentlich Kragenknopfulzera und bei penetrierendem Wanddefekt Vorstufen zu Fisteln und Abszessen (Abb. 5.1.-6 und 7). Ähnliche Veränderungen macht der M. Behçet.

Durchziehen zahlreiche longitudinale und transversale Ulzera eine entzündlich-ödematöse Schleimhaut, so entsteht das Bild des *Pflastersteinreliefs* (Abb. 5.1.-8 bis 11). Bei fortschreitendem Schleimhautuntergang imponieren die verbleibenden Mukosainseln als *Pseudopolypen* und bei fibrotischem Umbau als *fibröse Plaques* (Abb. 5.1.-12 und 13).

Hypersekretion der befallenen Schleimhaut bewirkt häufig eine Verminderung des Wandbeschlages bzw. ein Ausflocken des Kontrastmittels, der Darm neigt zu Hypermotilität.

Typisch für den M. Crohn ist der *segmentale Befall*. Zwischen erkrankten Darmabschnitten (skip lesions) können nichtbefallene Darmschlingen (skip areas) liegen (Abb. 5.1.-14, 18 und 34). In der Regel sind die distalen Abschnitte stärker befallen als die proximalen.

Schreitet der M. Crohn weiter fort, werden alle Wandschichten und das angrenzende Mesenterium verdickt, die Muskulatur hypertrophisch. Die Darmwand bleibt dabei oft noch elastisch, wie das *string sign* beweist (Abb. 4.5.-4, 5.1.-15). Dies ist der lang anhaltende Spasmus eines erkrankten Darmsegments. In Abgrenzung zu anderen Entzündungen ist dieses Phänomen typisch für den M. Crohn. Die übrigen Zeichen des transmuralen Befalls (tiefe Ulzera,

Fisteln, Fibrose, Stenosen und Dilatationen) sind bei anderen Erkrankungen nur selten anzutreffen.

Die spastische Engstellung des Darmes beim string sign ist eine funktionelle Stenose ohne prästenotische Dilatation. Mit zunehmender Fibrosierung der Darmwand kommt es aber häufig zur *fixierten Stenose* mit Obstruktion (Abb. 5.1.-17 und 18; s. auch Abb. 2.8.-4). Auch die Schrumpfung der Ileozökalklappe kann Ursache einer Passagebehinderung sein.

Der M. Crohn neigt zum *asymmetrischen Befall* (Abb. 5.1.-16). Die bevorzugte Lokalisation ist dabei die mesenteriale Seite (Abb. 5.1.-6 und 7). Bei Fibrosierung kommt es zu Schrumpfung und Begradigung des Mesenterialansatzes (Abb. 5.1.-13 und 22). Durch diese Raffung wird die antimesenteriale Seite zu lang, und die intakte Darmwand stülpt sich divertikelartig aus. Über diese Aussackung („Pseudodivertikel") kann sich die Peristaltikwelle fortbewegen (Abb. 5.1.-19). Schreitet die Fibrose fort, werden diese Aussackungen fixiert (Abb. 5.1.-20 bis 22). Eine besondere Form wird *shell sign* (Sellink et al. 1982) genannt (Abb. 5.1.-20).

An der mesenterialen Seite bilden sich *falsche Divertikel*. Sie entstehen bei Herniation der Schleimhaut durch die hypertrophierte Darmwand (Abb. 4.3.-17 und 5.1.-23).

Das entzündlich verdickte mesenteriale Fett- und Bindegewebe bildet zusammen mit den verbackenen Darmschlingen einen Konglomerattumor. Dieser ist oft als Resistenz tastbar. Auch der von Berridge beschriebene „mediale Zökumdefekt" entsteht bei Impression des Zökums durch diesen „Tumor" (z.B. Abb. 5.1.-20). Das *Omegazeichen* ist Ausdruck einer girlandenförmigen Verdickung von Darmschlingen bei diesem fibrotischen Prozeß (Abb. 5.1.-24).

Tiefe Wanddefekte des M. Crohn (Abb. 5.1.-6 und 7) greifen nicht selten auf die Umgebung über. Es entstehen *Abszesse und Fistelgänge*, die entweder blind enden oder Anschluß an benachbarte Darmschlingen bzw. Organe finden. Ein Geflecht von Fistelgängen wird *Fuchsbaufisteln* genannt (Abb. 5.1.-25). Enteroenterale, enterokolische und enterorektale Fisteln kommen häufiger vor als enterovaginale und -vesikale. Enterokutane Fisteln entwickeln sich meist postoperativ (Abb. 5.1.-25 bis 28). Fistelbildung ist ein wesentliches Zeichen für die Aktivität des M. Crohn. Sie tritt bei 10–20% aller M. Crohn-Fälle auf (s. auch Abb. 4.3-15).

Langjähriger Verlauf des M. Crohn kann zur Destruktion großer Darmabschnitte führen (Abb. 5.1.-29 und 30). Endzustand ist das Bild deutlich distanzierter, atonischer Darmschlingen mit glatter, atrophischer Oberfläche (z.B. Abb. 5.1.-31). Dabei kann das *bike-tire-phenomenon (Fahrradreifenphänomen)* beobachtet werden (Sellink et al. 1982; Abb. 5.1.-31). Nur ohne ausgeprägte Fibrose ist eine Wiederherstellung von Schleimhaut und Darmwand möglich (Abb. 5.1.-34). Bei Ausfall größerer Teile der Schleimhaut resultiert ein Malabsorptionssyndrom. Die verbleibende Dünndarmschleimhaut ist aufgrund des Eiweißmangels ödematös (Abb. 5.1.-32 und 33). Nach Operationen sind *Rezidive* häufig, wobei bevorzugt die Anastomosenregion betroffen ist (Abb. 5.1.-35 und 36).

Trotz typischer radiologischer Zeichen bei M. Crohn ist das differentialdiagnostische Spektrum groß. Entzündliche Dünndarmerkrankungen wie die unspezifische Ileitis, Yersiniose, Strahlenenteritis und Tuberkulose können ähnliche Veränderungen zeigen. Auch die ischämische Enteritis und Tumoren (insbesondere maligne Lymphome und Metastasen bei peritonealer Aussaat) werden vom M. Crohn imitiert (Abb. 5.1.-37).

Die CT-Diagnostik (Abb. 5.1.-38) bringt wesentliche Zusatzinformationen über Darmwandverdickung, mesenteriale Infiltration und Ausdehnung der Abszesse und Fisteln (Frick et al. 1984). Der Ultraschall kann schon früher entzündliche Wandverdickungen („Kokarden") und den Konglomerattumor nachweisen (Abb. 5.1.-39).

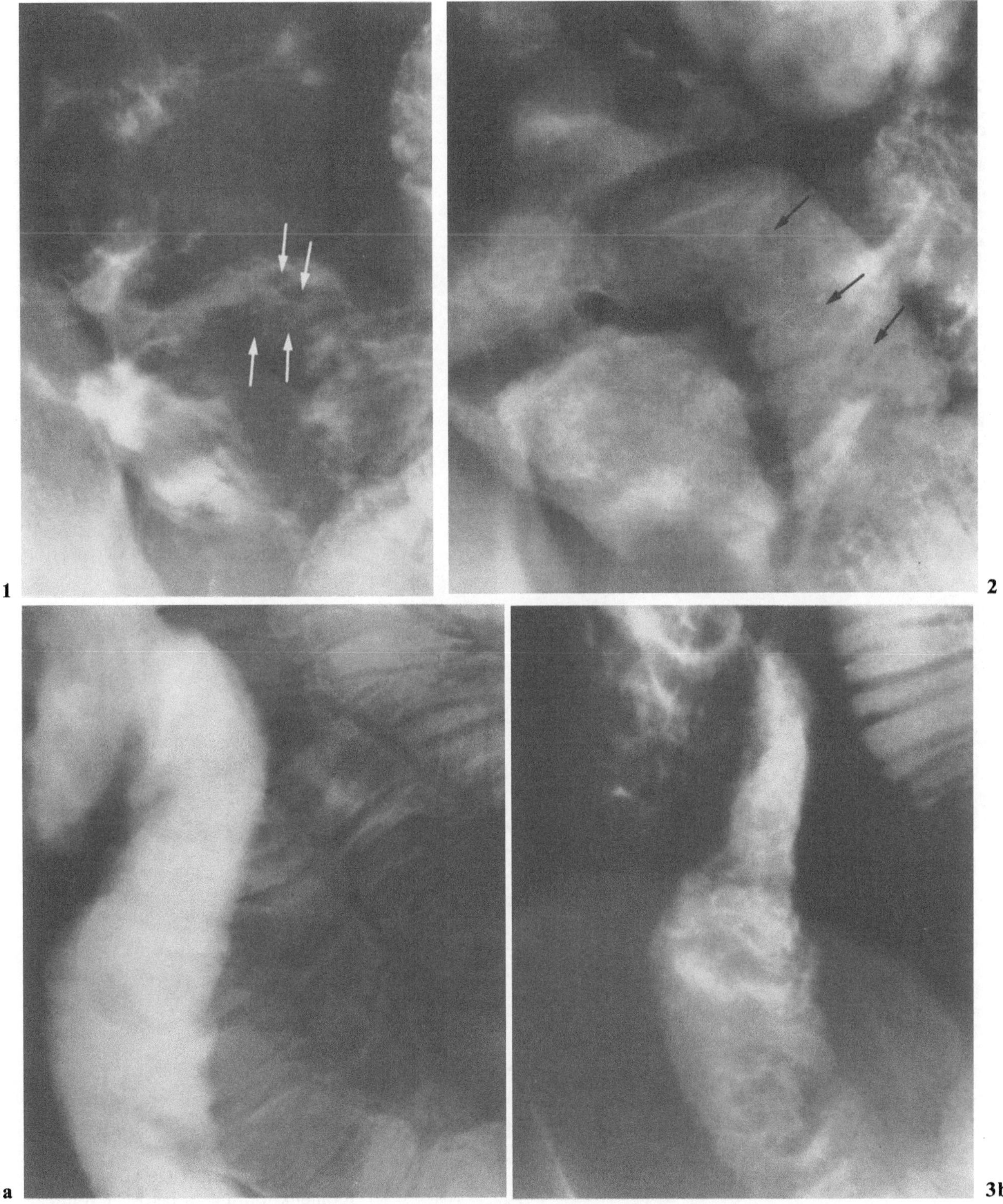

Abb. 5.1.-1 bis 3. Frühe Manifestation des M. Crohn. Bei drei verschiedenen Patienten noduläres Schleimhaut-bild und aphthoide Ulzera (→). Im Doppelkontrast (Abb. 5.1.-3b) sind Details der Schleimhaut besser sichtbar als im Monokontrast (Abb. 5.1.-3a)

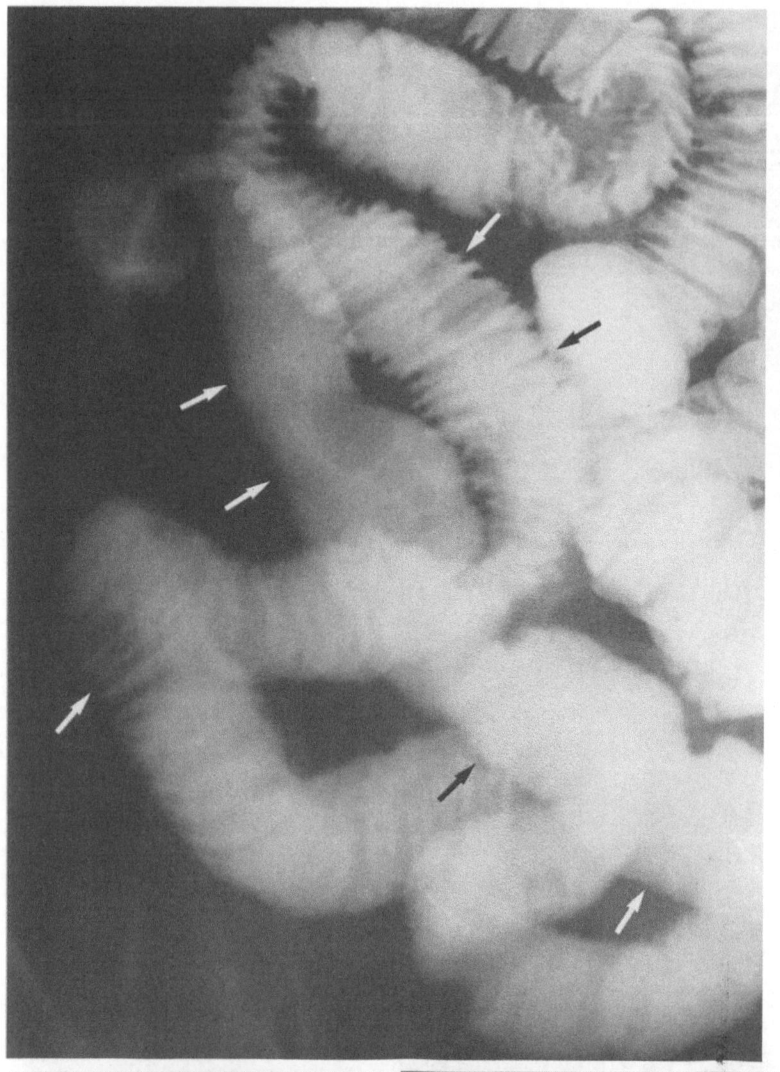

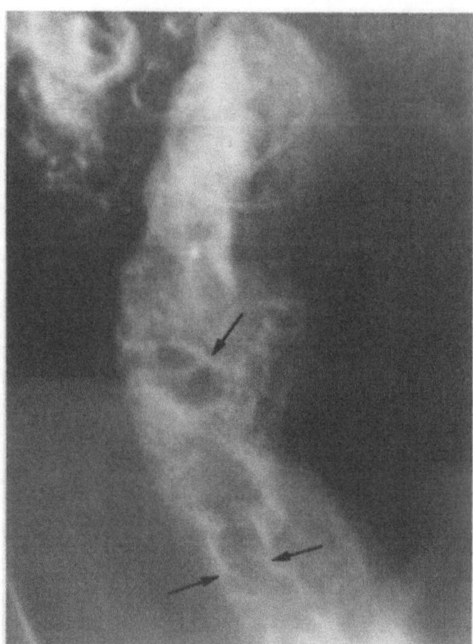

Abb. 5.1.-5. Lineare Ulzera bei M. Crohn. Longitudinal und transversal verlaufende Ulzerationen der Mukosa und Submukosa

Abb. 5.1.-4. Ödem der Kerckring'schen Falten bei M. Crohn. Teils unregelmäßig verdickte, teils verstrichene Kerckring'sche Falten (→)

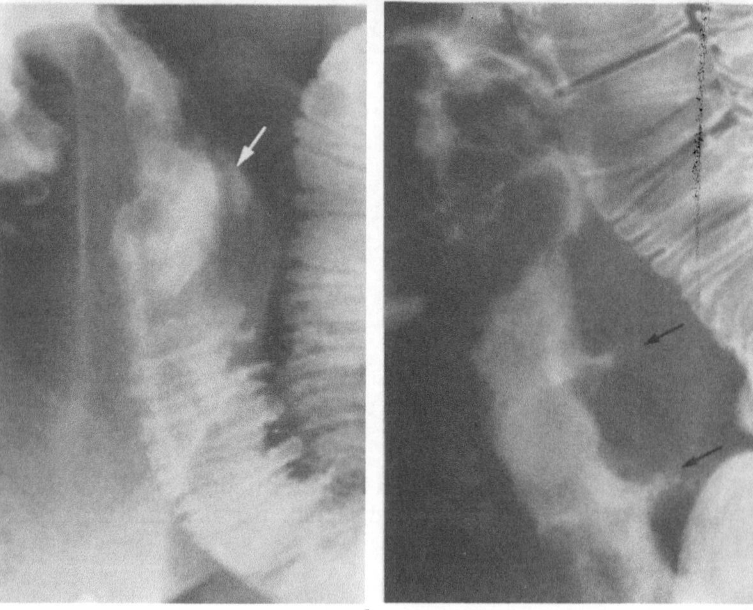

Abb. 5.1.-6 und 7. Tiefe Ulzera und Kragenknopfulzera bei M. Crohn. Ulzeration jeweils an der mesenterialen Seite bei zwei verschiedenen Patienten. Bei Penetration aller Wandschichten sind diese als Vorstufe von Fisteln anzusehen

6   7

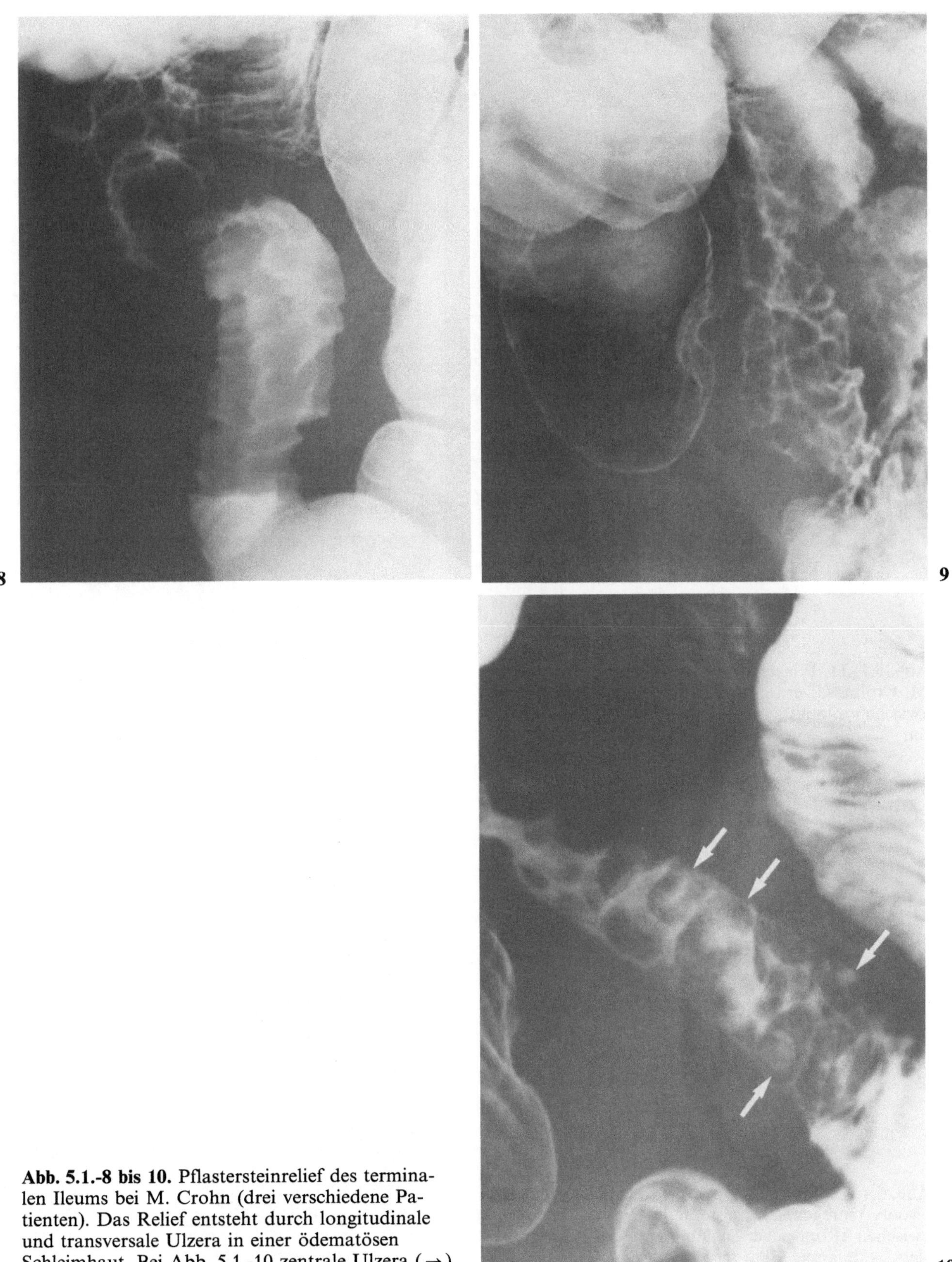

Abb. 5.1.-8 bis 10. Pflastersteinrelief des terminalen Ileums bei M. Crohn (drei verschiedene Patienten). Das Relief entsteht durch longitudinale und transversale Ulzera in einer ödematösen Schleimhaut. Bei Abb. 5.1.-10 zentrale Ulzera (→)

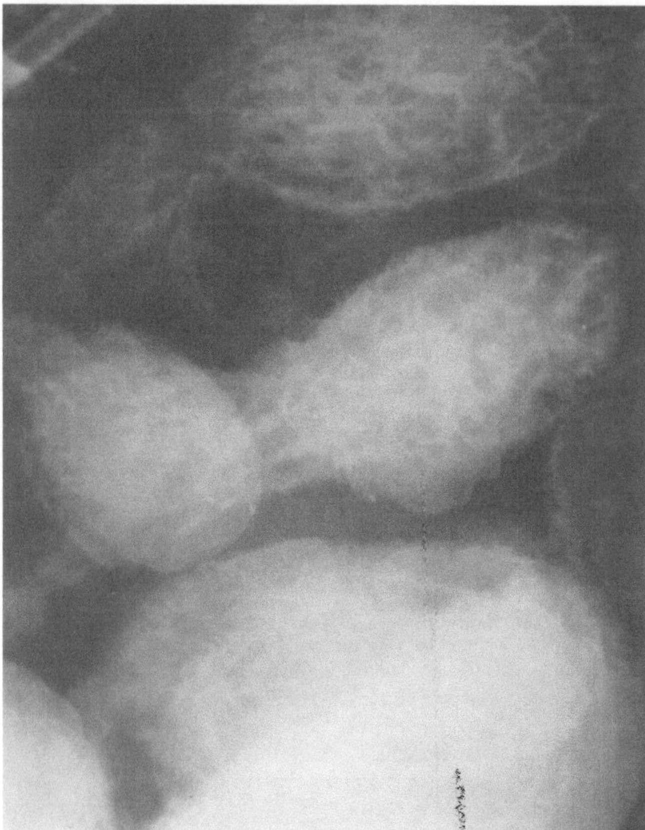

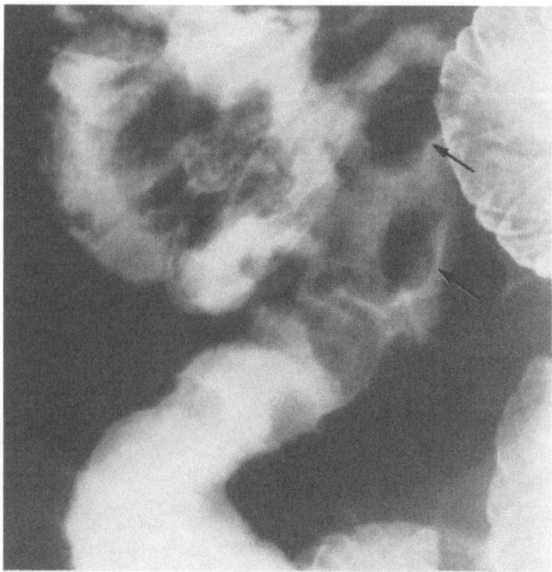

Abb. 5.1.-12. Fibrotische Plaques bei M. Crohn. Granulierte Schleimhaut mit Pseudopolypen. Fibrotische Plaques (→)

Abb. 5.1.-11. Pflastersteinrelief bei fortgeschrittenem M. Crohn. Ulzera zwischen Mukosainseln. Wechsel zwischen dilatierten und enggestellten Darmabschnitten

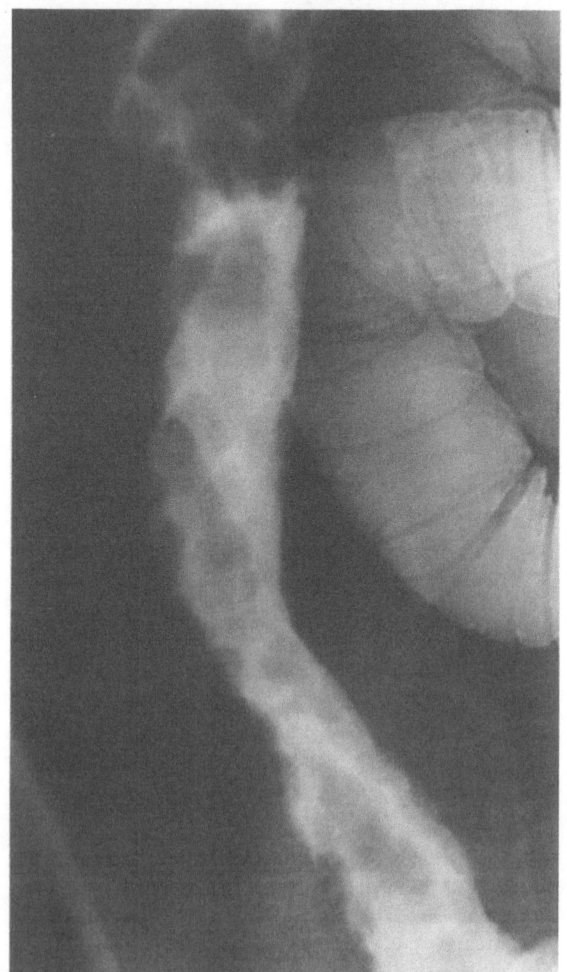

Abb. 5.1.-13. Pseudopolypen bei fortgeschrittenem M. Crohn. Unregelmäßig verteilte Inseln von Restmukosa zwischen atrophischer Schleimhaut. Destruktion der Ileozökalklappe. Glättung der mesenterialen Seite

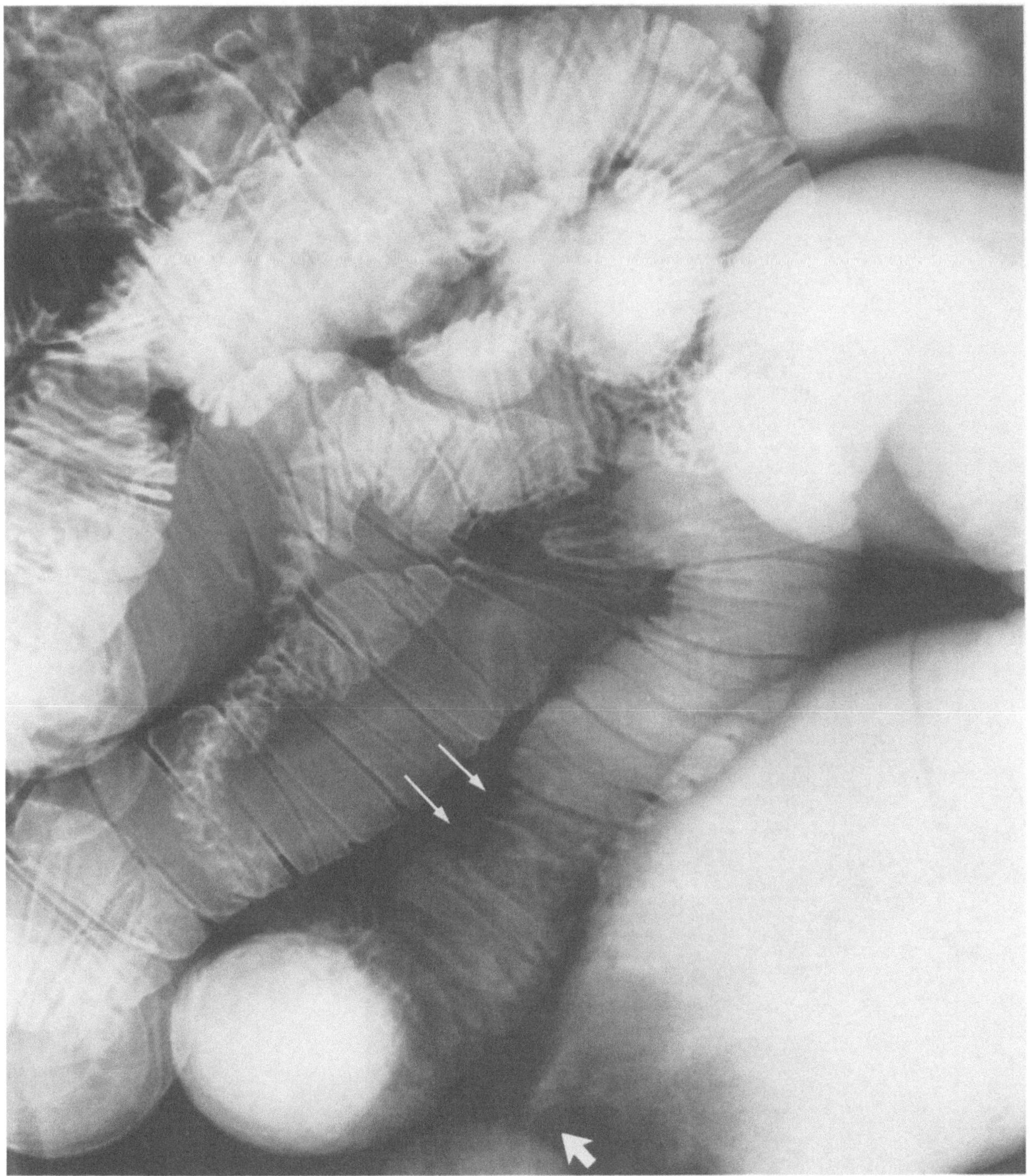

Abb. 5.1.-14. Segmentaler Befall bei M. Crohn. Zwischen normalen Schlingen liegt ein kurzes befallenes Segment (→) mit verdickter Wand und destruierter Schleimhaut. Hochgradige Stenosierung einer weiteren skip lesion mit prästenotischer Dilatation (➡)

M. Crohn

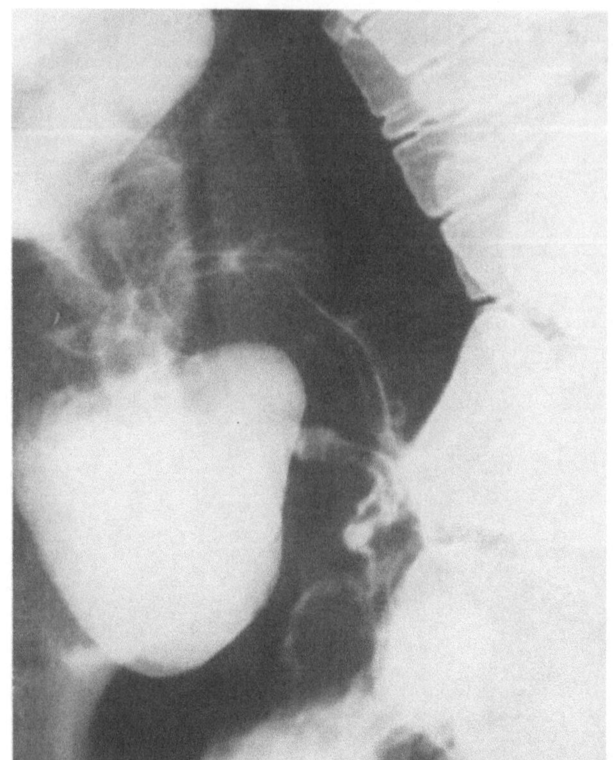

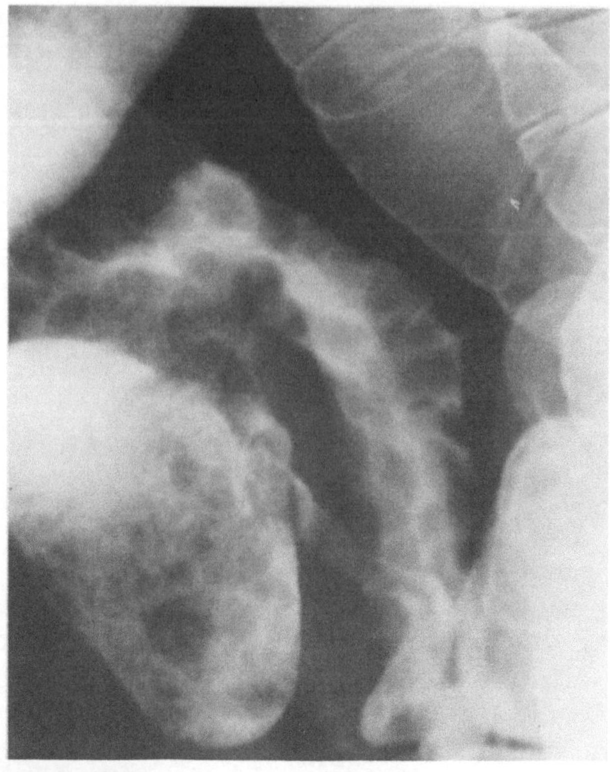

Abb. 5.1.-15a und b. String sign
bei M. Crohn. Der Spasmus (**a**)
verbirgt das Pflastersteinrelief
des terminalen Ileums, das in
Doppelkontrast (**b**) gut
darstellbar ist

Abb. 5.1.-16. Asymmetrischer
Befall bei M. Crohn. Bei Befall
der mesenterialen Seite (→) mit
Ulzeration und Fibrose
entstehen divertikelartige
Ausweitungen an der
Gegenseite

Abb. 5.1.-17. Fixierte Stenose bei M. Crohn. Durch Fibrose der Darmwand Einengung des terminalen Ileums mit prästenotischer Dilatation. Befall des Kolons und der Ileozökalklappe

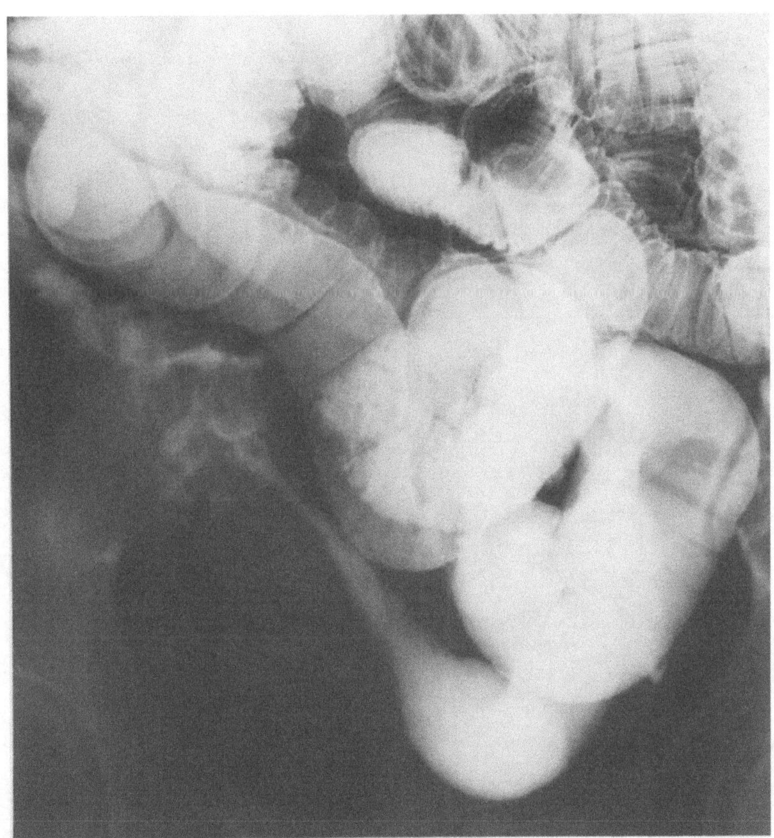

Abb. 5.1.-18. Solitäre Stenose bei M. Crohn. Fixierte Stenose (→) mit Passagebehinderung, vermutlich fibrotisch abgeheiltes Ulkus. String sign des terminalen Ileums (⇒)

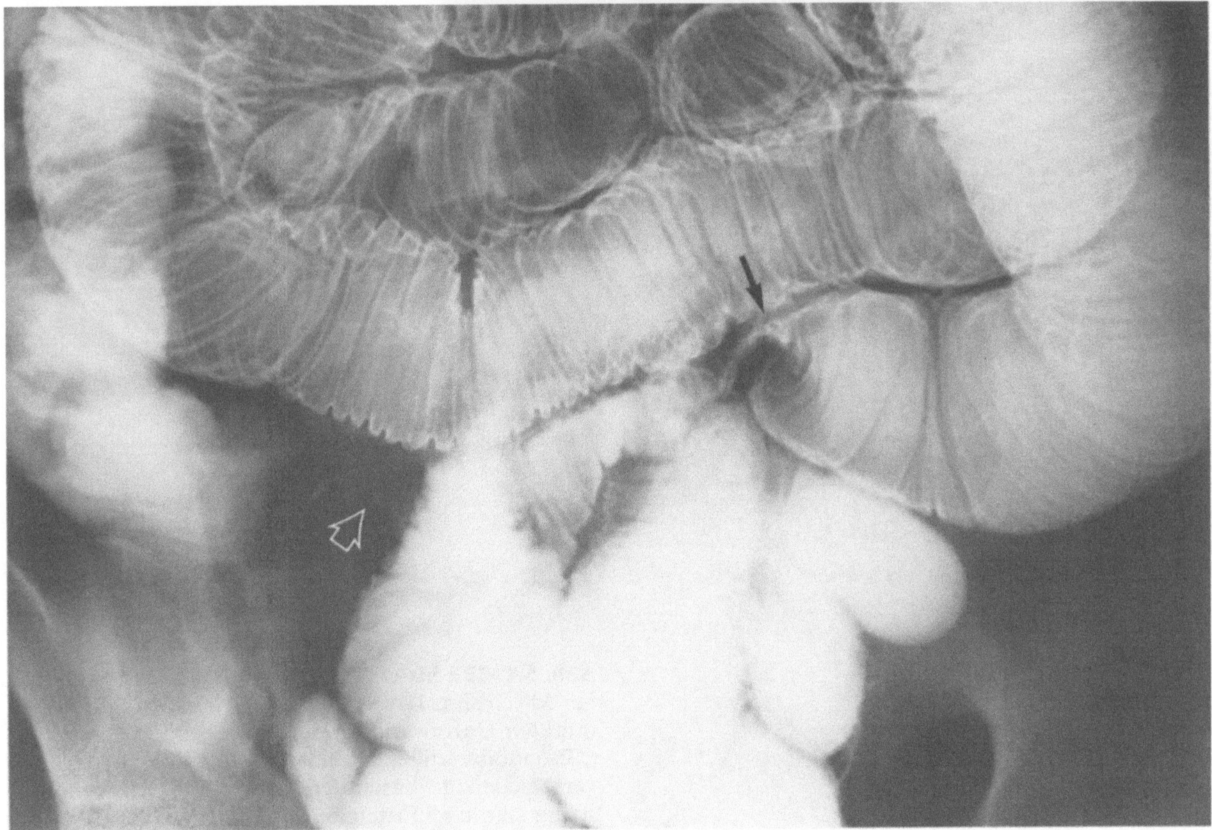

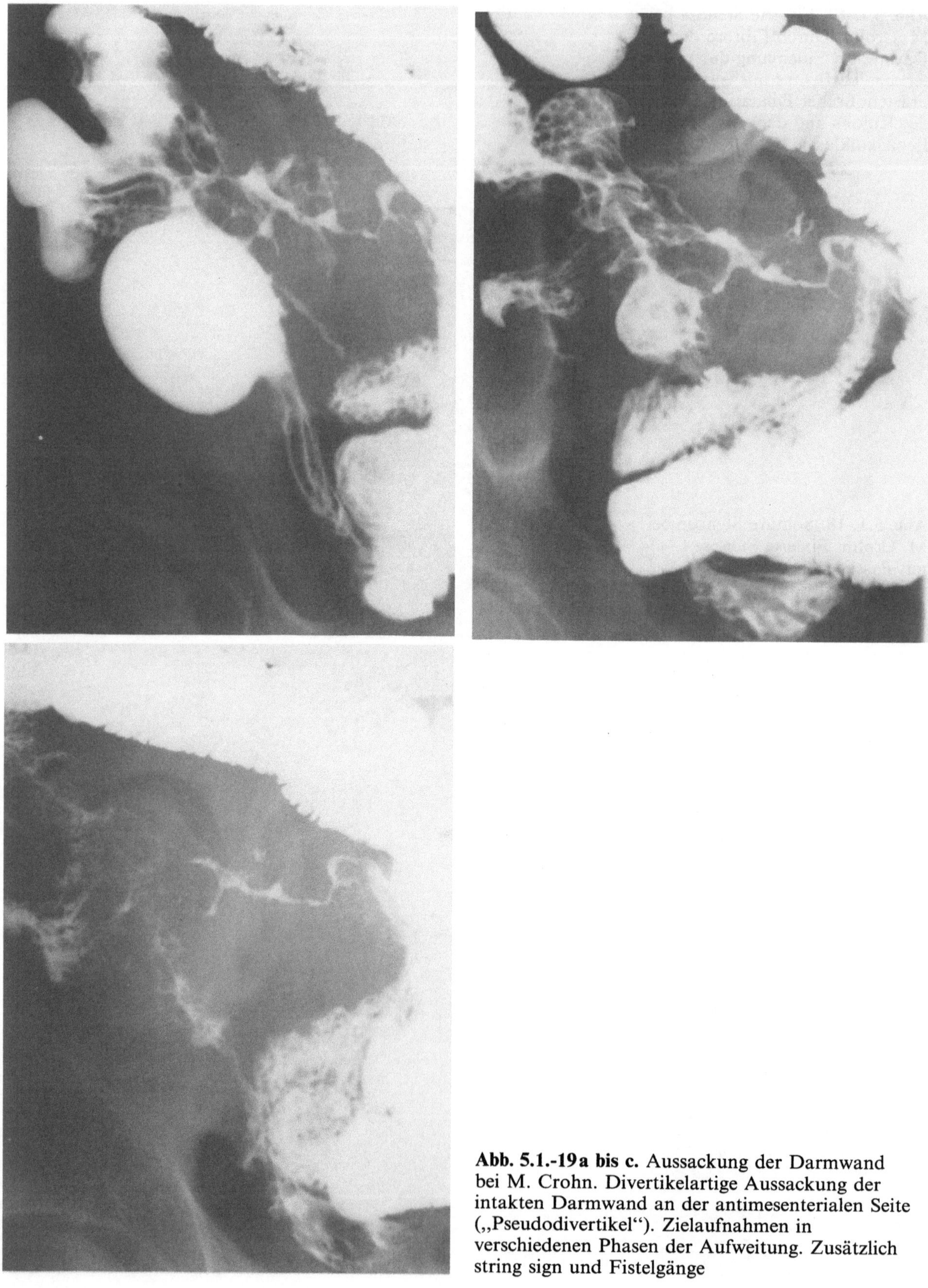

M. Crohn

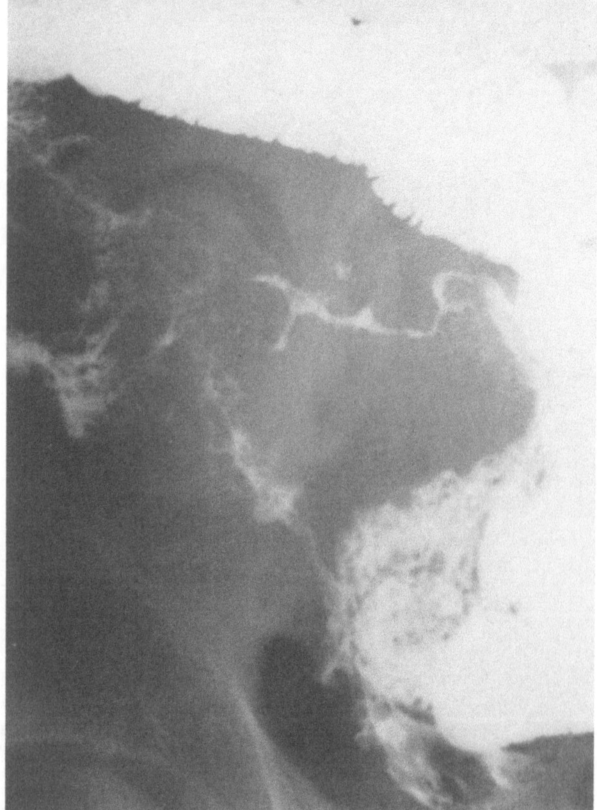

Abb. 5.1.-19a bis c. Aussackung der Darmwand
bei M. Crohn. Divertikelartige Aussackung der
intakten Darmwand an der antimesenterialen Seite
(„Pseudodivertikel"). Zielaufnahmen in
verschiedenen Phasen der Aufweitung. Zusätzlich
string sign und Fistelgänge

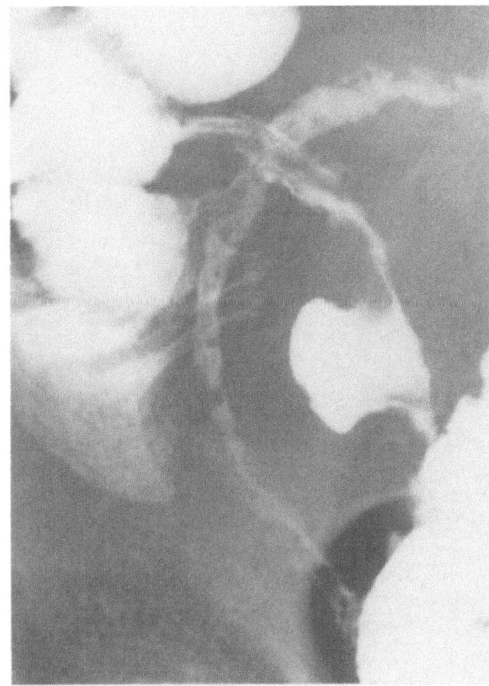

Abb. 5.1.-20. Shell sign bei M. Crohn. Fixierte asymmetrische Aussackung der Darmwand an der antimesenterialen Seite. String sign

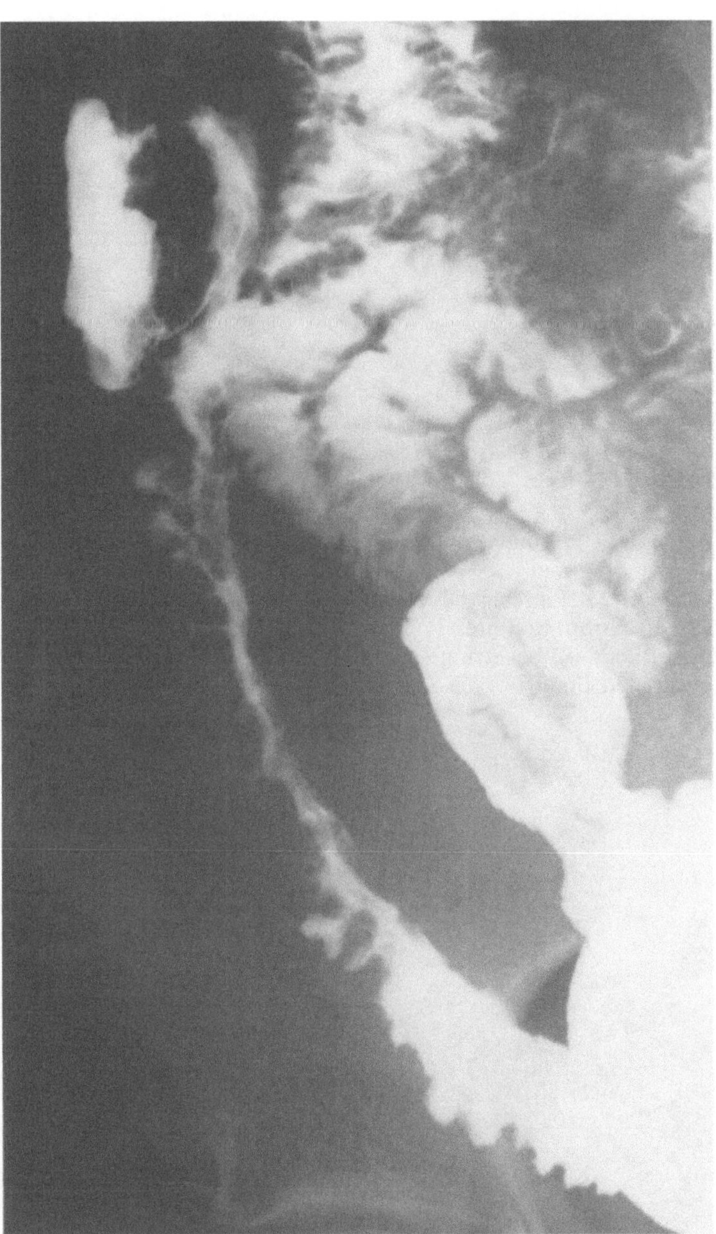

Abb. 5.1.-22. Aussackungen der Darmwand an der antimesenterialen Seite bei M. Crohn. Divertikelartige Veränderungen durch asymmetrische Fibrose

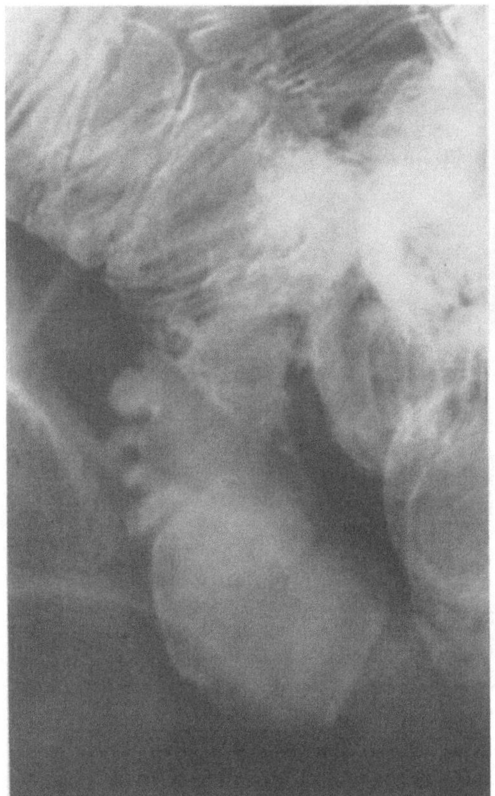

Abb. 5.1.-21. Aussackungen der Darmwand an der antimesenterialen Seite bei M. Crohn. Divertikelartige Veränderungen durch asymmetrische Fibrose

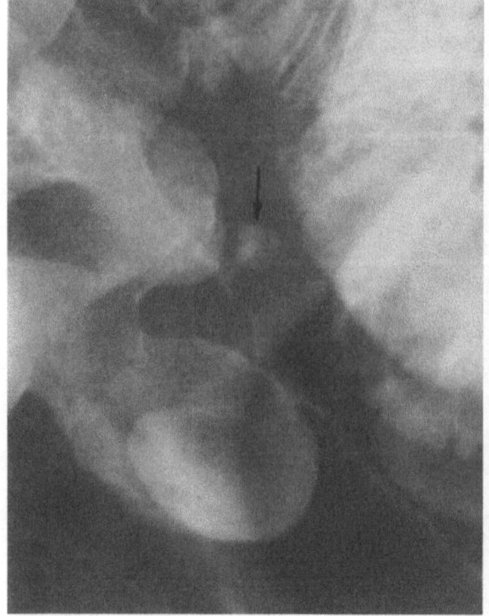

Abb. 5.1.-23. Falsches Divertikel bei M. Crohn. Solitäres Divertikel (→) bei string sign des terminalen Ileums

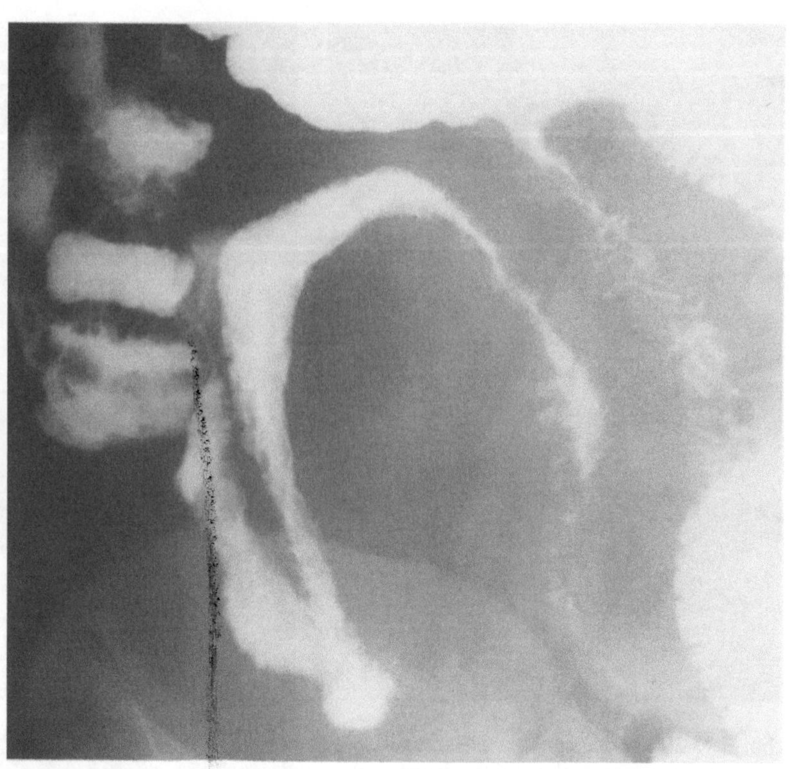

Abb. 5.1.-24. Omegazeichen bei M. Crohn. Bei Induration und Schrumpfung des Mesenteriums girlandenförmig fixierte Stenose des distalen Ileums

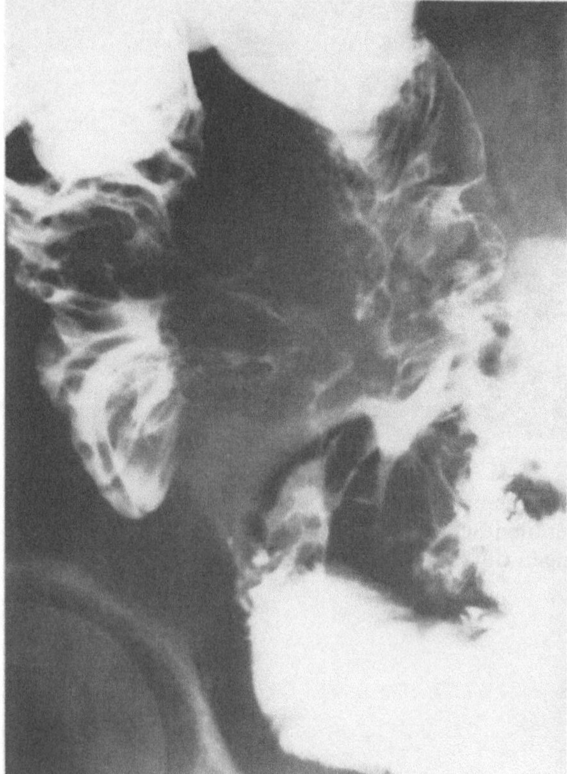

Abb. 5.1.-25. Fuchsbaufisteln bei M. Crohn. Zahlreiche Fistelgänge im Mesenterium mit Anschluß an das Zökum

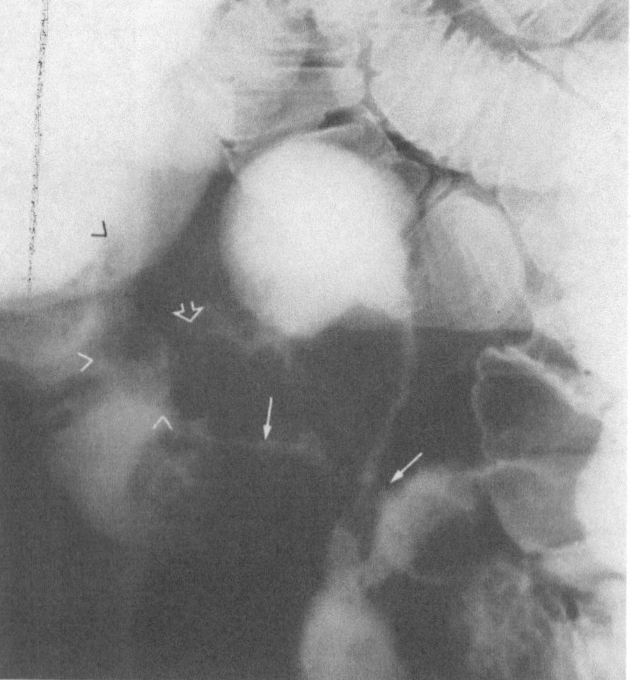

Abb. 5.1.-26. Enterokolische Fistel bei M. Crohn. Fistelgang vom Ileum zum Zökumpol (→). String sign des terminalen Ileums (⇒). Destruierte Ileozökalklappe (>)

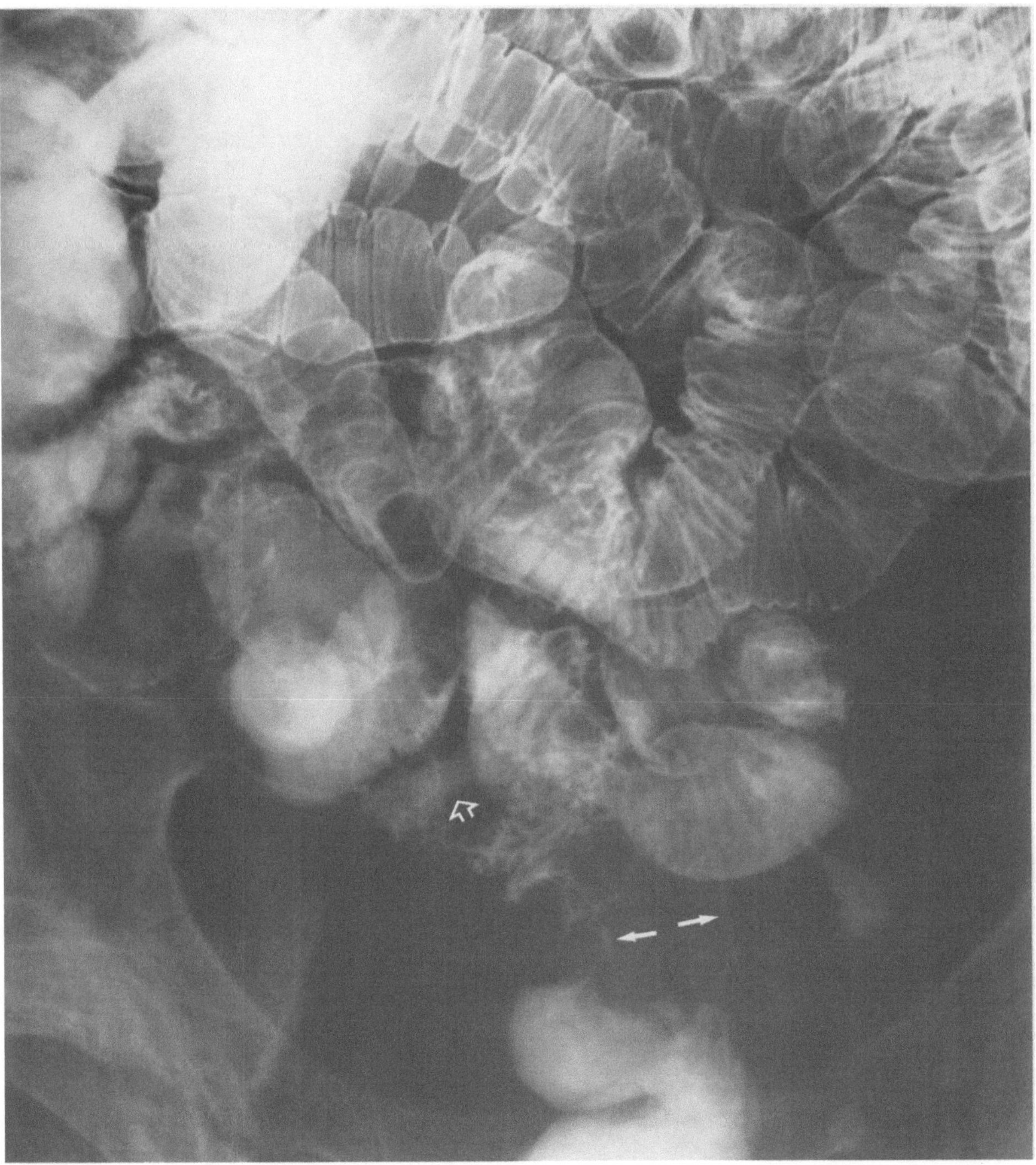

Abb. 5.1.-27. Enterorektale und enterokutane Fisteln bei M. Crohn. Frühzeitige Kontrastierung des Rektums durch Fisteln (→) aus dem präterminalen Ileum. Breiter Fistelgang (⇒) vom Ileum durch die Haut. Kontrastmittel im Verbandmaterial

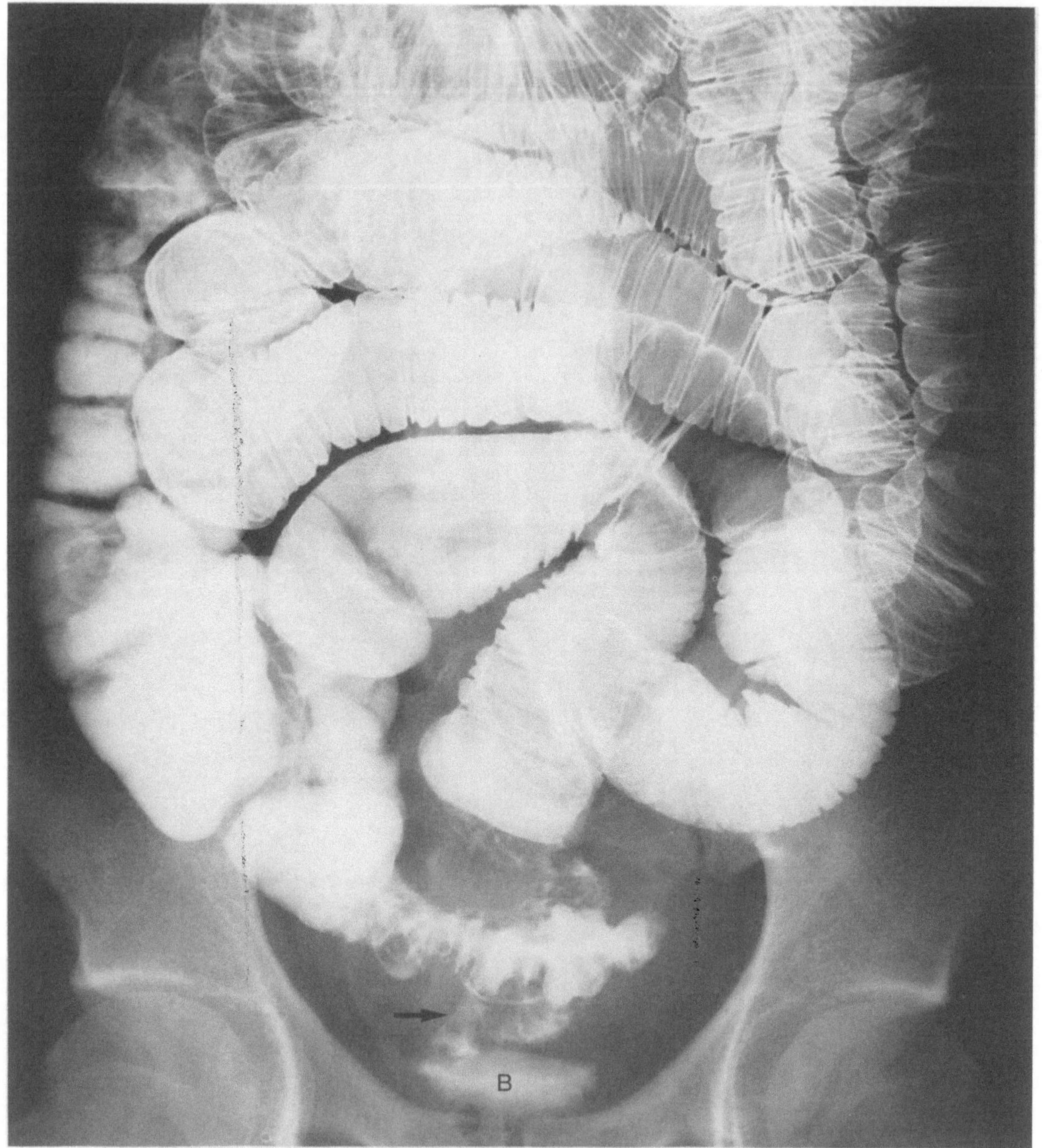

Abb. 5.1.-28. Enterovesikale Fistel bei M. Crohn. Breiter Fistelgang (→) vom Ileum zur Blase (B)

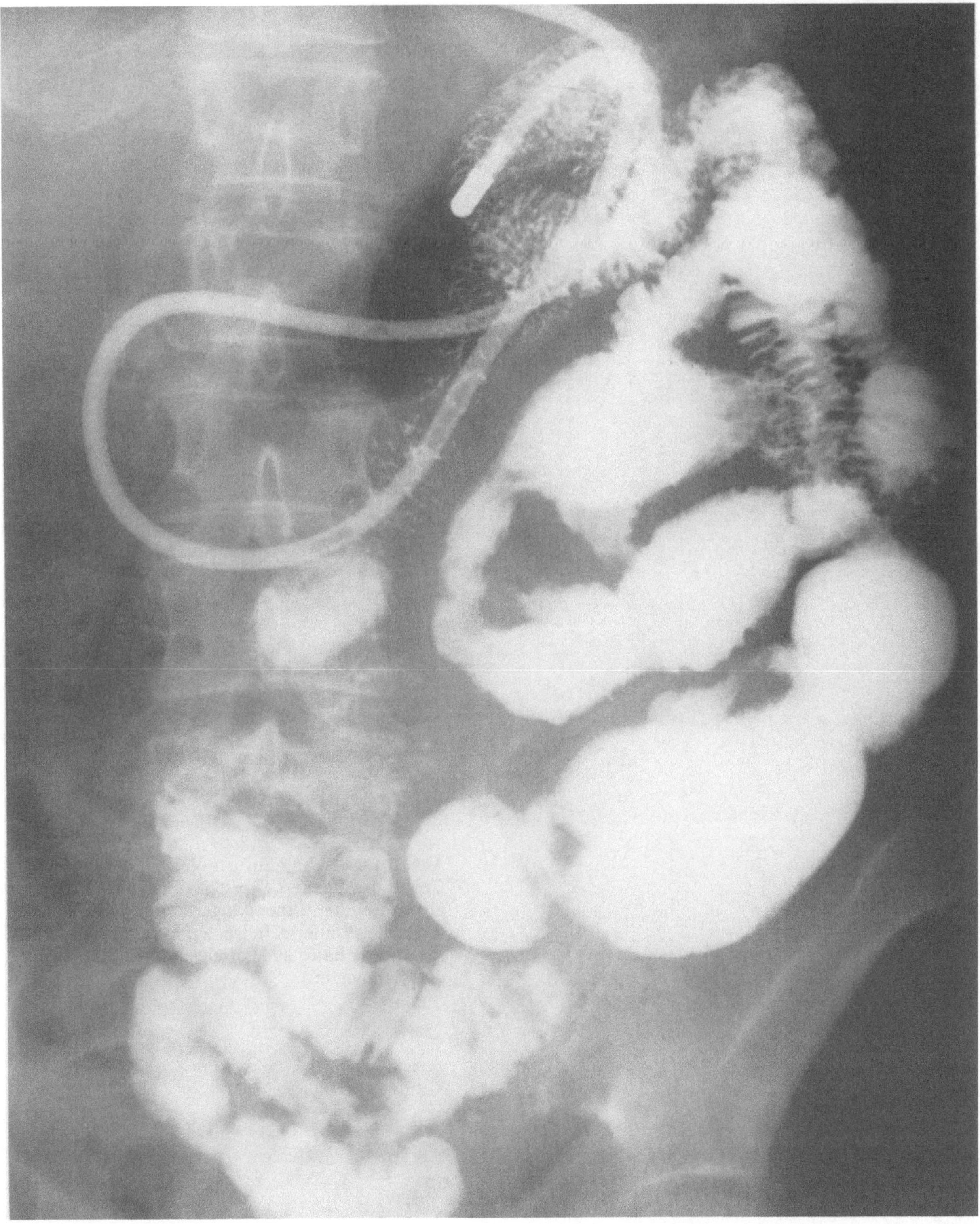

Abb. 5.1.-29. Langjähriger Verlauf eines M. Crohn des Jejunums. Langstreckiger Befall mit Einengungen und Dilatationen. Krankheitsdauer 15 Jahre

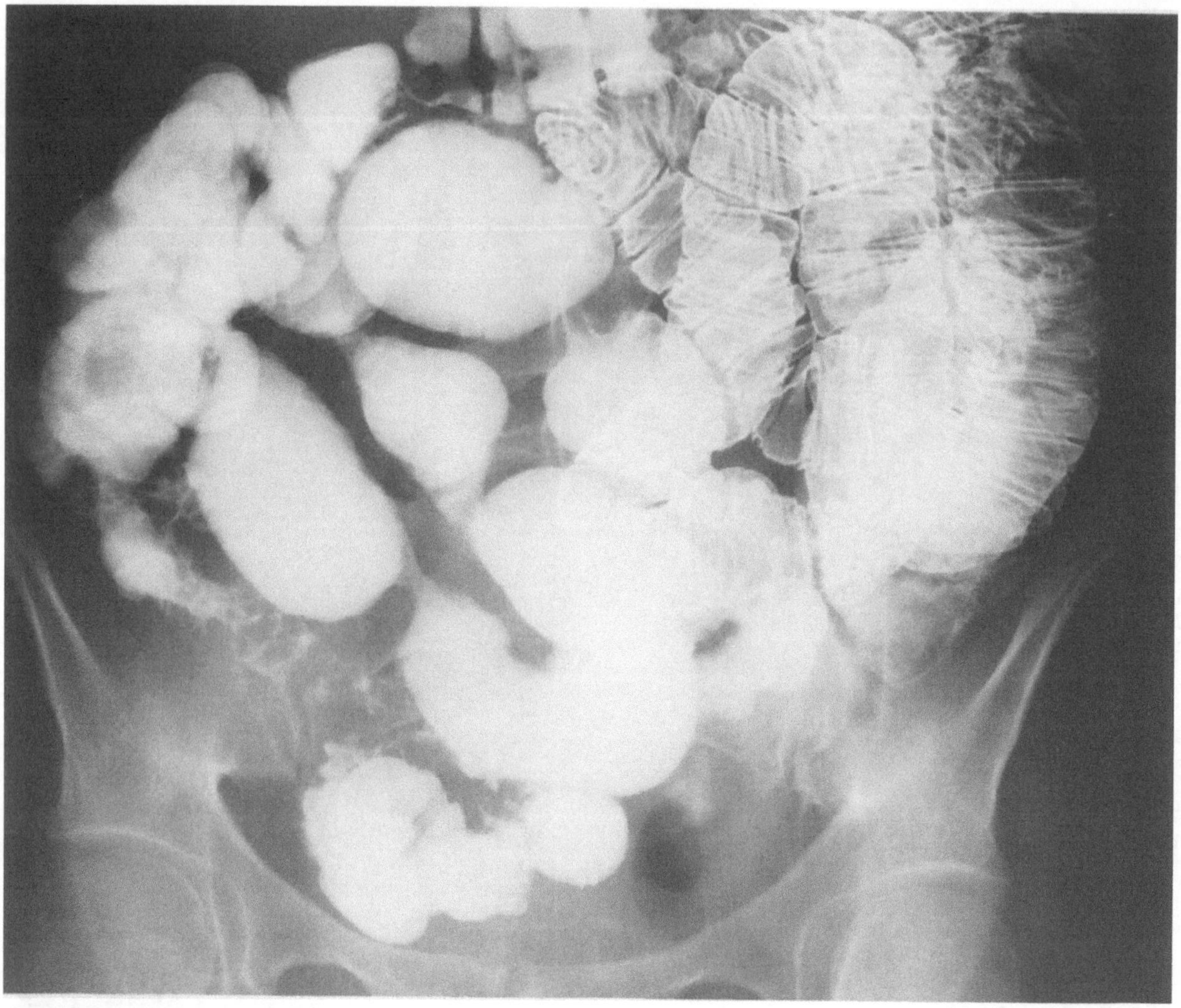

Abb. 5.1.-30. Langjähriger Verlauf eines M. Crohn des Ileums. Typisches Bild mit abwechselnden Einengungen und Dilatationen. Krankheitsdauer 5 Jahre. Zum Zeitpunkt der Aufnahme hatte der Patient 3–6 wäßrige Stühle und Schmerzen

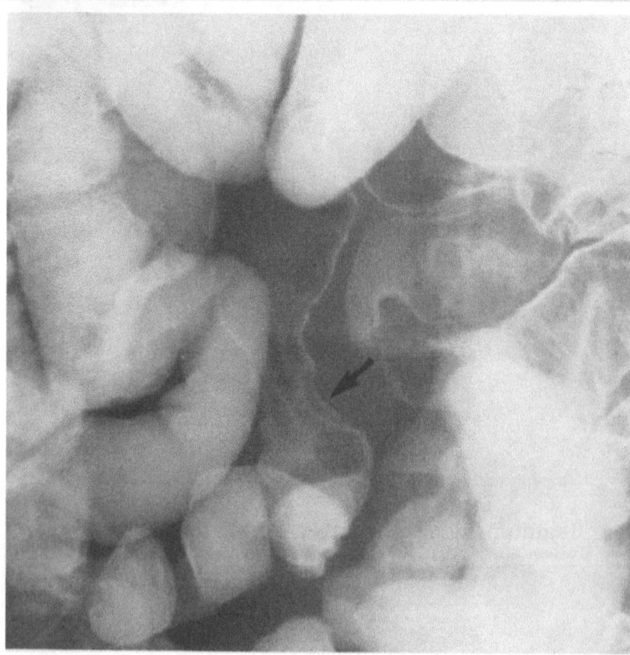

Abb. 5.1.-31. Endstadium eines M. Crohn. Atrophische, glatte Schleimhaut. Bike-tire-phenomenon (→). Krankheitsdauer 4 Jahre

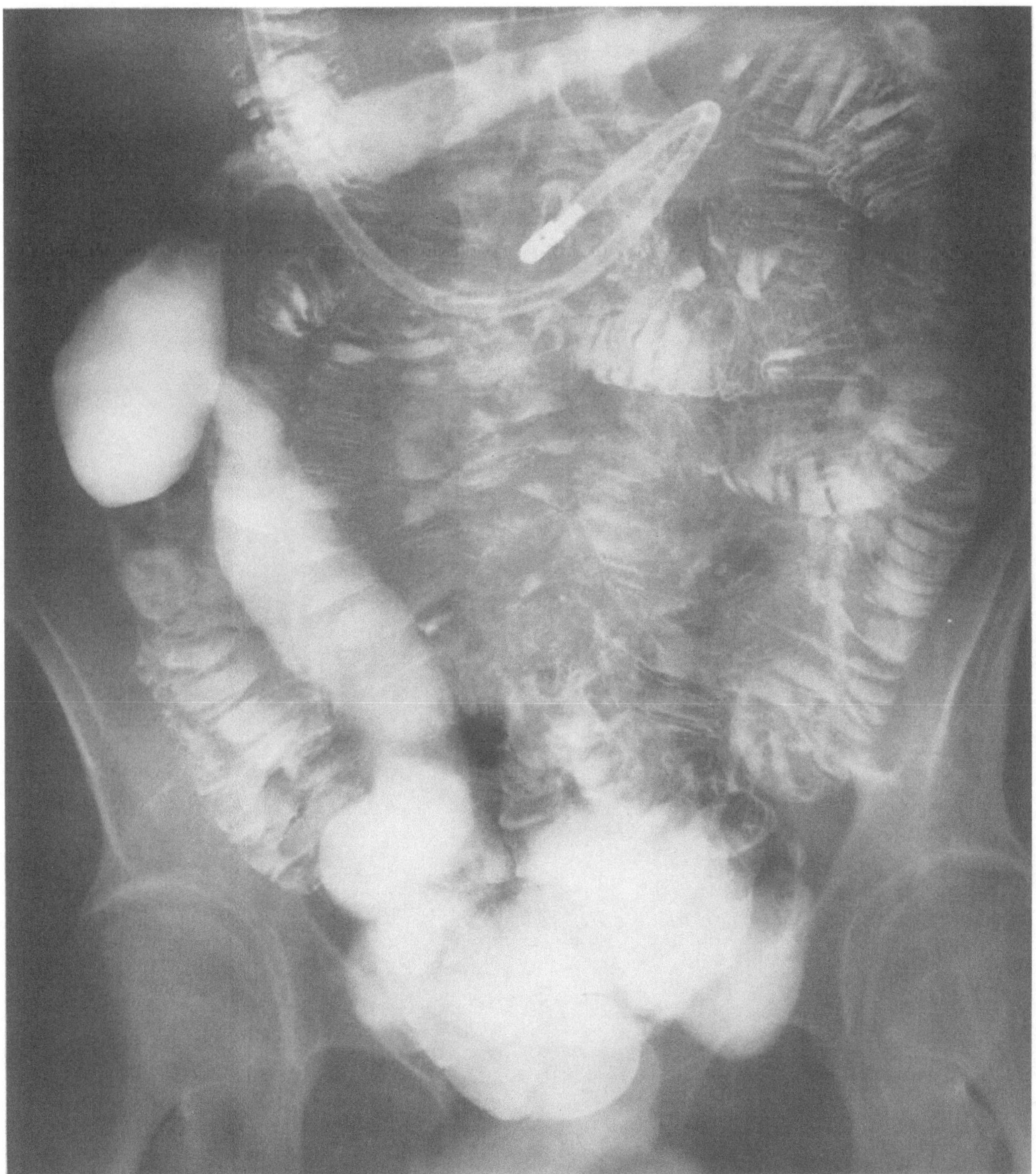

Abb. 5.1.-32. M. Crohn mit Malabsorptionssyndrom. Ausgeprägte Erkrankung mit Dilatation des distalen Ileums und Schrumpfung und Stenose an der rechten Colonflexur. Stark herabgesetzter Wandbeschlag im übrigen Dünndarm bei Malabsorptionssyndrom

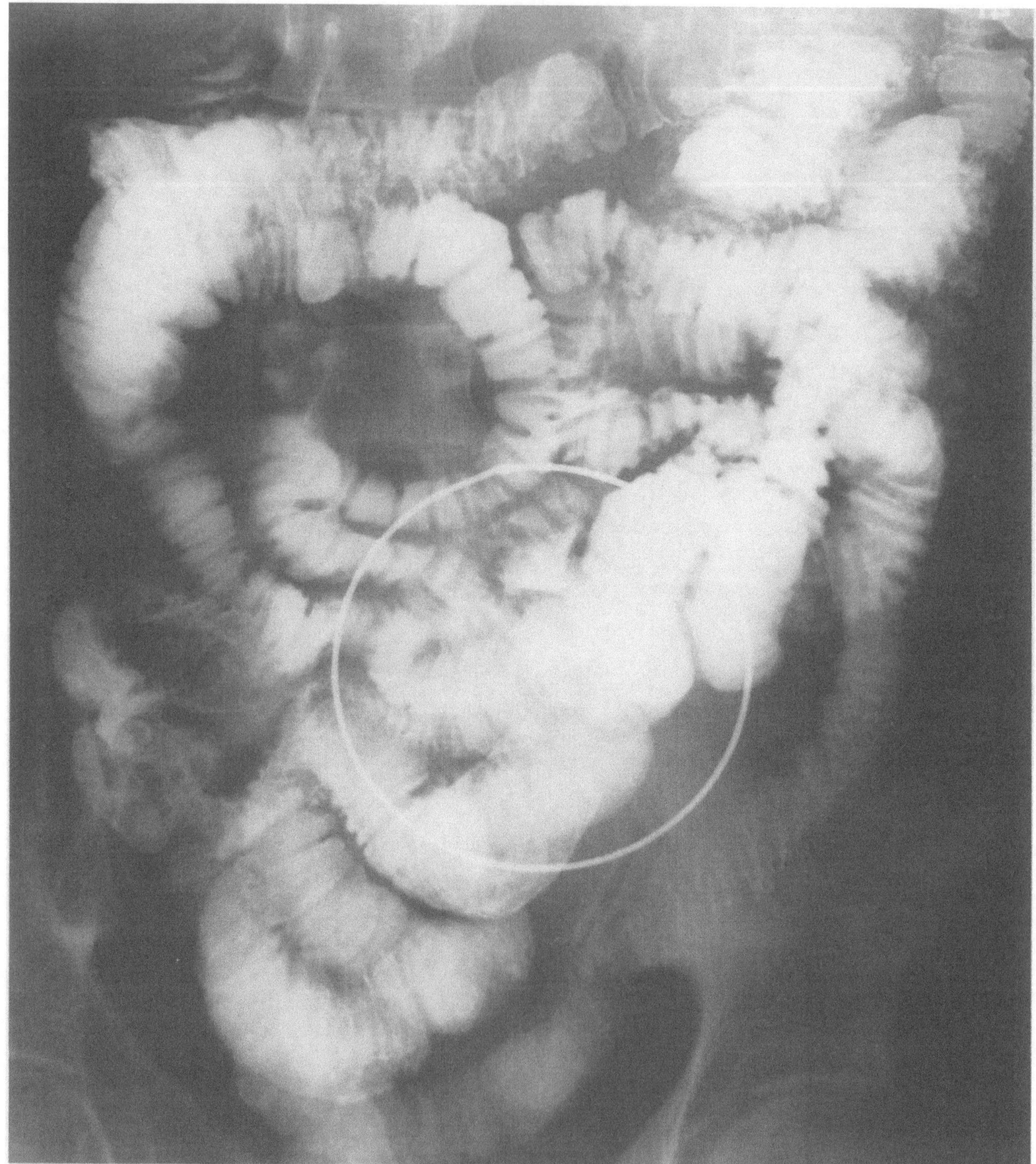

Abb. 5.1.-33. Schleimhautödem bei M. Crohn mit Malabsorptionssyndrom

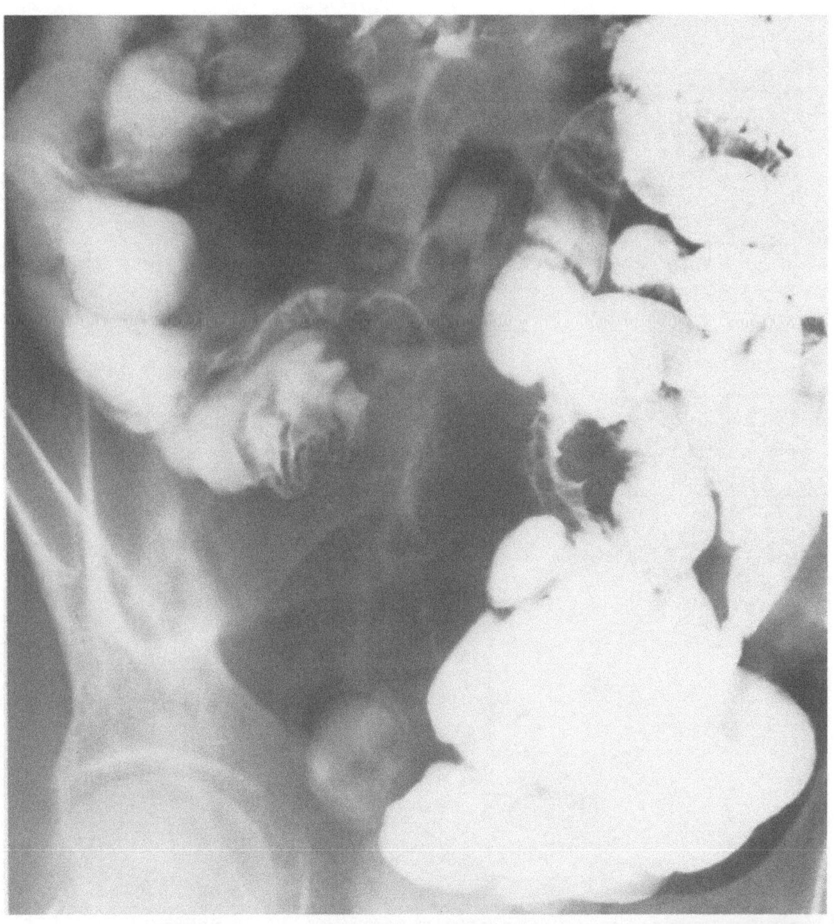

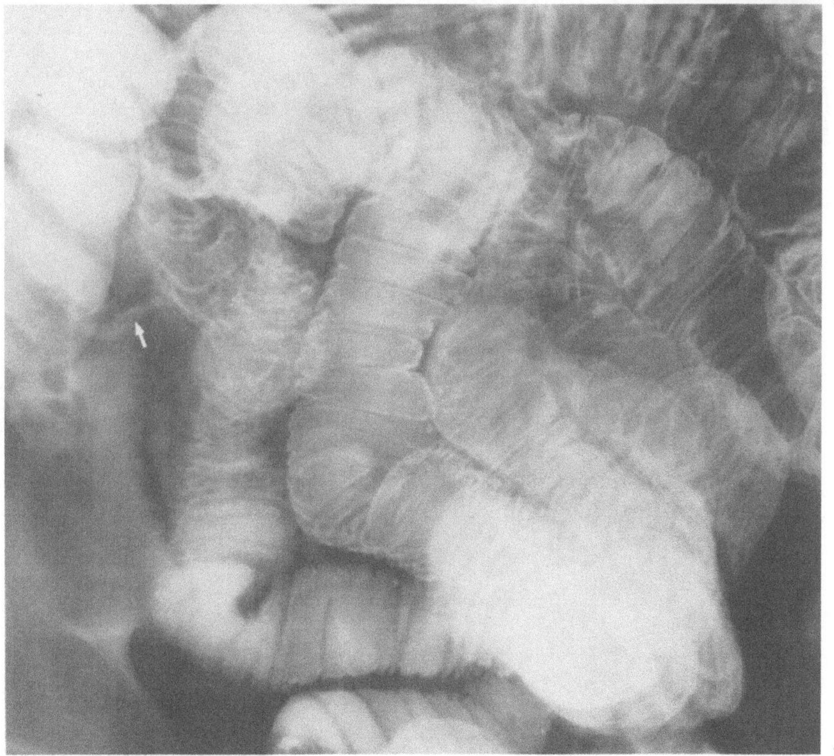

Abb. 5.1.-34a und b.
Befundbesserung nach
Therapie des M. Crohn.
a String sign des distalen
Ileums. Skip lesion im
proximalen Ileum. Verdickung
von Darmwand und
Mesenterium. **b** Nach einem
Jahr Therapie kein
Begleittumor mehr
nachweisbar. String sign (→)
als Hinweis für Restbefall bei
dem jetzt asymptomatischen
Patienten

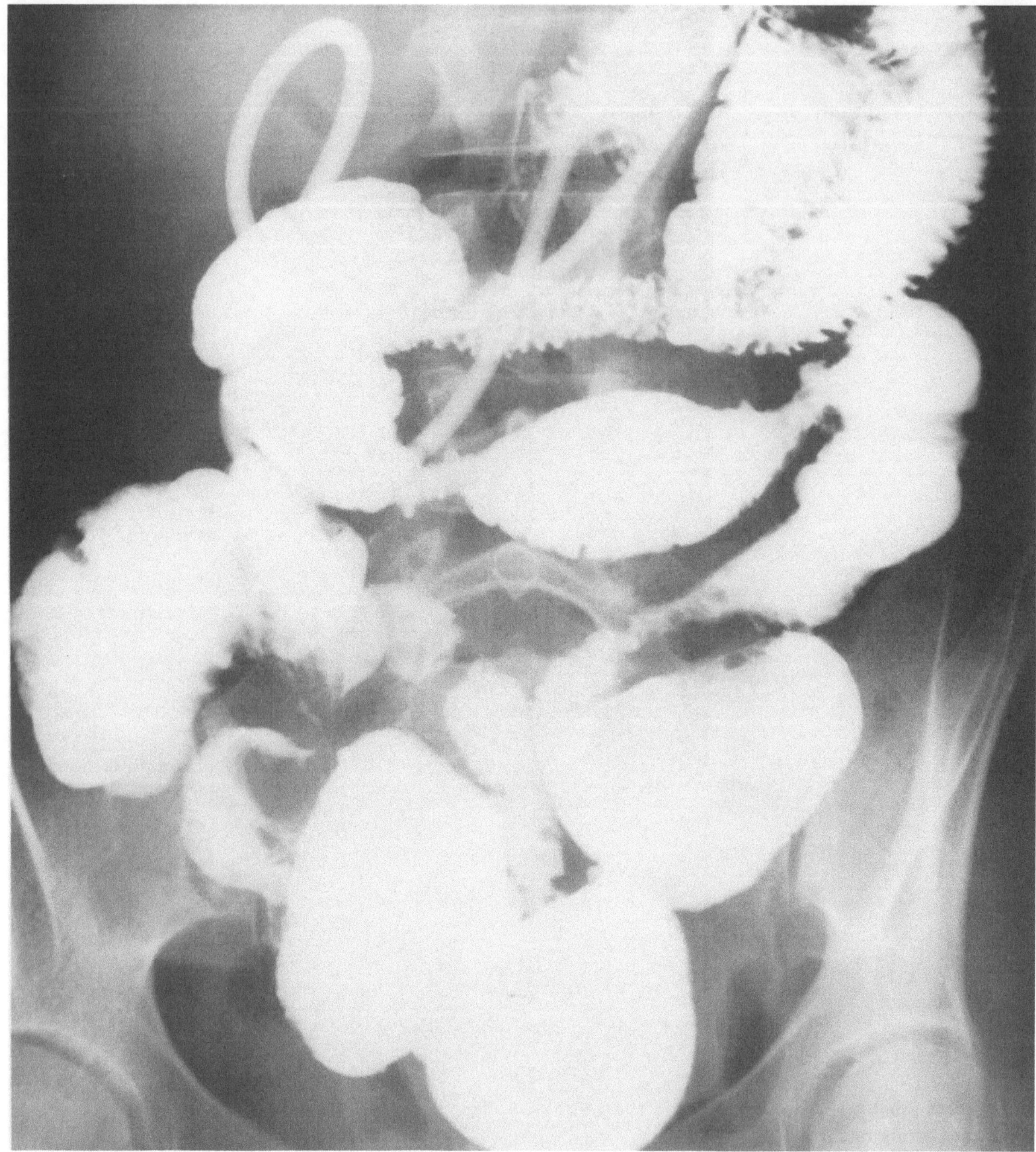

Abb. 5.1.-35. Kurzdarm (short bowel) bei M. Crohn. Nach wiederholten Dünndarmresektionen und Ileoaszendostomie Kontrastierung von wenigen verbleibenden Dünndarmschlingen mit Rezidiverkrankung

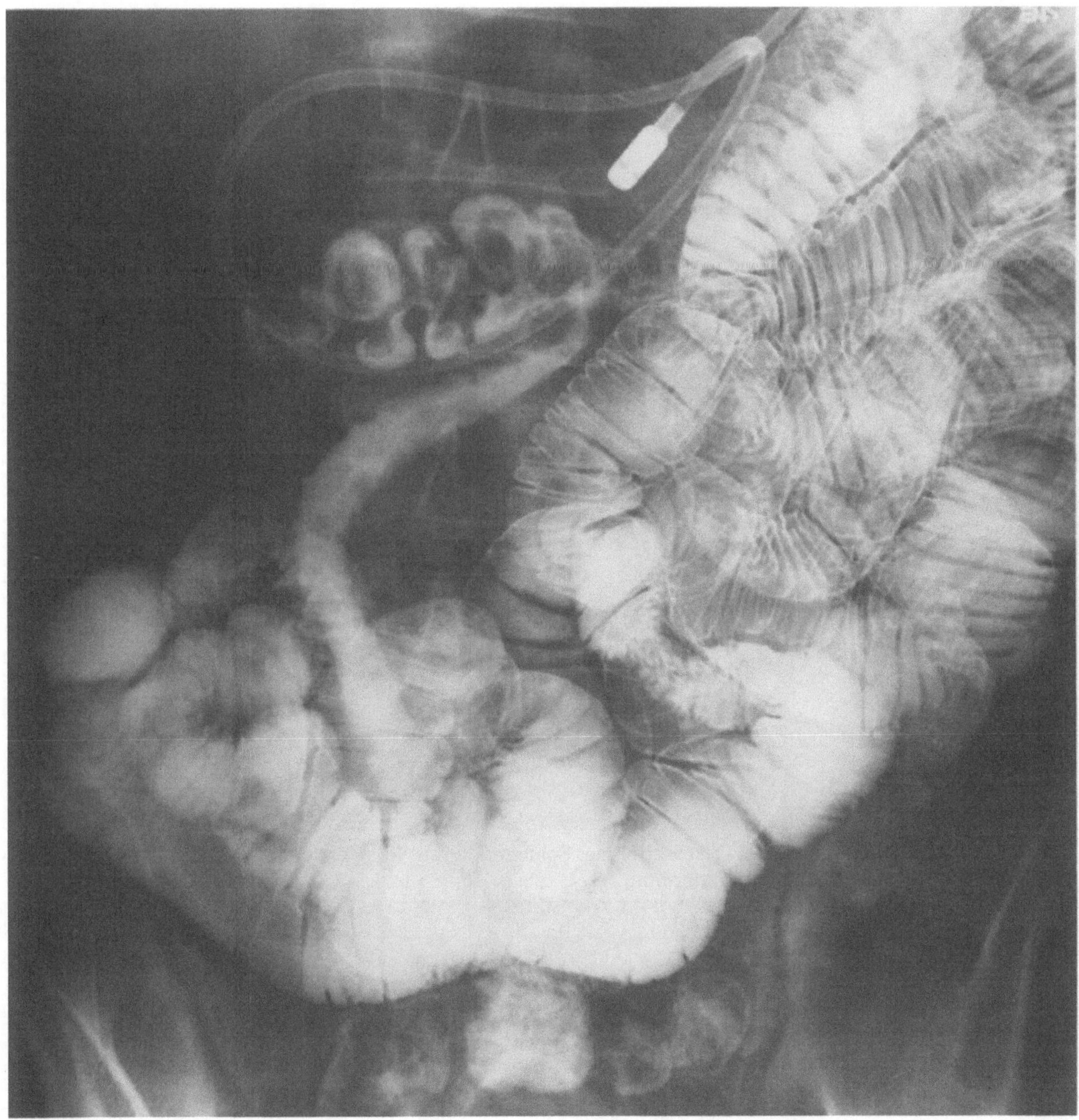

Abb. 5.1.-36. Postoperatives Rezidiv eines M. Crohn. Langstreckige fixierte Stenosierung des neoterminalen Ileums, Ulzera und Pseudopolypen

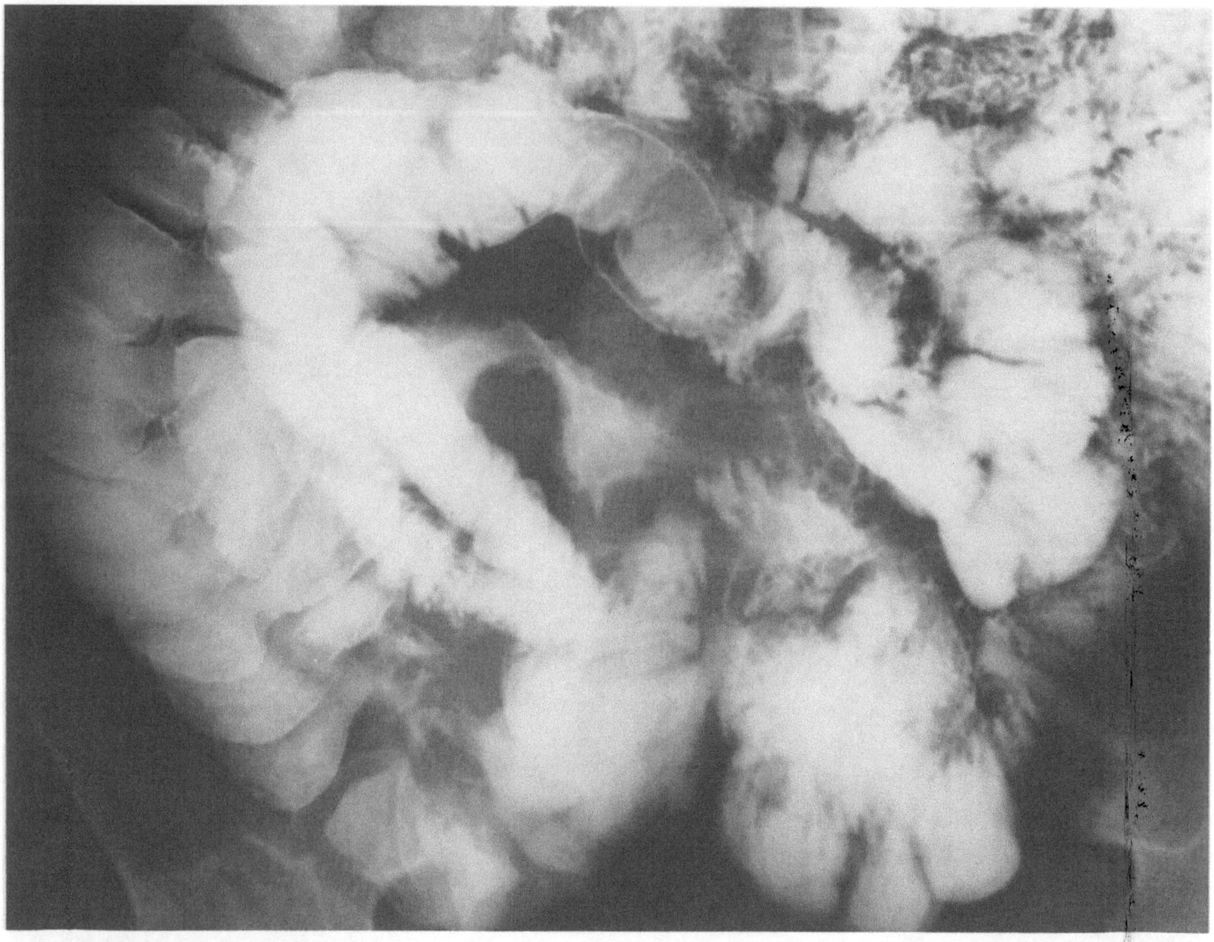

M. Crohn

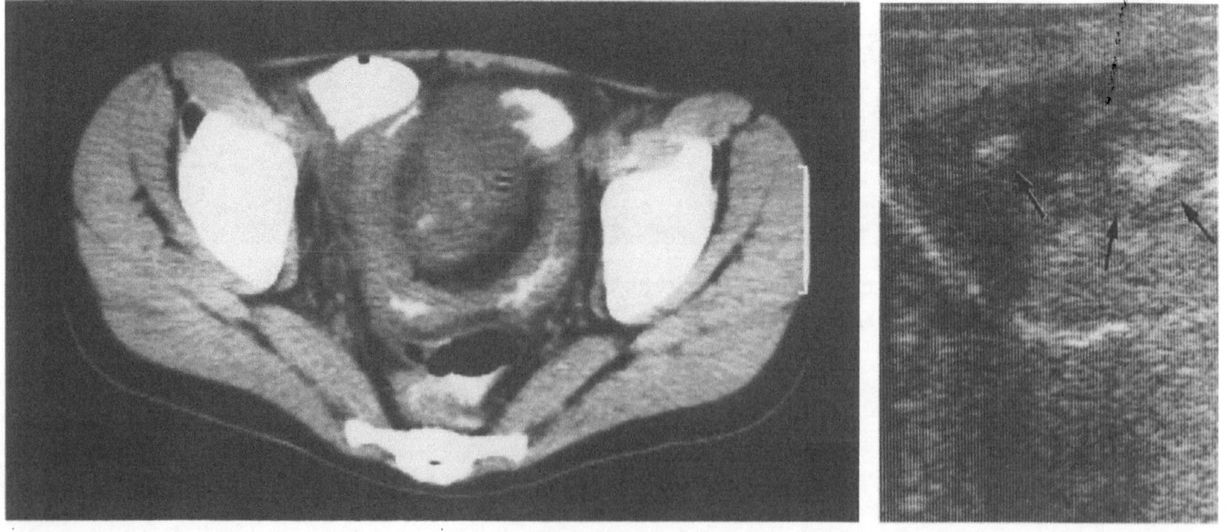

Abb. 5.1.-37. M. Crohn des Ileums. Destruktion der Schleimhaut mit Pflastersteinrelief und Stenose. Begleittumor. Das Bild imitiert ein malignes Lymphom

38

39

Abb. 5.1.-38. CT bei M. Crohn. Das CT-Bild zeigt eindrucksvoll die entzündlich verdickte Darmwand im Verhältnis zum Lumen

Abb. 5.1.-39. Ultraschalldiagnostik bei M. Crohn. Großer Konglomerattumor mit Kokardenbildung durch entzündlich verdickte Darmschlingen (→)

5.2 Entzündungen außer M. Crohn

Der M. Crohn wird als wichtigste chronische Dünndarmentzündung in der radiologischen Literatur häufig beschrieben. Weniger Aufmerksamkeit wird anderen Dünndarmentzündungen oder entzündungsähnlichen Erkrankungen gewidmet.

Nicht selten sind die röntgenologischen Veränderungen unspezifisch und lassen keine definitive Diagnose zu. Bei sorgfältiger Untersuchungstechnik und bei guten klinischen Kenntnissen ist es jedoch möglich, eine enge Differentialdiagnose anzugeben. Einige Entzündungen, wie beispielsweise die chronische Strahlenenteritis, zeigen wiederum charakteristische Veränderungen.

Bei der Bildinterpretation müssen vor allem Falten- und Oberflächenveränderungen, Wandbeschlag und Störungen der Darmmotilität berücksichtigt werden. Ein schlechter Wandbeschlag, meist verbunden mit Motilitätsstörungen, spricht für floride entzündliche Schleimhaut- bzw. Darmwandveränderungen. Hier beobachtet man häufig das gleiche radiologische Bild wie bei den Motilitätsstörungen, die mit einer Maldigestion einhergehen. Klinisch bieten beide oft das gleiche Symptom: Durchfall. Manche entzündliche Darmerkrankungen in diesem Kapitel könnten also auch im Kapitel 5.4.2 gezeigt werden.

Bedeutung (Wells 1948; Lasserich 1953). In der Doppelkontrastuntersuchung werden diese hyperplastischen Lymphfollikel häufiger auch bei älteren Personen gefunden (Abb. 5.2.-1, 4.3.-6 und 4.3.-7).

Krankheitswert besteht nur dann, wenn gleichzeitig Symptome wie Durchfall, Schmerzen, Fieber oder Allgemeinbeschwerden vorliegen. Meist findet man dann auch zusätzlich die Zeichen eines unspezifischen Reiz- oder Entzündungszustandes und/oder auffallend vergrößerte Lymphfollikel (Abb. 5.2.-2).

Differentialdiagnostisch muß dann in erster Linie an die nicht-sklerosierende Ileitis (Golden 1945; Prévôt 1950) gedacht werden, die möglicherweise durch Infektionen mit Yersinien oder anderen Erregern verursacht wird (Brombart 1980). Andere Möglichkeiten sind die intestinale Tuberkulose, ein früher M. Crohn, Begleitreaktion bei Parasiten oder Entzündungen im Becken und Abdomen, das maligne Lymphom, die intestinale noduläre lymphatische Hyperplasie bei Hypogammaglobulinämie (Marshak et al. 1974; Hermans et al. 1966) (Abb. 5.2.-2), M. Whipple, Mastozytose und nicht zuletzt Artefakte bei ungenügend gereinigtem Darm. Lymphfollikel können auch durch die orthograde Ansicht Kerckring'scher Falten, die sich in Kontraktion befinden, vorgetäuscht werden.

5.2.1 Lymphofollikuläre Hyperplasie

Multiple, 1–2 mm große, gleichmäßig verteilte Erhabenheiten, insbesondere im terminalen Ileum, entsprechen vergrößerten Lymphfollikeln in der Mukosa. Bei asymptomatischen Kindern und jungen Erwachsenen, als Zufallsbefund entdeckt, haben sie keine pathologische

5.2.2 Unspezifische Ileitis

Mit diesem Begriff bezeichnen wir Veränderungen am terminalen Ileum oder einem längeren Ileumabschnitt mit Faltenverdickungen und Oberflächenveränderungen, die nicht das charakteristische Bild eines M. Crohn aufweisen. Die Darmwand ist nicht wesentlich verdickt.

Durch die reaktiv vergrößerten mesenterialen Lymphknoten sind die benachbarten Dünndarmschlingen vom terminalen Ileum mehr oder weniger weit abgedrängt. Meist findet sich eine lokale Hyperperistaltik, aber kein typisches string sign (Abb. 5.2.-3 und 4). Der Wandbeschlag kann schlecht sein.

Als Ursache dieser unspezifischen Entzündung findet man am häufigsten Yersinien (Abb. 5.2.-3 bis 5). Der Nachweis gelingt durch Bestimmung des Antikörpertiters oder bakteriologisch in der Frühphase. Andere mögliche Erreger sind Campylobacter (Abb. 5.2.-6), Chlamydien und Aeromonas. Die Patienten klagen meist über krampfartige Bauchschmerzen, Durchfall, Fieber und Allgemeinsymptome. Nicht selten wird deshalb auch eine Appendektomie durchgeführt.

Die radiologischen Veränderungen sind zwar unspezifisch, aber doch ziemlich einheitlich. Dies korreliert auch mit dem unspezifischen makroskopischen und histologischen Bild. Der Radiologe muß die Differentialdiagnose der Erreger erwähnen, damit gezielte bakteriologische und serologische Untersuchungen erfolgen. Bei einer Reihe unserer „unspezifischen Ileitiden" wurde dies nicht befolgt, und der Erregernachweis konnte nicht erbracht werden. Aufgrund der Selbstheilungstendenz dieser Entzündungen wurden die Patienten jedoch meist nach symptomatischer Therapie beschwerdefrei (Abb. 5.2.-7). Differentialdiagnostisch muß hauptsächlich ein Frühstadium eines M. Crohn erwähnt werden, insbesondere dann, wenn aphthöse Ulzera nachgewiesen werden (s. z.B. Abb. 4.3.-13).

5.2.3 Tuberkulose

Seit Einführung der pasteurisierten Milch und der Tuberkulostatika gehört die Darmtuberkulose in den industrialisierten Ländern zu den Seltenheiten. Das terminale Ileum und die Ileozökalregion sind die bevorzugten Lokalisationen für diese Erkrankung. Im Anfangsstadium findet sich aufgrund der infizierten und vergrößerten Peyer'schen Plaques das Bild einer un-

spezifischen Ileitis (Abb. 5.2.-8) oder einer lymphofollikulären Hyperplasie. Diese tuberkulösen Schleimhautinfiltrationen können ulzerieren. Das Bild ist dann ähnlich den aphthösen Ulzerationen bei M. Crohn (Abb. 5.2.-9a). Die Unterscheidung zwischen diesen beiden Krankheitsbildern ist oft nicht möglich. So dürfte manche Entzündung des terminalen Ileums, die vor der Beschreibung von Crohn et al. (1932) als Tuberkulose bezeichnet wurde, tatsächlich eine Ileitis terminalis Crohn gewesen sein. Gleiche Bilder können auch durch die Sarkoidose und den Typhus hervorgerufen werden. Nach entsprechender Therapie kann sich vor allem eine primäre Darmtuberkulose, falls sie noch nicht zu weit fortgeschritten ist, wieder vollständig zurückbilden (Abb. 5.2.-9b). Ist die Geschwürsbildung ausgeprägt, so kann die Unterscheidung zwischen der Tuberkulose und einem M. Crohn oder einem Karzinom wieder unmöglich sein (Abb. 5.2.-10).

5.2.4 Strahlenenteritis

Der Dünndarm ist relativ strahlensensibel. Die akuten Strahlenreaktionen sind im allgemeinen kein Anlaß für eine Kontrastmitteluntersuchung. Eine Dosis von 45 Gy und mehr führt zu einem chronischen Strahlenschaden (Rubin und Casarett 1968; Strockbine et al. 1970; Graham und Villalba 1963). Meist treten die Beschwerden nach 1–2 Jahren in Erscheinung (Graundins 1969; De Cosse et al. 1969). Gelegentlich können die ersten Symptome bereits früher oder erst nach 10 und mehr Jahren auftreten (Chau et al. 1962). Die Häufigkeit eines Strahlenschadens beträgt 0,6–17% bei Tumorbestrahlungen im Becken und/oder Abdomen (Rogers und Goldstein 1977; Bruneton et al. 1982). Vorausgegangene Operationen, Entzündungen im Becken, Atherosklerose und Diabetes erhöhen das Risiko einer verstärkten Strahlenreaktion (Neumeister und Pfeiffer 1966; Mason et al. 1970). Durch Adhäsionen ist die Verschieblichkeit der Darmschlingen, die im kleinen Becken liegen, behindert. Das Ileum ist auch deshalb öfter betroffen, weil Bestrahlungen im Becken wegen gynäkologischer Tumoren häufiger stattfinden als Bestrahlungen im oberen Abdomen.

Der Darm reagiert auf die Bestrahlung mit Veränderungen an der Mukosa, an den Gefäßen und am Bindegewebe der tieferen Wandschichten. Die Mukosaschädigung kann sich zurückbilden, während der Strahleneffekt in der Darmwand fortschreitet und zu einer obliterativen Endarteriitis und Fibrose führt (Joelsson et al. 1971; Mason et al. 1970). Makroskopisch finden sich dichte peritoneale Adhäsionen, ein verdicktes und geschrumpftes Mesenterium mit gerafften und verkürzten Darmschlingen, die Darmwand ist verdickt und geschwollen. Das Lumen kann bis zu einer hochgradigen Stenose eingeengt sein. Die Mukosa ist ödematös oder glatt und atrophisch. Ulzera können auftreten. Welche dieser Veränderungen im Vordergrund steht, ist abhängig vom Stadium der Entzündungsaktivität, also davon, ob es sich um eine chronisch-aktive Strahlenenteritis oder Fibrose handelt.

Dementsprechend ist auch das radiologische Bild. Bei weniger ausgeprägtem Befall findet man spastische Kontraktionen und eine eingeschränkte Entfaltbarkeit des Darmlumens, manchmal verbunden mit einer lokalen Hyperperistaltik und etwas verdickten Falten (Abb. 5.2.-11). Im weiter fortgeschrittenen Stadium sind die Kerckring'schen Falten verdickt und unregelmäßig. Dadurch werden die Räume zwischen den Falten verschmälert und ausgezogen und erscheinen wie tiefe Spiculae (Abb. 5.2.-12). Der Abstand zwischen benachbarten Schlingen ist, bedingt durch die verdickte Darmwand, vergrößert. Das geschrumpfte und verdickte Mesenterium und die Serosaadhäsionen fixieren die Darmschlingen girlandenförmig. Die Falten und Schlingen können dadurch auch verzogen sein (sog. „tacking down"; Herlinger 1969). Die Verschieblichkeit ist dadurch eingeschränkt oder aufgehoben. Die Kontrastmittelpassage durch diese verbackenen, starren Schlingen kann erheblich verzögert sein, insbesondere, wenn zusätzliche Stenosen vorliegen. Die proximalen Darmschlingen sind dann dilatiert. Eine ödematöse Mukosa kann ein „pflasterstein"ähnliches Bild zeigen. Bei Atrophie der Mukosa fehlen die Falten mehr oder weniger,

und die Oberfläche ist glatt (Abb. 5.2.-12 bis 14). Der Schleimhautbeschlag kann durch Retention von Darmflüssigkeit, Ödem und Entzündung vermindert sein (Abb. 5.2.-14). In ausgeprägten Fällen eines Strahlenschadens bilden sich tiefe Ulzera, die zu Blutung, Perforation, Fistelbildung zu benachbarten Organen oder zu hochgradigen Stenosen führen können (Abb. 5.2.-15).

Die radiologischen Veränderungen bei Strahlenenteritis lassen meist eine spezifische Diagnose zu (Antes und Lissner 1983). Schwierigkeiten können sich bei der Differentialdiagnose zur Peritonealkarzinose ergeben, insbesondere, wenn eine Bestrahlung vorausgegangen ist. Auch ein M. Crohn kann ähnliche Bilder zeigen.

5.2.5 Sonstige Dünndarmentzündungen

Hier werden Veränderungen am Dünndarm beschrieben, die durch unterschiedliche Erreger oder Entzündungen hervorgerufen werden und deren Ursachen noch nicht vollständig geklärt sind.

Die klinischen Symptome sind meist chronischer Durchfall, unklare Abdominalbeschwerden und manchmal Malabsorption.

Radiologisch zeigt sich meist ein *unspezifischer Reiz- und Entzündungszustand* des gesamten Dünndarms oder einzelner Abschnitte. Häufig sind Motilitätsstörungen damit verbunden. Diese Veränderungen bilden sich nach erfolgreicher Behandlung zurück (s. Abb. 5.2.-21 und 22 sowie 4.5.-2a bis c).

Aufgrund der klinischen Symptome und der radiologischen Veränderungen finden sich viele Gemeinsamkeiten mit den Erkrankungen, die in Kapitel 5.4 (Motilitätsstörungen) geschildert werden, was auch bei der Differentialdiagnose berücksichtigt werden muß.

5.2.5.1 Bakterielle und virale Enteritis

Als bakterielle Erreger werden am häufigsten Salmonellen, Shigellen und E. coli gefunden. Bei den Viren spielen die Rotaviren die wichtigste Rolle (Ruppin 1980). Die meisten Erreger besitzen eine enterotoxische Wirkung und verursachen keine morphologisch nachweisbare Schleimhautschädigung. Dementsprechend findet sich radiologisch ein *unspezifischer Reiz- oder Entzündungszustand* mit mehr oder weniger ausgeprägten Motilitätsstörungen (allgemeine oder lokale Hyperperistaltik oder Pendelperistaltik; Abb. 5.2.-16 und 17). Anatomische Ursachen (z.B. Dünndarmdivertikulose, Verlust der Ileozökalklappe, Fisteln, Syndrom der zuführenden Schlinge) oder funktionelle Störungen (z.B. intestinale Pseudoobstruktion, Sklerodermie, Immundefekte) können Ursache für einen bakteriellen Überwuchs des Dünndarms sein, der zu chronischem Durchfall und Malabsorption führt (Abb. 5.2.-18).

5.2.5.2 Eosinophile Enteritis

Diese Erkrankung ist histologisch durch ausgeprägte eosinophile Zellinfiltrationen in allen Wandschichten charakterisiert. Das Jejunum und das Magenantrum sind die bevorzugten Lokalisationen. Meist besteht auch eine erhebliche Bluteosinophilie. Die Ursache der Erkrankung ist unbekannt; diskutiert wird vor allem eine Lebensmittelallergie. Klinische Symptome sind Abdominalschmerzen, Malabsorption und Durchfall. Radiologisch finden sich unregelmäßig verdickte und verformte Falten, die auch zu Einengungen des Lumens führen können. Bei Infiltrationen und Schädigung der Muskelschichten kommt es zu lokalen Dilatationen und Wandverdickungen. Ulzerationen, Stenosen und Fisteln sind selten. Differentialdiagnostisch können das Lymphosarkom, ein M. Crohn oder eine unspezifische Entzündung (z.B. Yersiniose) ähnliche radiologische Bilder zeigen (Abb. 5.2.-19 und 20).

5.2.5.3 M. Whipple

Die Ursache dieser seltenen Erkrankung ist ebenfalls noch nicht geklärt; eine bakterielle Infektion wird diskutiert. Die auch unter dem Synonym *intestinale Lipodystrophie* bekannte Erkrankung betrifft hauptsächlich Männer im mittleren Lebensalter. Die klinischen Symptome sind chronischer Durchfall, Abdominalbeschwerden, Malabsorption, Gelenkschmerzen, Gewichtsabnahme und Allgemeinbeschwerden. Pathologisch-anatomisch finden sich eine Lymphadenopathie, Hautpigmentation, Hepatosplenomegalie und Gelenkergüsse. Die Dünndarmbiopsie zeigt verplumpte Zotten und in der verbreiterten Lamina propria Gruppen von aneinandergelagerten, schaumigen Makrophagen mit PAS-positivem Material, den sog. *Lipogranulomen*. Diese sowie bakterienartige Strukturen können auch in anderen Organen und in den Lymphknoten nachgewiesen werden. Nach entsprechender antibiotischer Therapie kommt es meist zu einer Remission.

Beim Dünndarmeinlauf können morphologische und funktionelle Veränderungen festgestellt werden (Antes und Kruis 1982). Die entzündlichen Schleimhaut- und Wandinfiltrationen führen zu flachen Knötchen, verdickten Falten und knotigen Wandinfiltrationen. Vergrößerte mesenteriale Lymphknoten können den Darm verlagern oder komprimieren. Im floriden Krankheitsstadium findet sich zusätzlich noch das Zeichen eines *unspezifischen Reiz- oder Entzündungszustandes* mit Hyperperistaltik (Abb. 5.2.-21). Nach Therapie und in Remission bilden sich die Veränderungen weitgehend zurück (Abb. 5.2.-22).

5.2.5.4 Dünndarmulkus

Das primäre unspezifische Dünndarmulkus ist selten. Als bevorzugte Stellen gelten das obere Jejunum und das untere Ileum. Als Ursachen für solche unspezifischen Geschwüre, die meist solitär (Evert et al. 1948), aber auch multipel auftreten können, werden lokale Ischämie bei Arteriosklerose, Vaskulitis oder Gefäßspasmus, Bakterienläsionen, Fremdkörper, ektope Magenschleimhaut oder das Zollinger-Ellison-Syndrom genannt. In den 60er Jahren wurden auch KCl-Tabletten, die sich erst im Dünndarm aufgelöst haben, dafür verantwortlich gemacht.

Auch andere Medikamente wie Chlorpromazin, Digitalis, Indometacin und Steroide sollen Ulzera verursachen (Sturges und Krone 1973). Oft kann aber die Ursache nicht gefunden werden. Histologisch entspricht das Ulkus dem Magen- oder Duodenalulkus. Entzündung und reaktive Bindegewebsvermehrung können zu Stenosen führen.

Klinisch finden sich oft nur uncharakteristische Bauchschmerzen und Stenosebeschwerden. Als Komplikationen treten Blutungen, Penetrationen und Perforationen auf.

Das Röntgenbild zeigt eine oder mehrere kurzstreckige Stenosen mit prästenotischer Dilatation (Abb. 5.2.-23). Nicht immer muß das Ulkus nachweisbar sein, da es oft schon stenosierend vernarbt ist (s. Abb. 2.8.-3).

5.2.5.5 Parasiten und Würmer

Die häufigsten pathogenen Dünndarmparasiten sind Lamblien und Würmer.

Lambliasis: Erreger ist der begeißelte Einzeller Giardia lamblia, der sich vorwiegend im Duodenum und Jejunum ansiedelt und zu endemischen oder epidemischen Durchfallerkrankungen führen kann. Es gibt aber auch asymptomatische Träger. Über eine erhöhte Infektanfälligkeit wird bei Hypo- oder Dysgammaglobulinämie berichtet (Ament und Rubin 1972). Deshalb kann nicht sicher entschieden werden, ob die bei der Lambliasis im Jejunum beobachtete noduläre lymphatische Hyperplasie Folge der Infektion oder Ausdruck einer Immunglobulinerkrankung ist.

Bei einem unspezifischen Reiz- oder Entzündungszustand im oberen Dünndarm mit Hyperperistaltik, mit oder ohne erkennbare lymphofollikuläre Hyperplasie, muß auf die Möglichkeit einer Lambliasis differentialdiagnostisch hingewiesen werden (Abb. 5.2.-24 und 4.5.-2).

Würmer: Hier spielt meist nur der Nachweis von Askariden und evtl. von Bandwürmern eine Rolle. Bei der Enteroclysis läßt sich der direkte Nachweis dieser Darmparasiten erbringen (Abb. 5.2.-25).

5.2.5.6 Verschiedenes

Wegen des engen Kontaktes mit anderen Bauchorganen können sich entzündliche Prozesse in diesen Organen auch auf den Dünndarm auswirken (Abb. 5.2.-26).

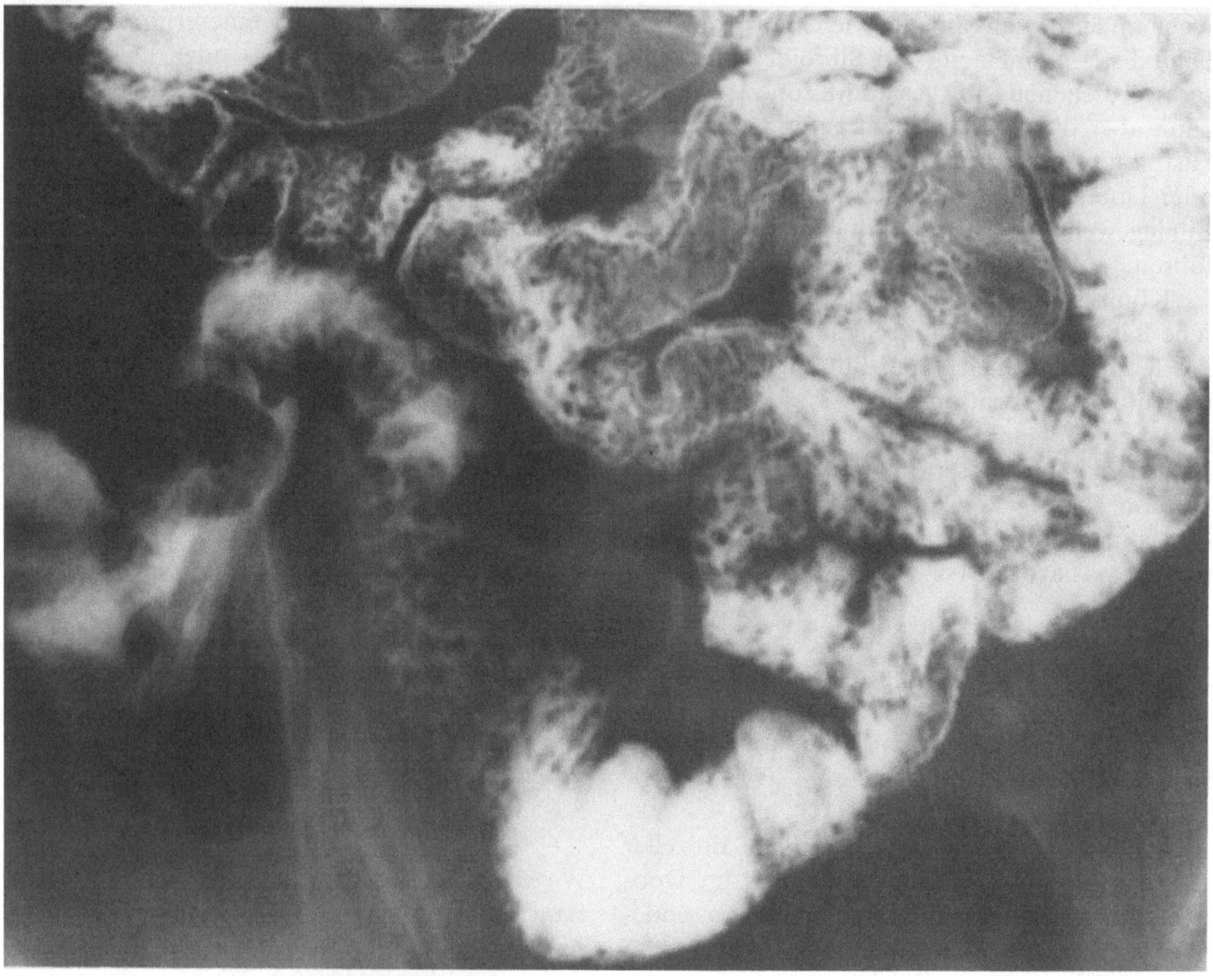

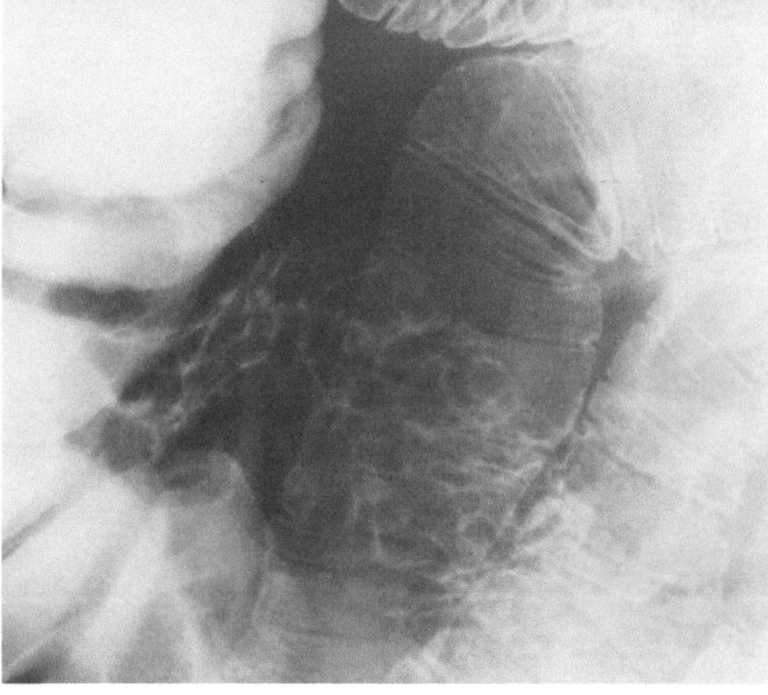

Abb. 5.2.-1. Lymphofollikuläre Hyperplasie. Befund entlang des gesamten Ileums bei einem asymptomatischen 32jährigen Mann

Abb. 5.2.-2. Lymphofollikuläre Hyperplasie. Vergrößerte Lymphfollikel im terminalen Ileum bei einem 31jährigen Patienten mit IgA-Mangel

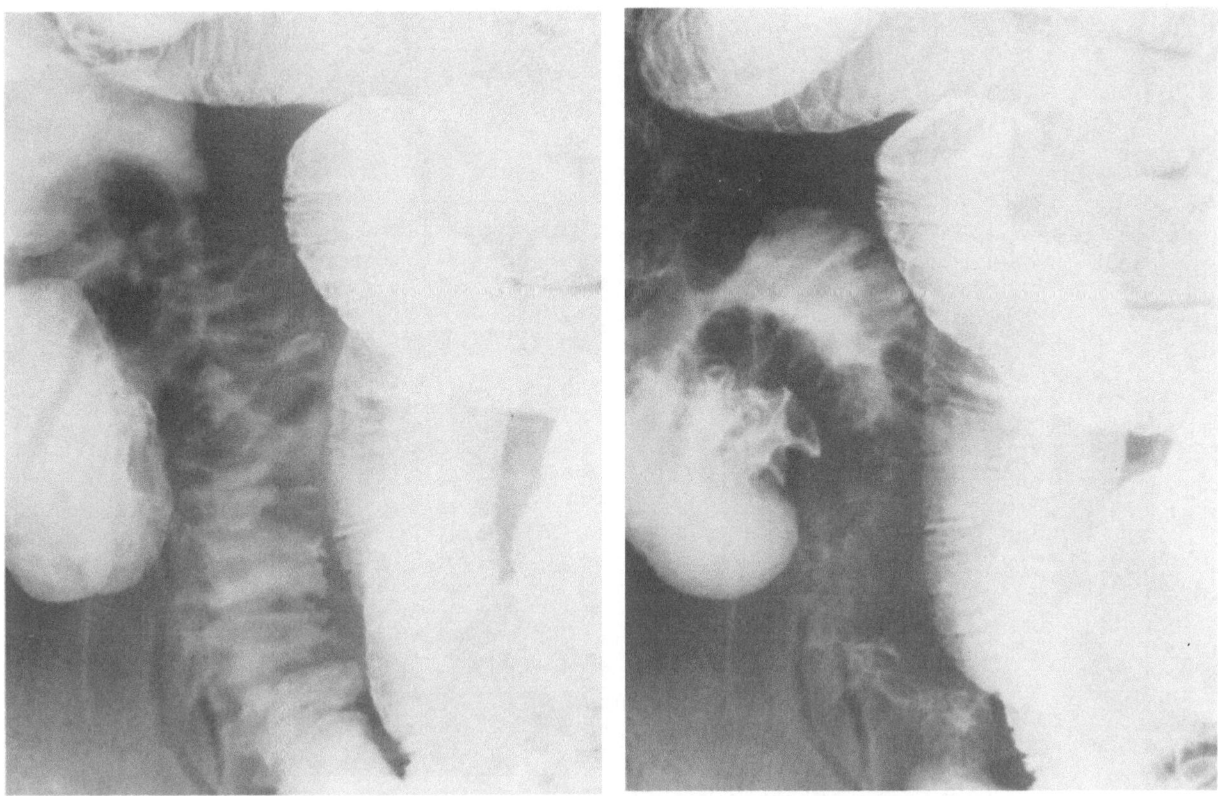

a

b

Abb. 5.2.-3a und b. Yersiniose. Unregelmäßig verdickte Schleimhautfalten mit flauem Wandbeschlag im terminalen Ileum und geschwollene Ileozökalklappe (**a**). Lokale Hyperperistaltik, aber kein string sign (**b**). Patient (48 Jahre) mit Durchfall, krampfartigen Abdominalschmerzen und rezidivierenden Gelenkschmerzen. Hoher Titer gegen Yersinia enterocolica Typ III

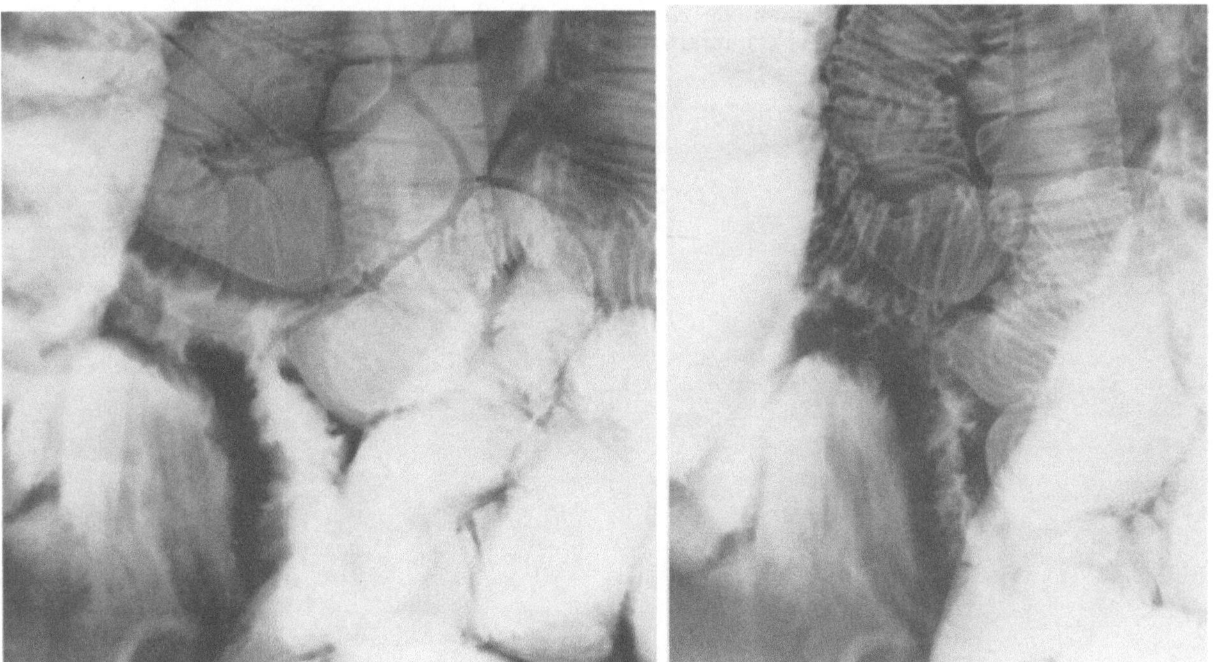

a

b

Abb. 5.2.-4a und b. Yersiniose. 23jährige Patientin mit Erkrankung im terminalen Ileum. Mono- (**a**) und Doppelkontrast (**b**). Ähnliche Veränderungen wie auf Abb. 5.2.-3a und b

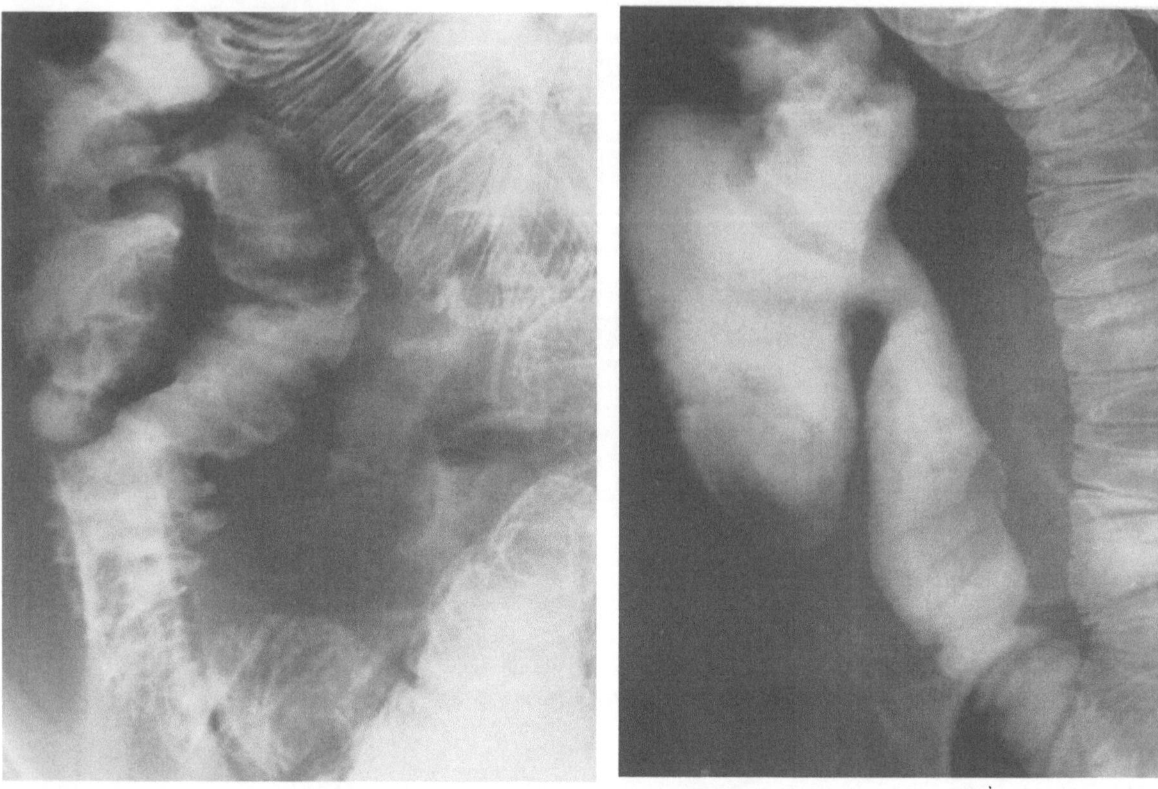

5   6

Abb. 5.2.-5. Yersiniose. Terminales Ileum mit deutlich geschwollenen Falten und Peyer'schen Plaques. 23jährige Patientin mit rechtsseitigen Unterbauchschmerzen und Durchfall seit 4 Wochen

Abb. 5.2.-6. Campylobacterinfektion. Chronisch-glatte Oberfläche durch Faltenverlust im terminalen Ileum und Ulzeration. Weite Ileozökalklappe. Distanzierung der benachbarten Darmschlinge, wahrscheinlich durch entzündliche Begleitreaktion im Mesenterium. Endoskopisch eine Aphthe, sonst unauffällig. Histologisch unspezifische Entzündung und lymphatische Hyperplasie. Deutlich erhöhter Titer gegen Campylobacter. 44jährige Patientin mit rezidivierenden krampfartigen Schmerzen im rechten Unterbauch seit 3 Jahren; zuletzt auch Durchfälle mit Blut

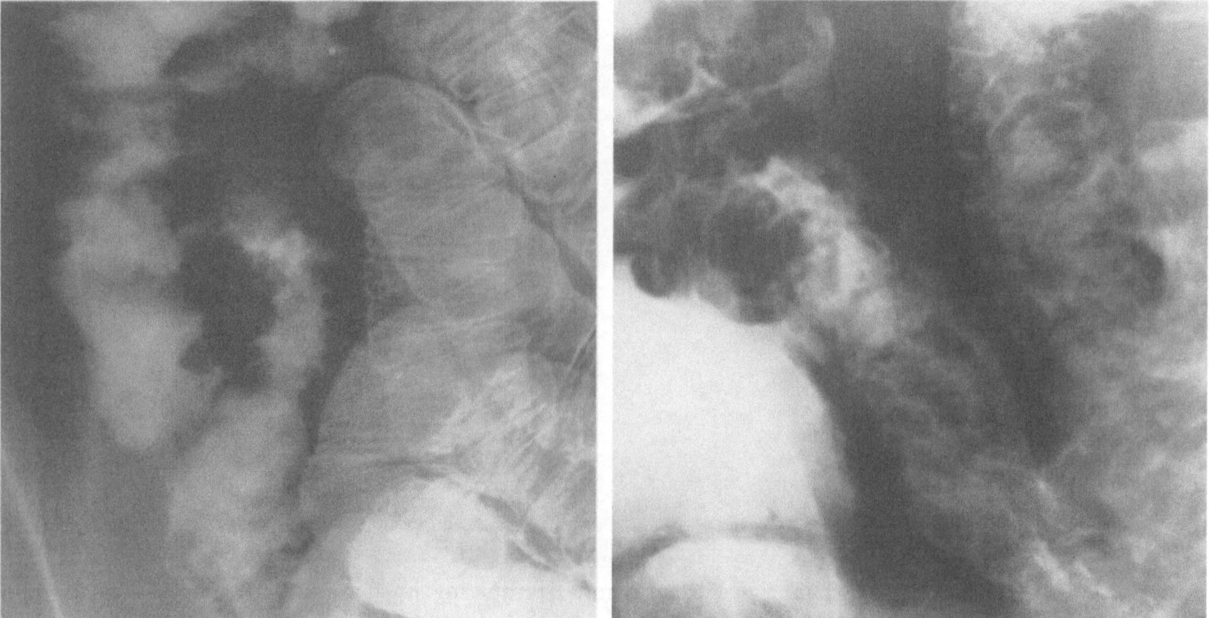

7   8

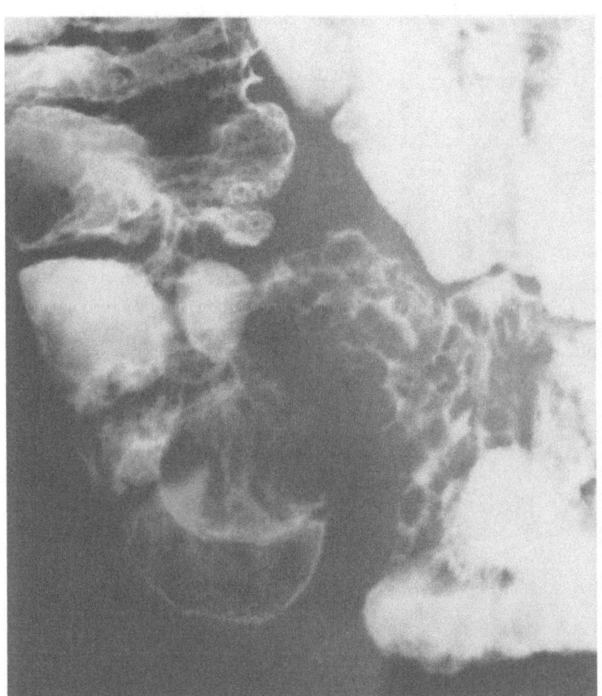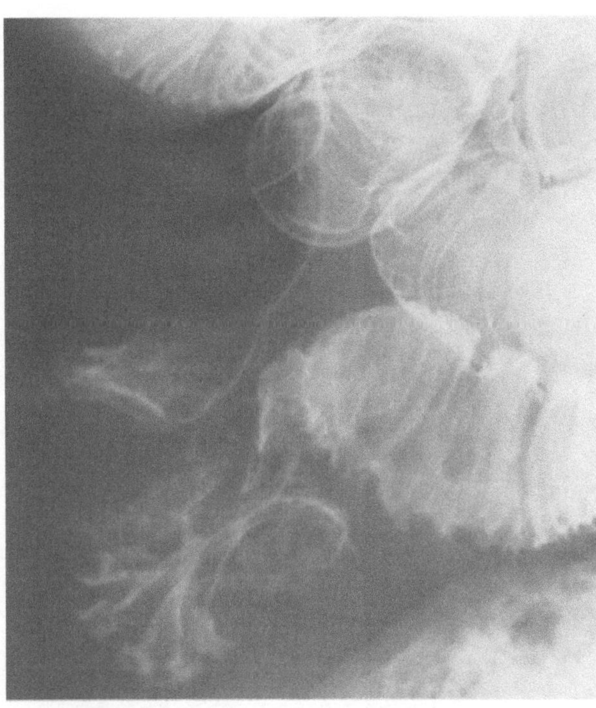

a

b

Abb. 5.2.-9a und b. Tuberkulose. Pflastersteinartiges Oberflächenrelief im terminalen Ileum und verdickte Ileozökalregion (**a**). Weitgehend unauffälliger Befund am terminalen Ileum nach tuberkulostatischer Behandlung 2 Jahre später (**b**). Zökum narbig geschrumpft

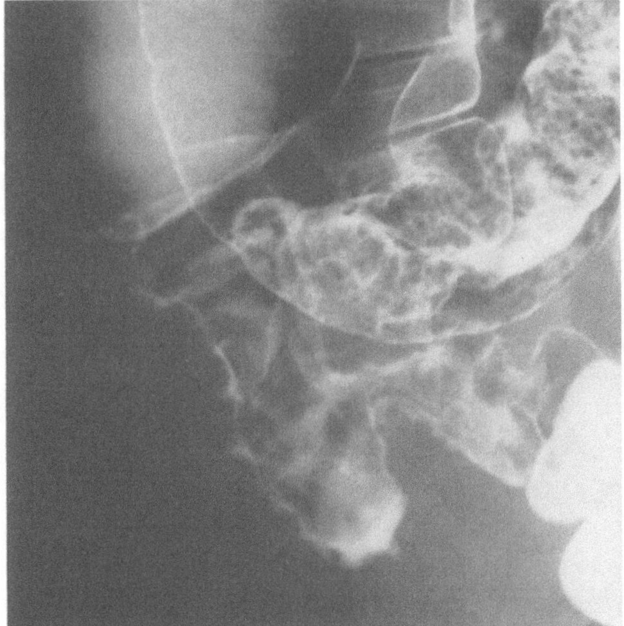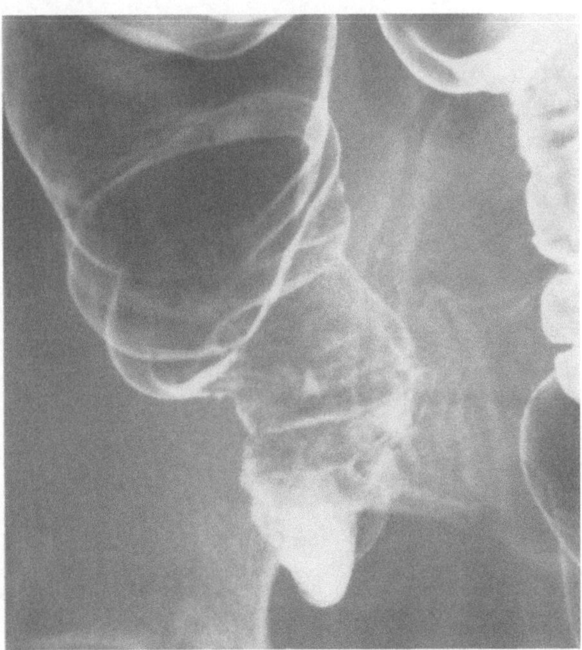

a

b

Abb. 5.2.-10a und b. Tuberkulose. Ileozökalregion im Kolonkontrasteinlauf (**a**). Ein ähnliches Bild kann durch Befall des Zökums durch einen M. Crohn verursacht werden (**b**)

◀ **Abb. 5.2.-7.** Unspezifische Ileitis. Ähnliches Bild wie bei Yersinia-Infektion. Histologisch und endoskopisch unspezifische Ileitis. Negative bakteriologische und serologische Untersuchungen für Yersinia und Parasiten. 24jährige Patientin mit Durchfall, die nach symptomatischer Behandlung beschwerdefrei wurde

◀ **Abb. 5.2.-8.** Tuberkulose. Vergrößerte Peyer'sche Plaques und unregelmäßiges Faltenrelief. Verdickte Ileozökalklappe. Verminderter Wandbeschlag

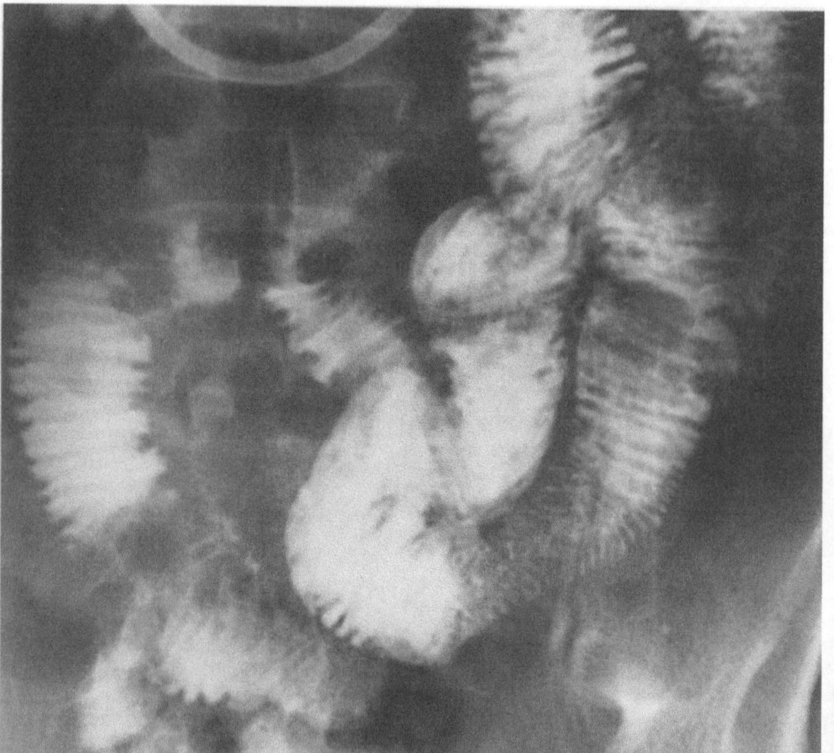

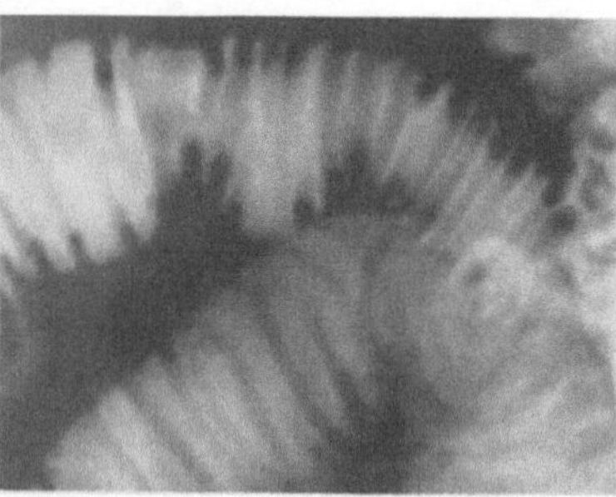

Abb. 5.2.-11. Strahlenenteritis. Lokal eingeschränkte Entfaltbarkeit des Darmes mit Hyperperistaltik und etwas verdickten Falten bei geringgradig ausgeprägter Strahlenenteritis. Patient mit rezidivierenden kolikartigen Bauchschmerzen seit 4 Jahren, beginnend 2 Jahre nach Bestrahlung eines retroperitonealen Tumors

12b

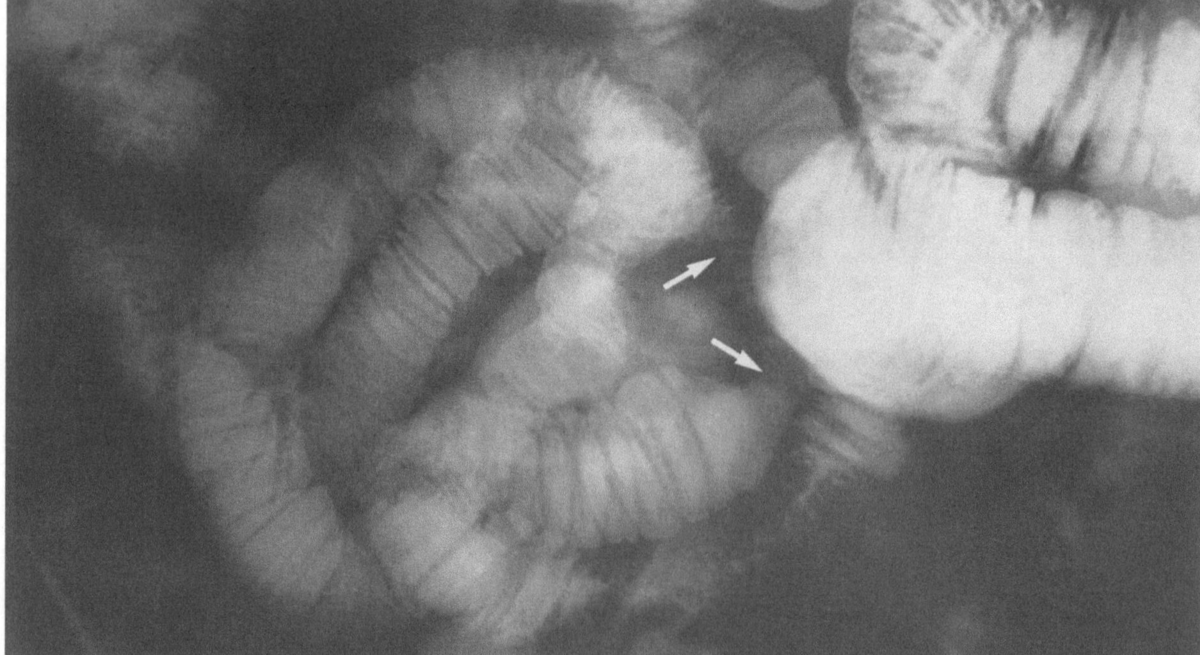

12a

Abb. 5.2.-12a und b. Strahlenenteritis. Umschrieben fixiertes Segment im mittleren Ileum mit Engstellung, teils mit unregelmäßig verdickten Falten, teils mit Faltenverlust. Geringe prästenotische Dilatation und spastische Peristaltik proximal davon. Patient mit postprandialen krampfartigen Schmerzen 2 Jahre nach Bestrahlung wegen M. Hodgkin. Eine fraktionierte Dünndarmpassage war unauffällig

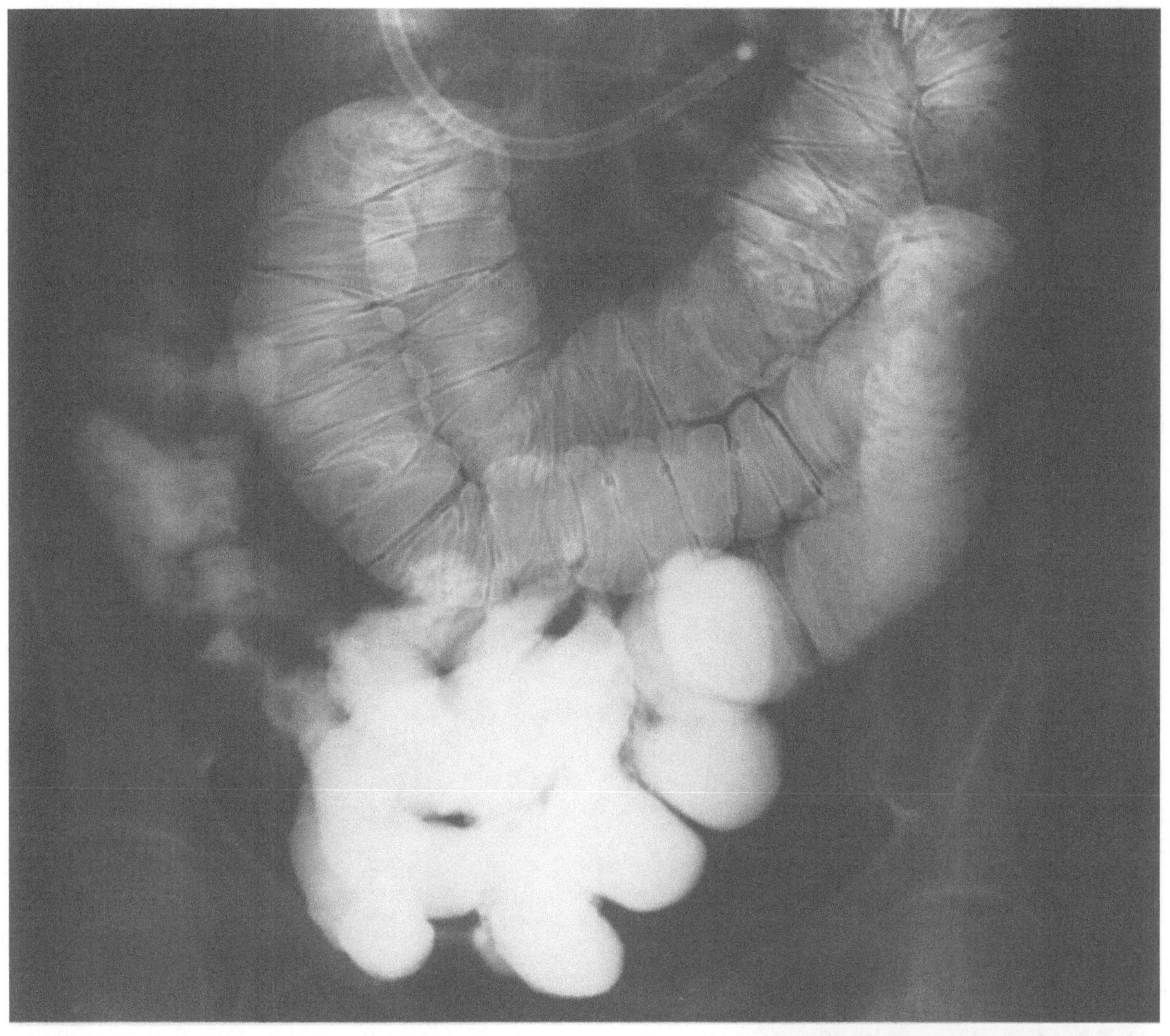

Abb. 5.2.-13a und b. Strahlenenteritis. Umschriebene Stenose im mittleren Ileum mit beginnender prästenotischer Dilatation. Girlandenförmig fixierte Darmschlingen (**a**). Im Stenosebereich sind die Falten verbreitert und abgeflacht mit herabgesetztem Wandbeschlag (**b**). Patientin mit Subileusbeschwerden 12 Jahre nach gynäkologischer Bestrahlung

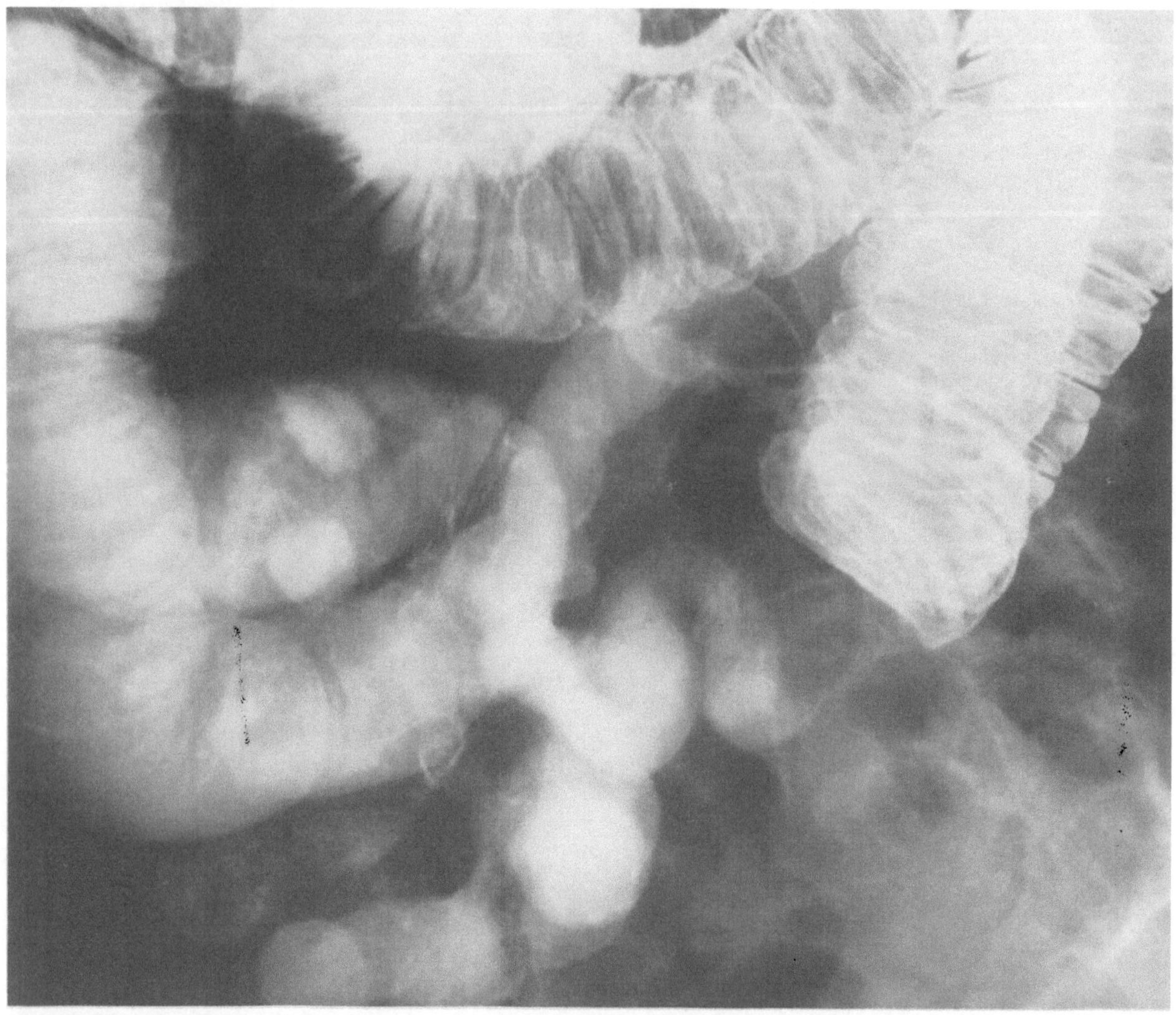

Abb. 5.2.-14. Strahlenenteritis. Fixierte, starre und enggestellte faltenlose Ileumschlingen mit prästenotischer Dilatation. Verminderter Wandbeschlag. Patient mit Subileusbeschwerden seit einigen Jahren. Bestrahlung wegen eines Seminoms vor 10 Jahren

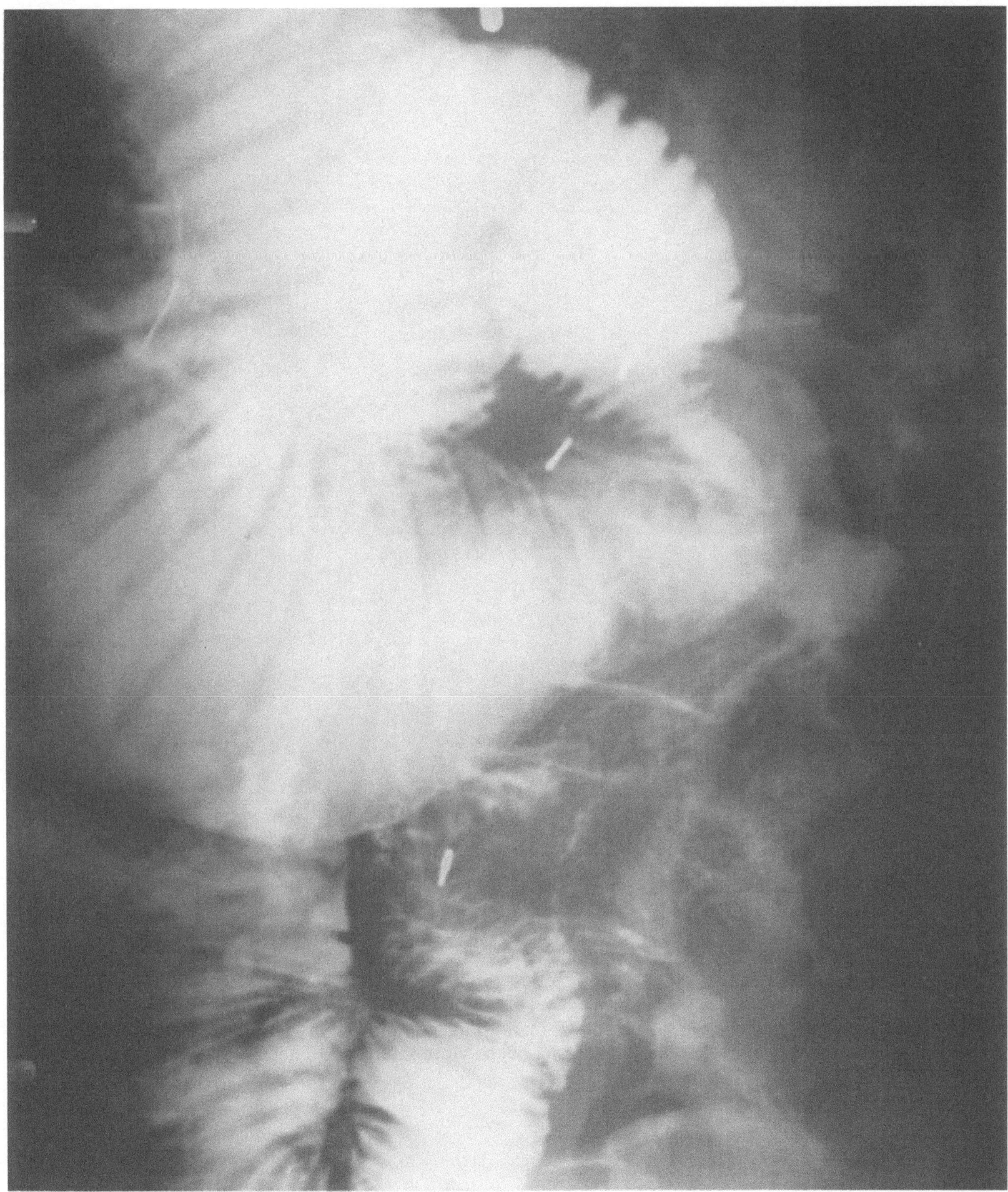

Abb. 5.2.-15. Strahlenenteritis. Hochgradige Stenose im Jejunum nach Operation und Nachbestrahlung eines linksseitigen Nierenkarzinoms

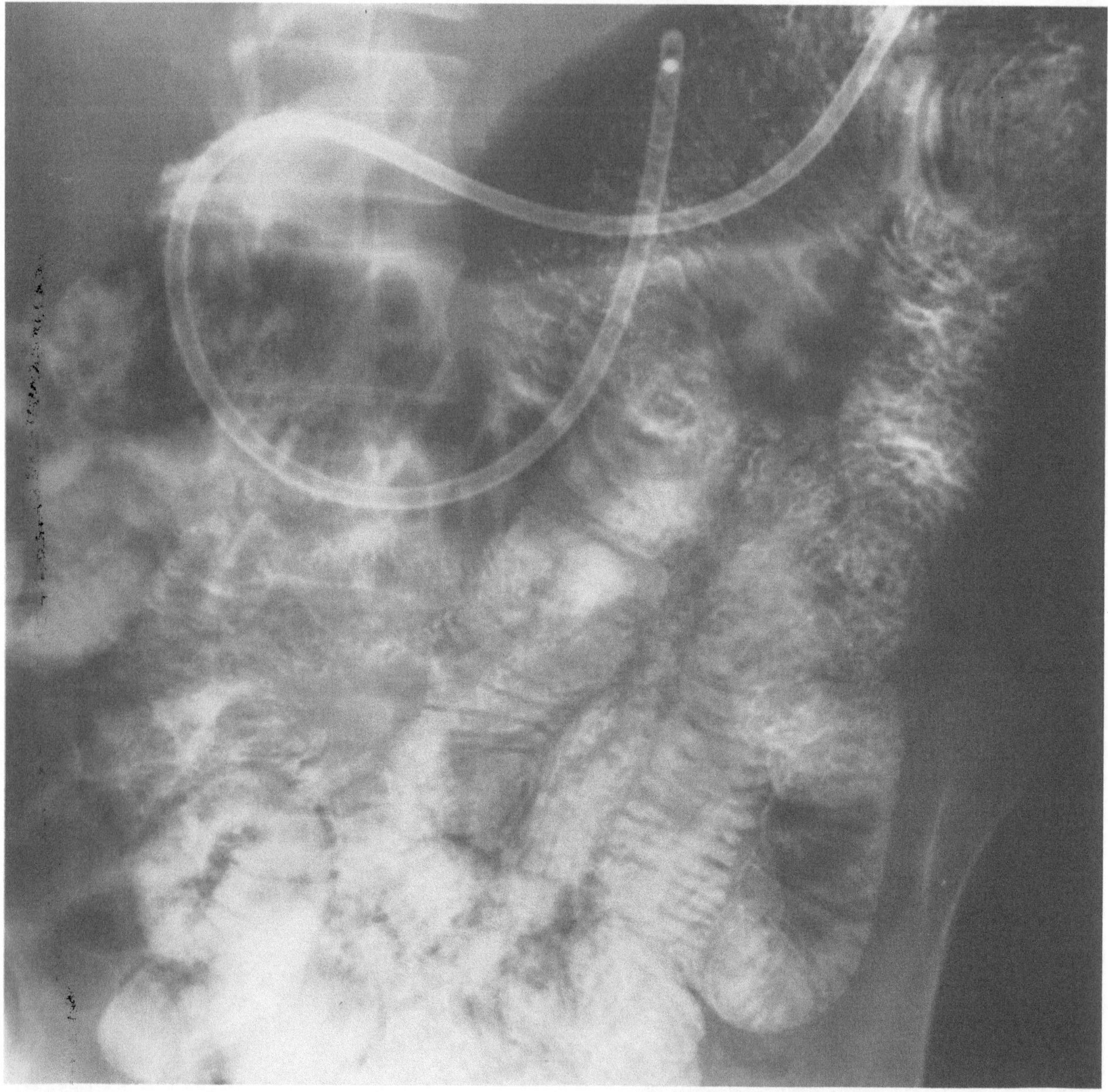

Abb. 5.2.-16. Enteritis. Unspezifischer Reiz- und Entzündungszustand mit Hyperperistaltik. Patient mit chronischem Durchfall nach Asienaufenthalt. Besserung nach symptomatischer Therapie

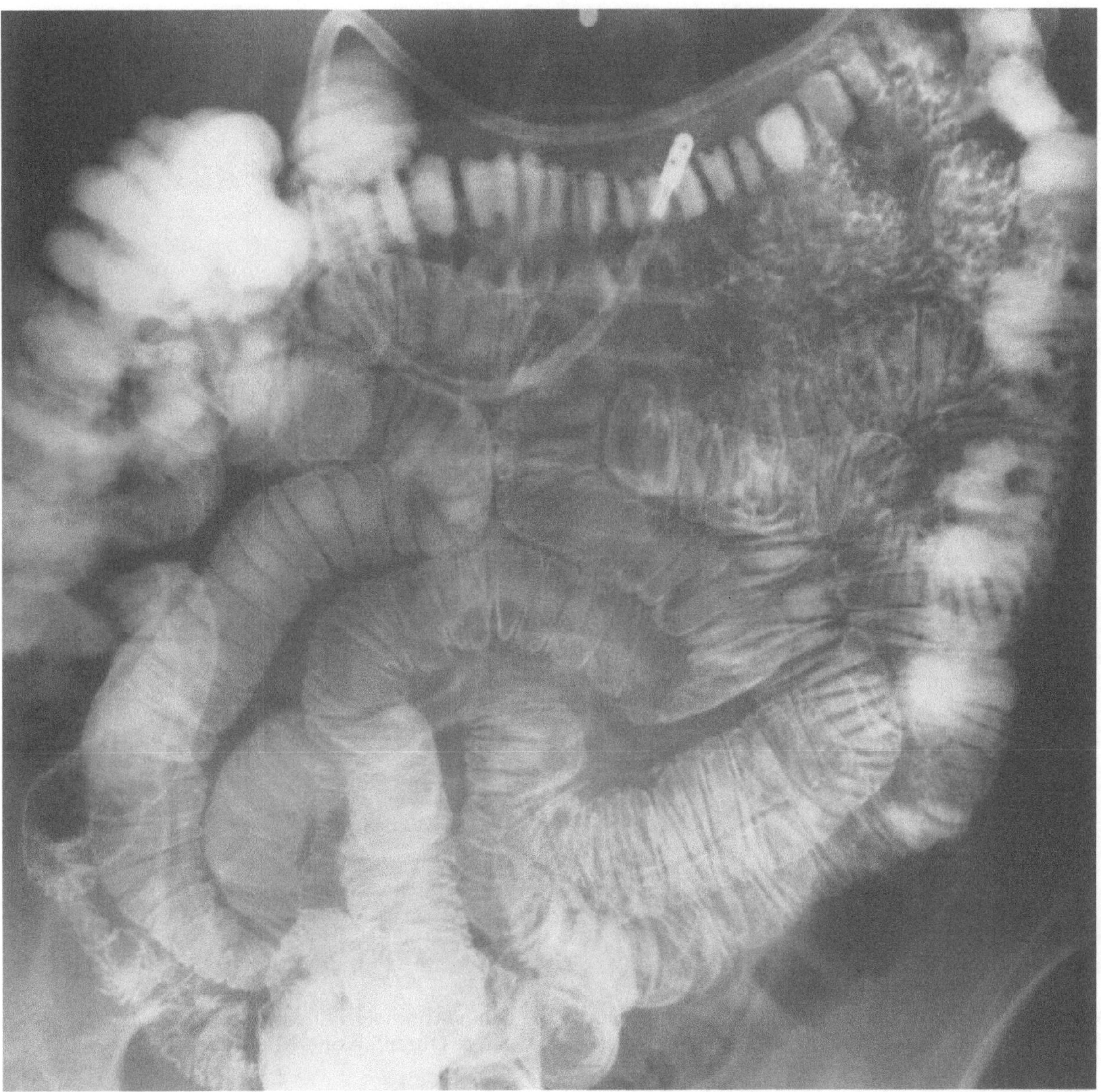

Abb. 5.2.-17. Enteritis. Lokale Hyperperistaltik und schlechter Wandbeschlag im Jejunum (kein Auswascheffekt). Patientin mit unklaren Oberbauchbeschwerden. Die Dünndarmbiopsie zeigte erosiven Mukosadefekt und chronische Entzündung. Klebsiella pneumoniae in der Kultur

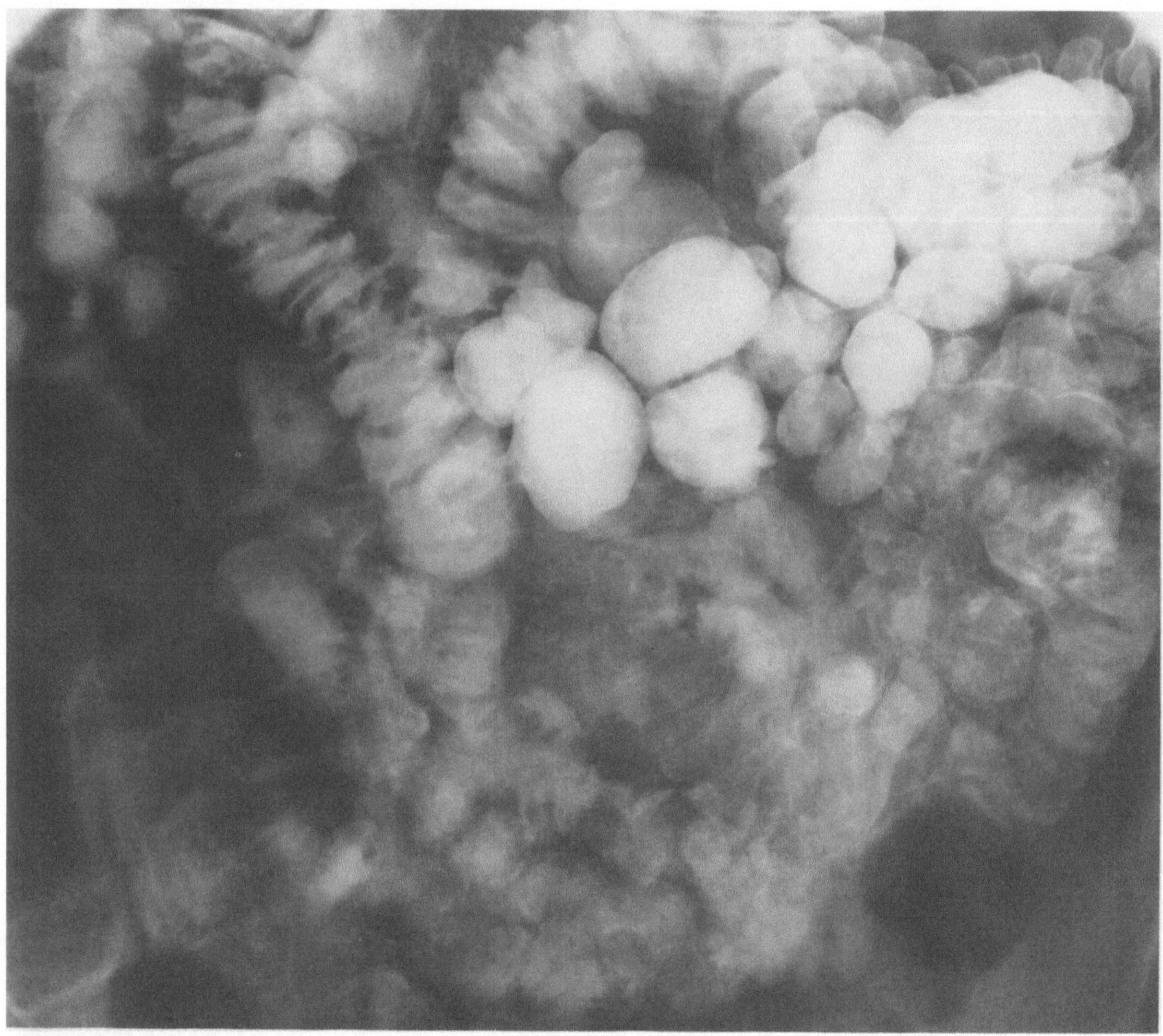

Abb. 5.2.-18. Enteritis. Durch bakteriellen Überwuchs bei Dünndarmdivertikulose. Unspezifischer Reiz- und Entzündungszustand, Pendelperistaltik. Patient mit chronischem Durchfall und Malabsorption

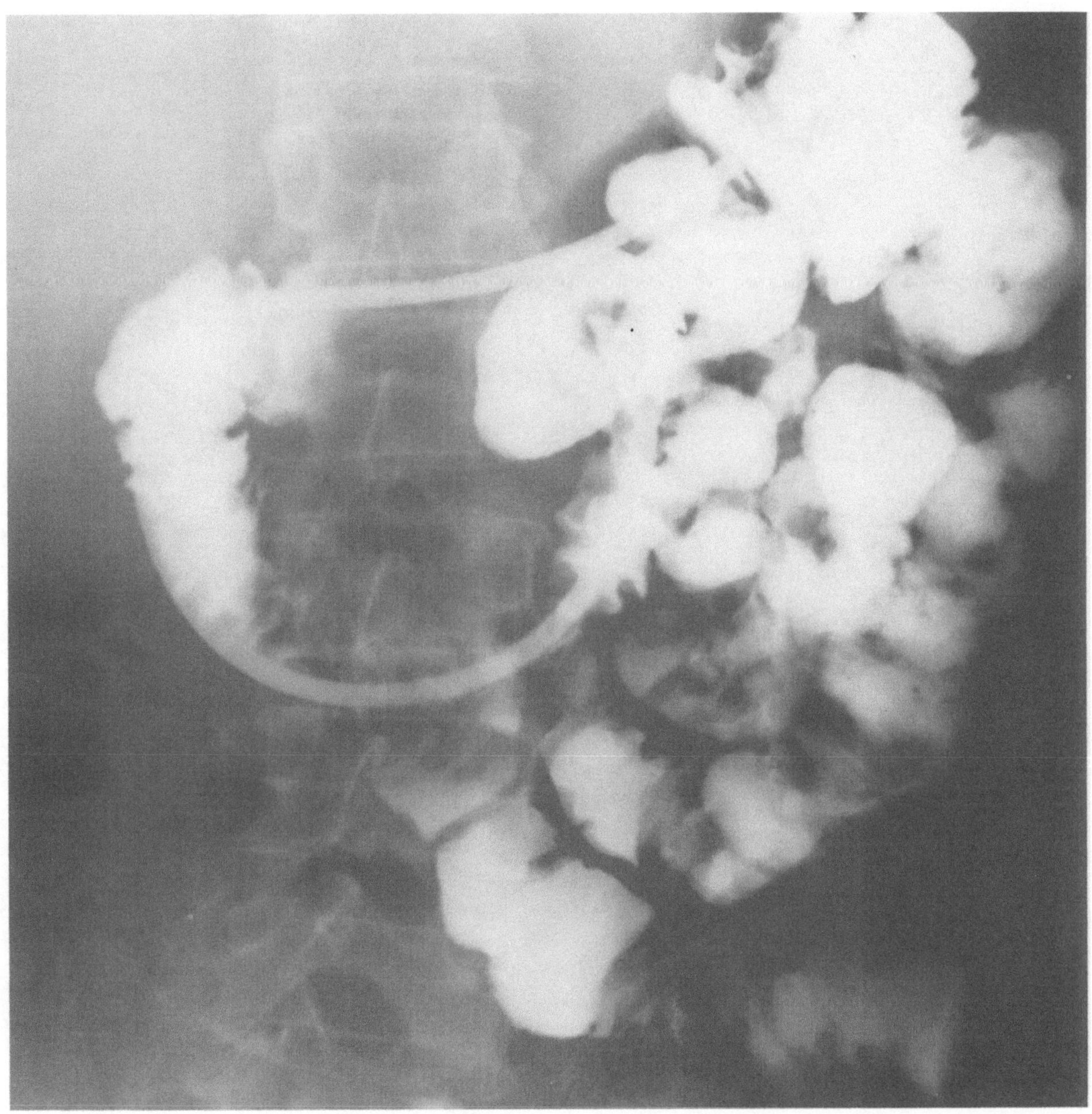

a

Abb. 5.2.-19a bis c. Eosinophile Enteritis. Verdickte und verformte Falten mit Lumeneinengungen, Wandverdickung und unspezifischem Reiz- und Entzündungszustand, Pendelperistaltik. Patient (45 Jahre) mit chronischem Durchfall und Malabsorption. Besserung auf Cortisontherapie. **a** Bariumphase. **b** und **c** Methylzellulosephase

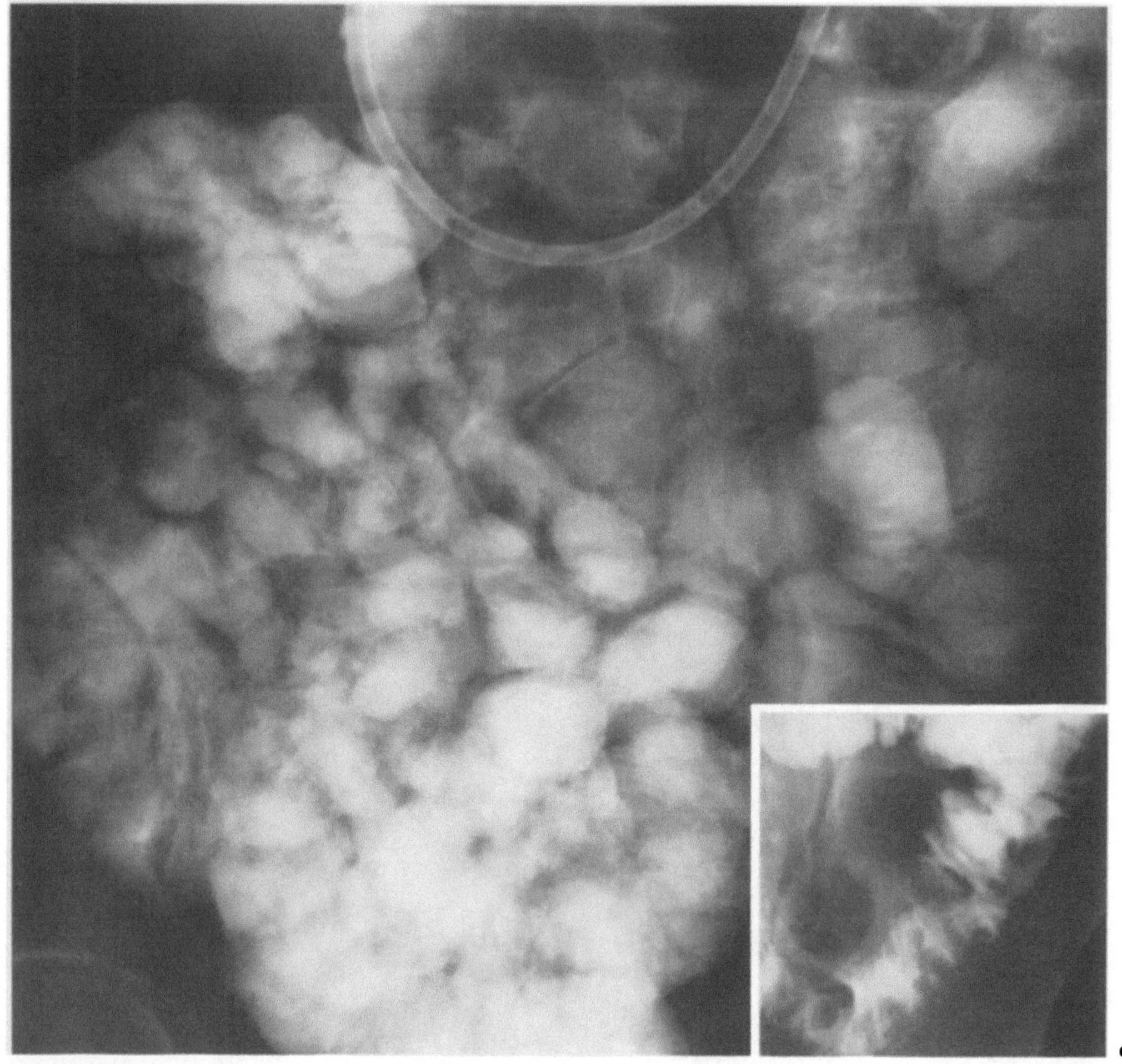

b

c

5.2.-19b und c

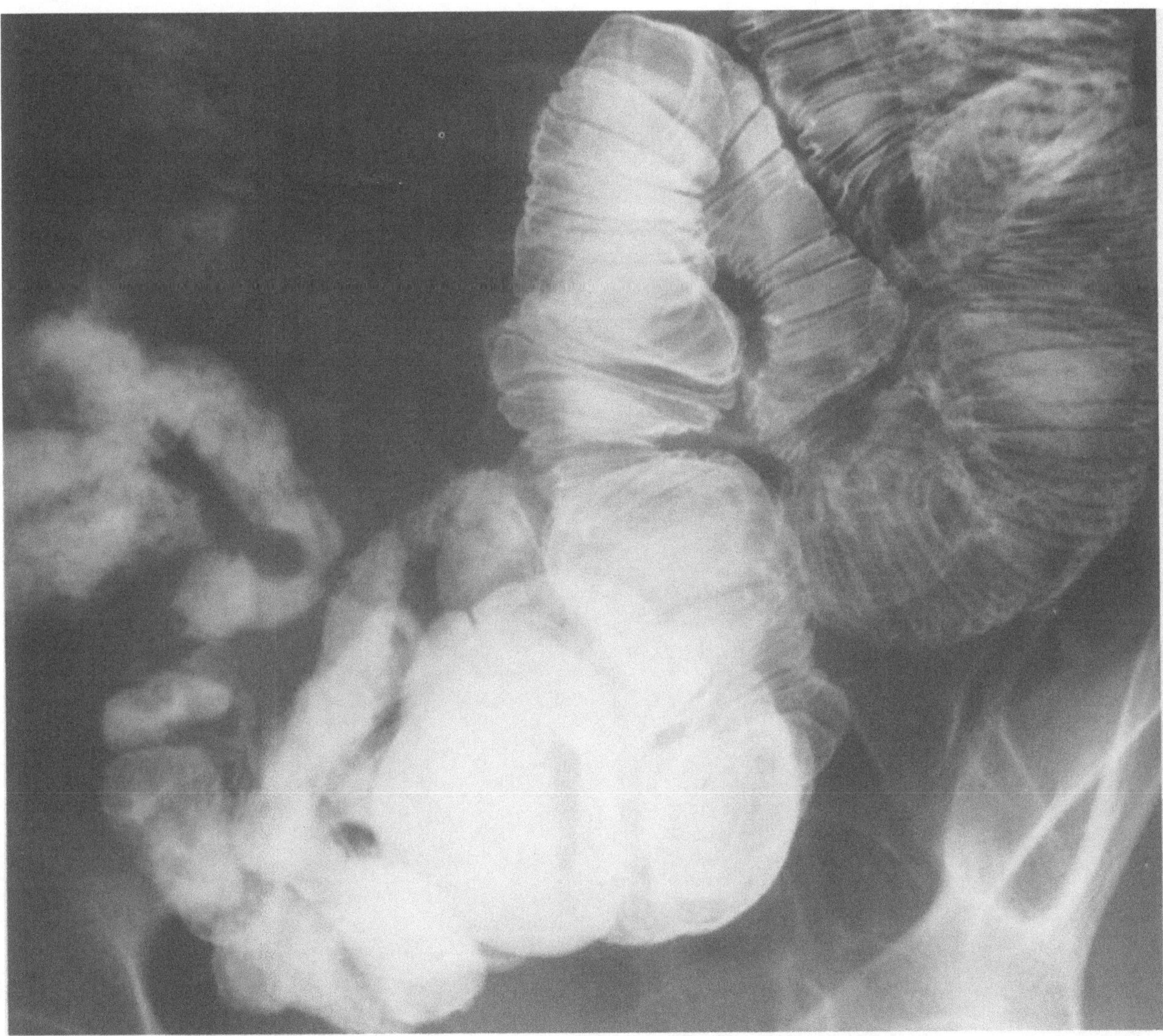

Abb. 5.2.-20. Eosinophile Enteritis. Lumeneinengungen unterschiedlicher Ausprägung, verformte und verdickte Falten, vor allem im Ileum. 30jährige Patientin mit persistierenden Subileusbeschwerden bei Zustand nach 2maliger Dünndarmsegmentresektion wegen Stenosen mit eosinophilen Infiltraten, Bluteosinophilie. Besserung unter Cortisontherapie

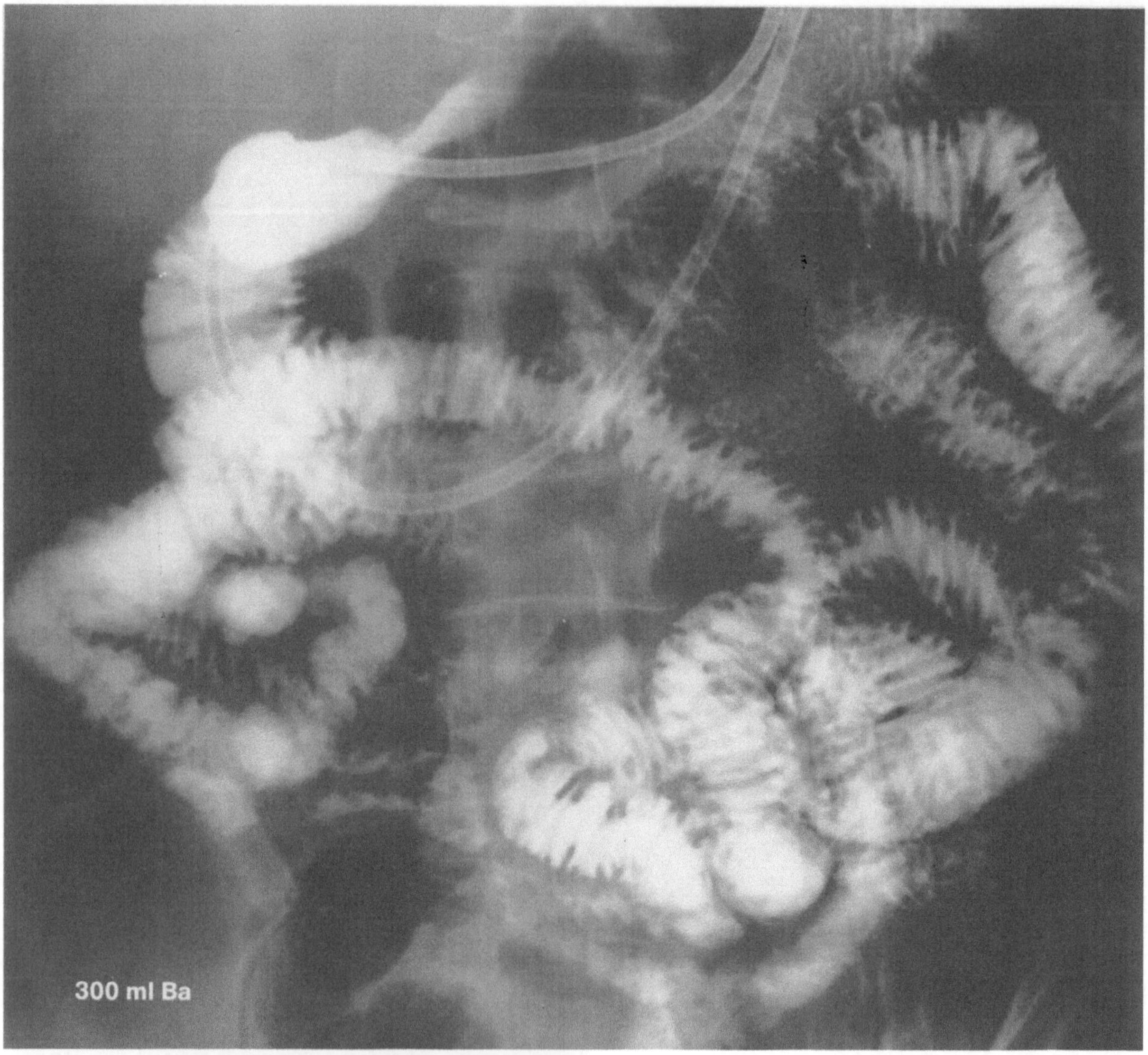

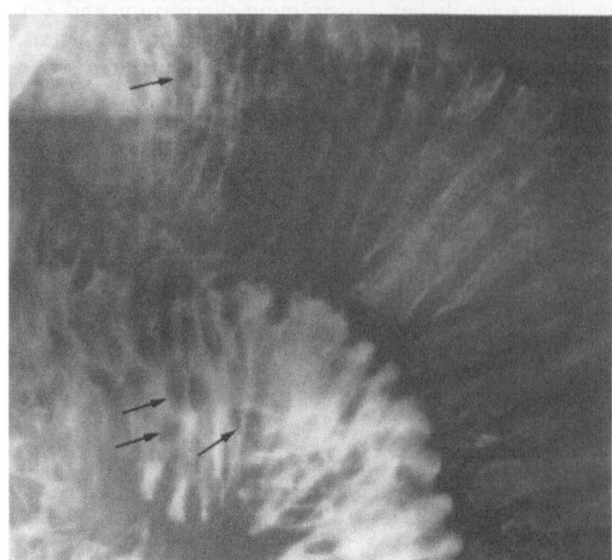

Abb. 5.2.-21 a bis d. M. Whipple. Hyperperistaltik in der Bariumphase (a). Die Methylzellulosephase zeigt einen unspezifischen Reiz- und Entzündungszustand, Faltenverdickungen (b), knotige Mukosainfiltrate (c (→) und d) und Verlagerung des terminalen Ileums mit knotigen Einengungen durch mesenteriale Lymphknotenvergrößerungen (b und d). Patient (60 Jahre) mit den klassischen klinischen und histologischen Zeichen eines M. Whipple

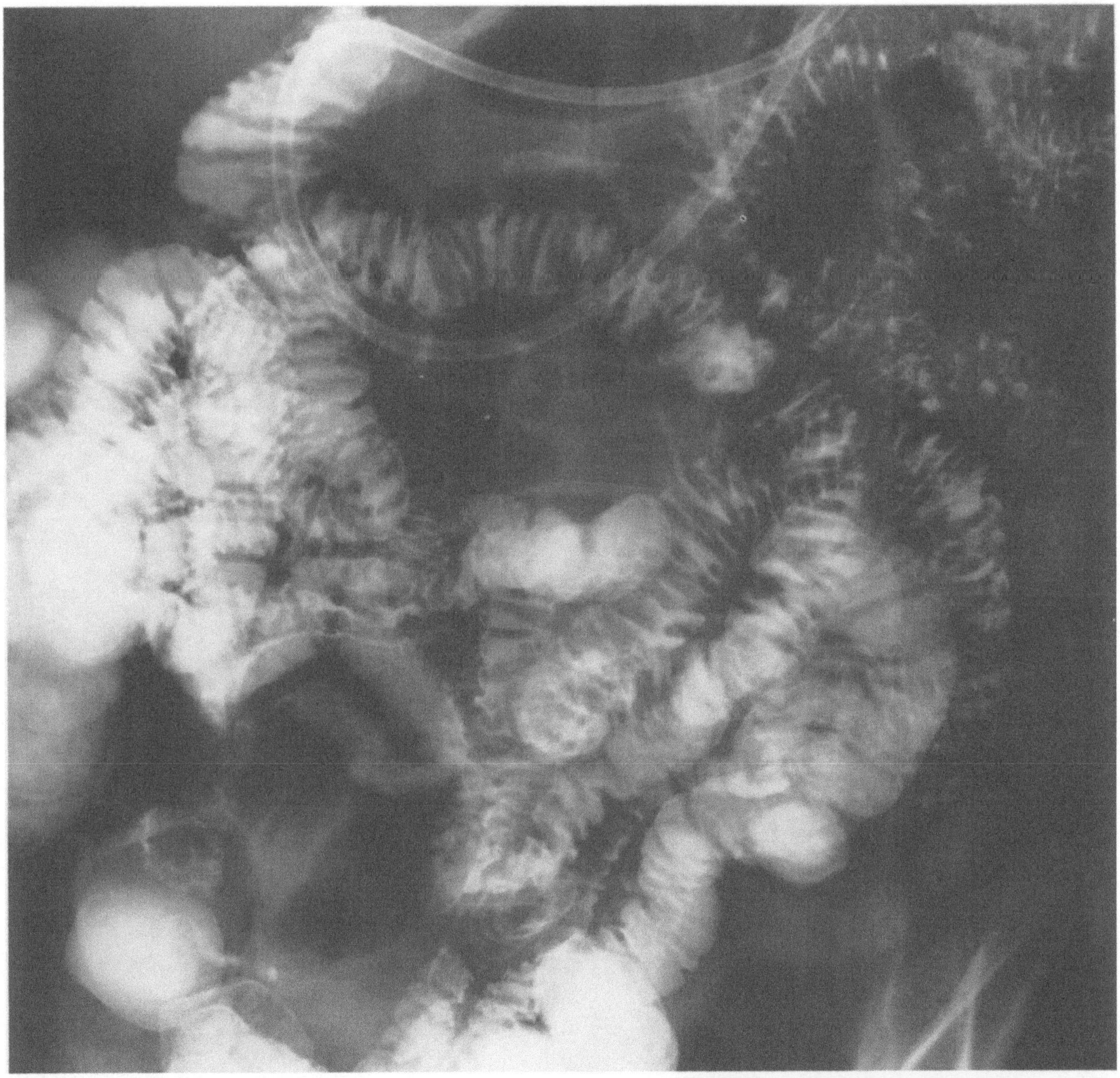

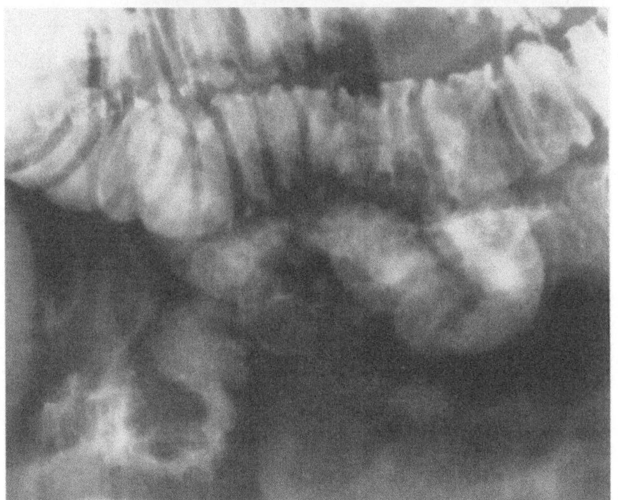

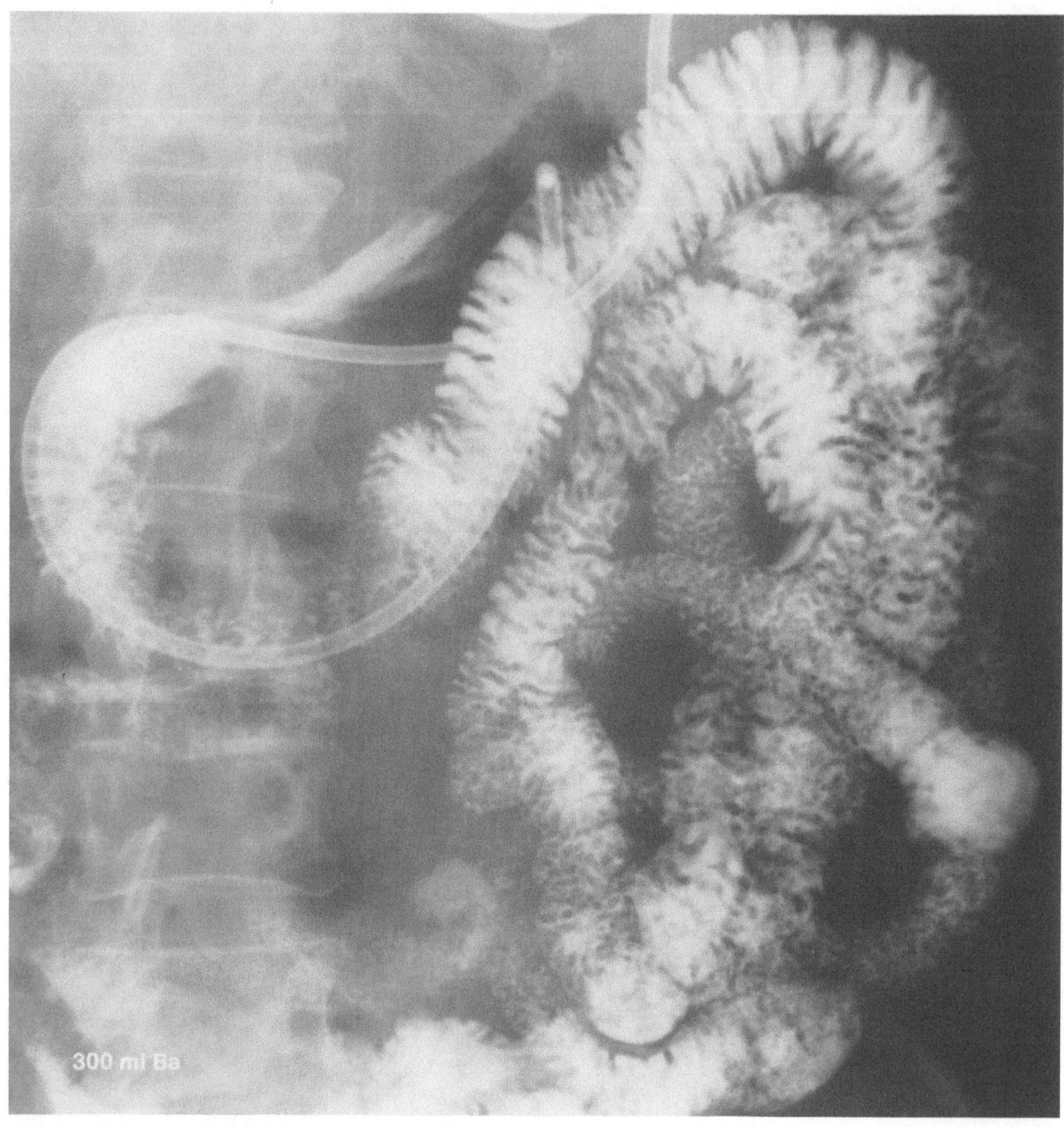

Abb. 5.2.-22a bis c. M. Whipple. Patient wie in Abb. 5.2.-21 nach antibiotischer Behandlung und in Remission. Normalisierung der Peristaltik (**a**), des Wandbeschlages, der Faltenkonfiguration und der Lage des terminalen Ileums (**b**). Nur noch geringe Restinfiltrate (→) in der Mukosa (**c**)

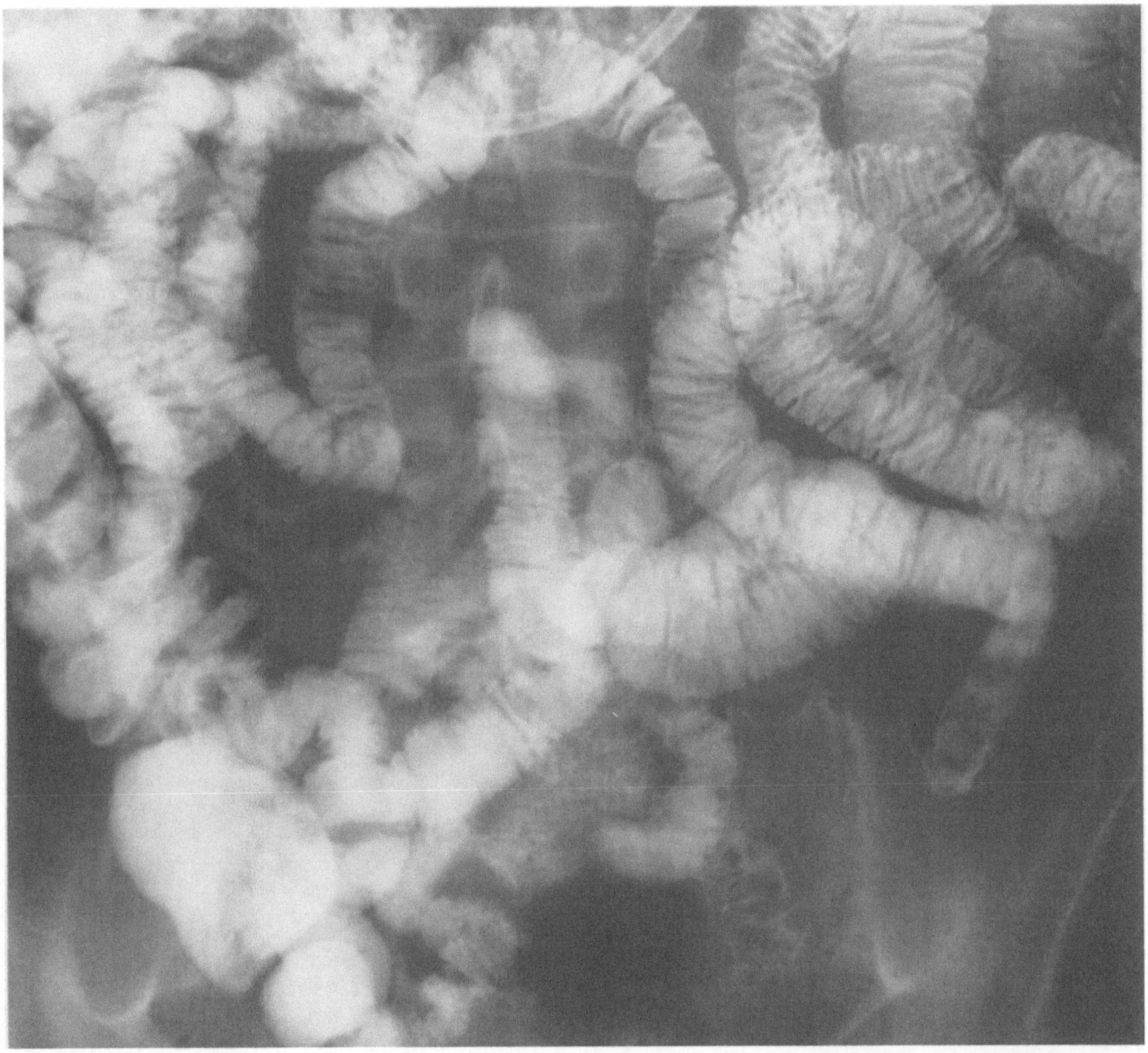

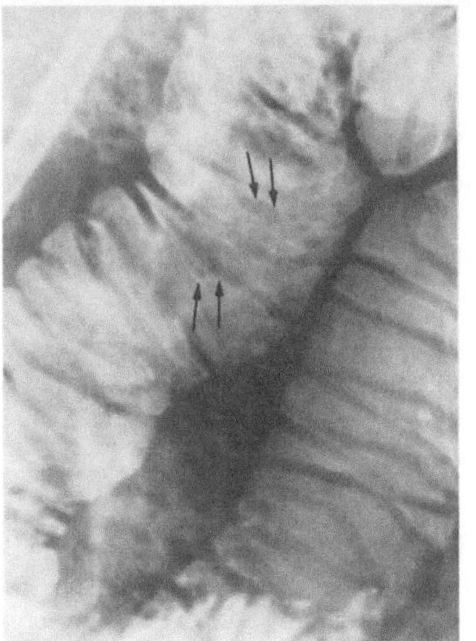

b

c

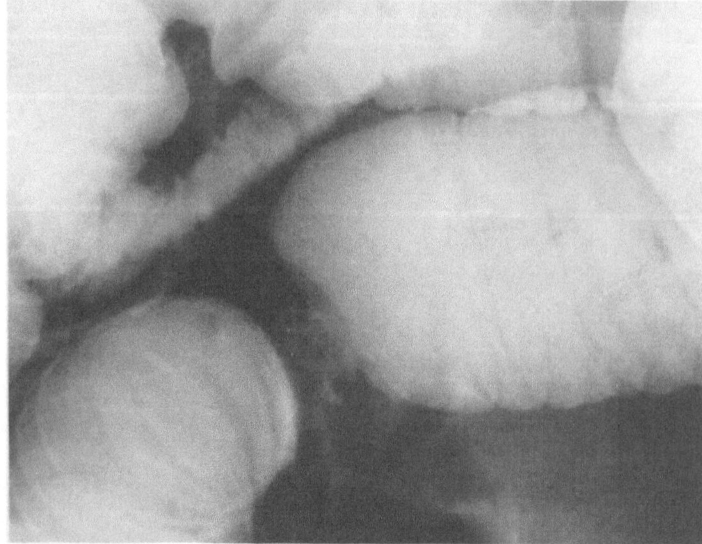

Abb. 5.2.-23. Dünndarmulkus (primär, unspezifisch). Zirkuläre, kurzstreckige Stenose im Ileum mit ulzerierter Schleimhaut. 69jähriger Patient mit Durchfall und uncharakteristischen Abdominalbeschwerden

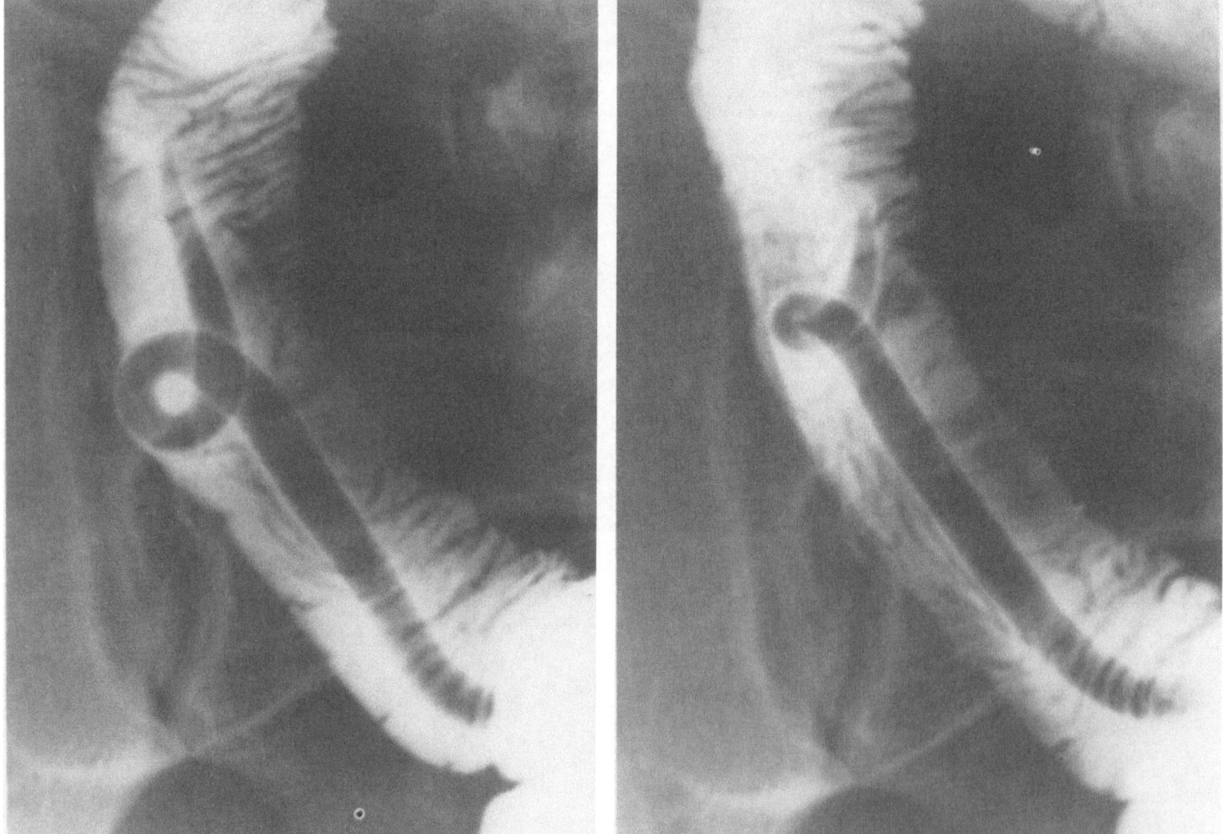

a b

Abb. 5.2.-25a und b. Askariasis. Lebendiger Ascaris lumbricoides im terminalen Ileum einer türkischen Patientin

Abb. 5.2.-24a und b. Lambliasis. Unspezifischer Reiz- und Entzündungszustand vor Behandlung bei einer ▶ Patientin mit Abdominalschmerzen. Nachweis von Lamblien im Duodenalsaft (**a**). Nach Behandlung weitgehende Normalisierung, Falten noch etwas verdickt (**b**), Wandbeschlag normal

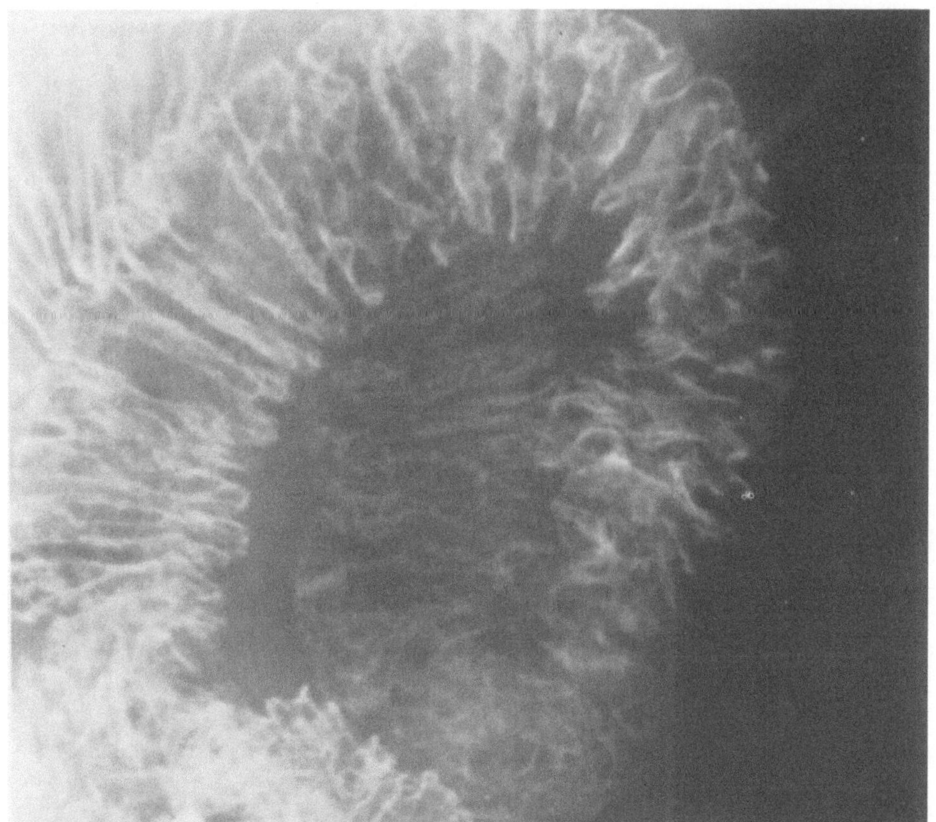

a

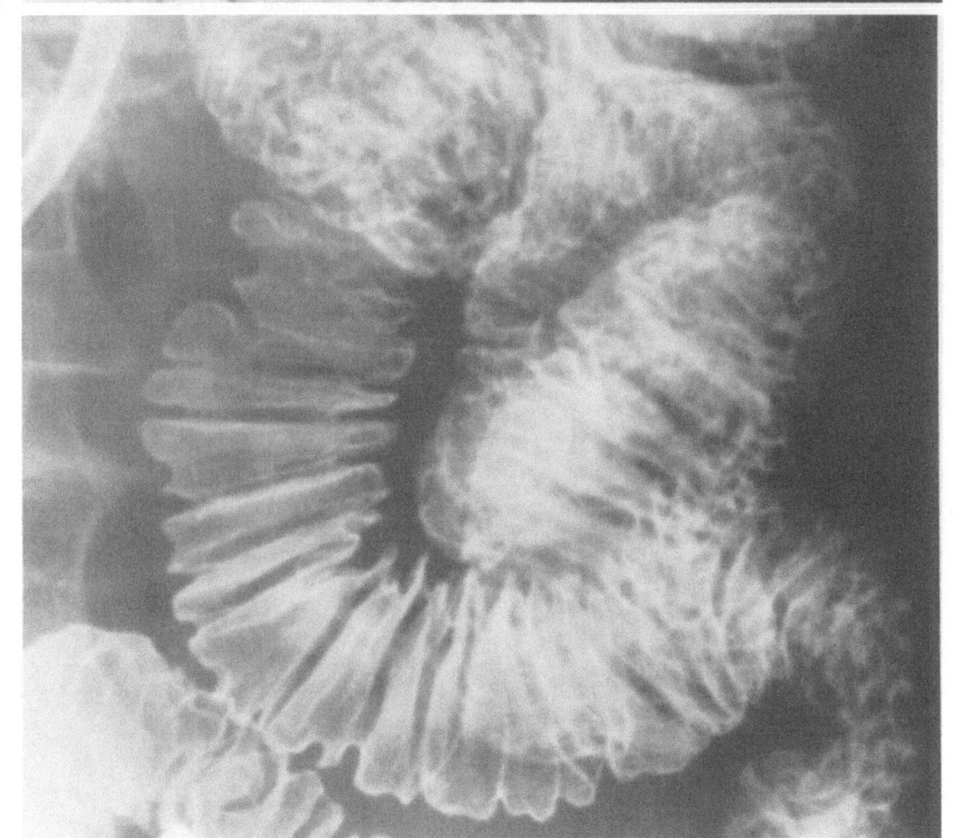

b

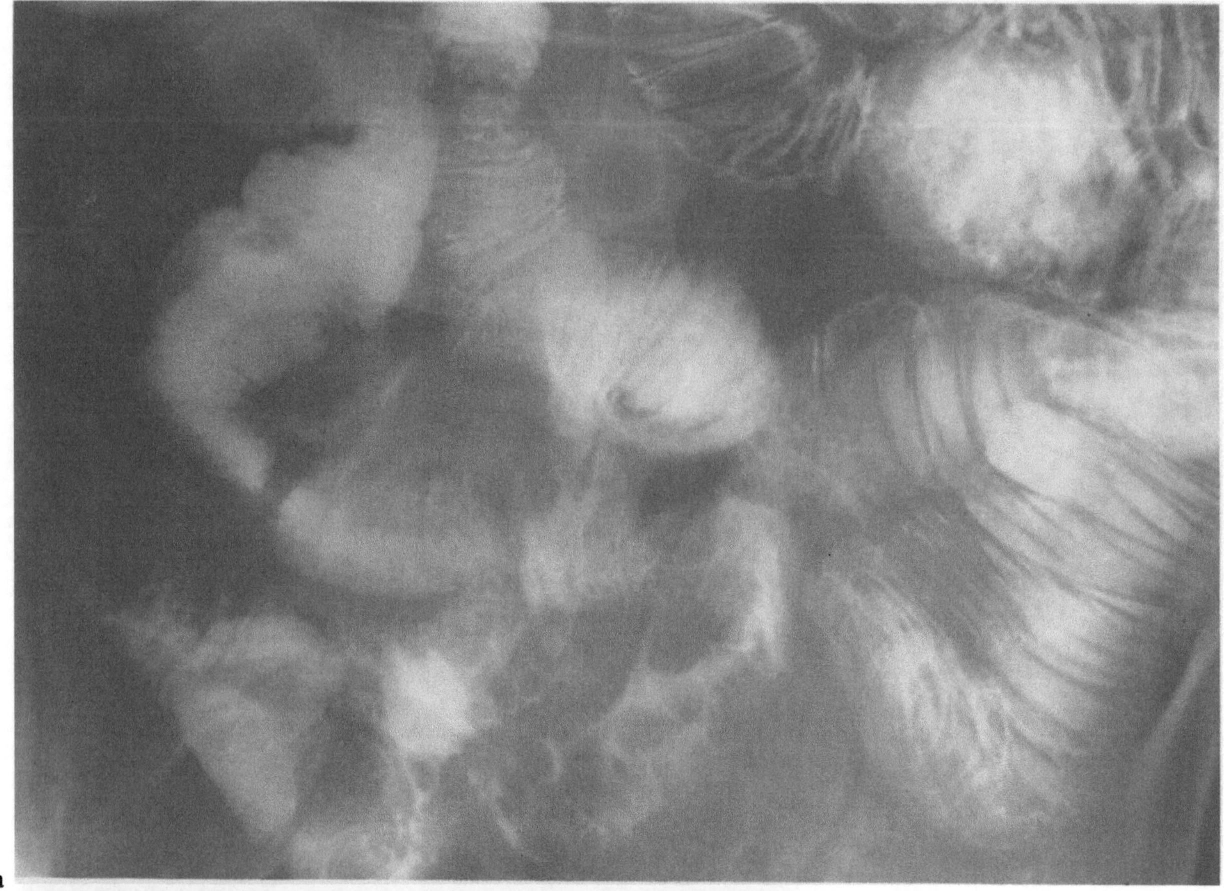

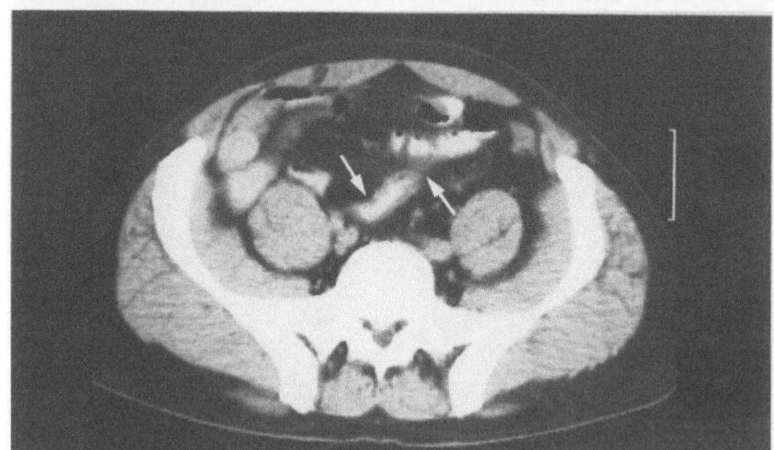

Abb. 5.2.-26a und b.
Begleitentzündung. Knotige
Wandinfiltrationen von
Ileumschlingen, Fixierung und
beginnende prästenotische
Dilatation durch entzündliche
Reaktion bei Sigmadivertikulitis
mit gedeckter Perforation (**a**). Die
CT-Untersuchung wegen
Verdachtes auf Lymphosarkom
zeigt die deutlich verdickte
Darmwand der adhärenten
Ileumschlinge (**b**)

5.3 Tumoren

Dünndarmtumoren sind selten. Die Häufigkeit der primären Dünndarmtumoren wird mit höchstens 6% der Gastrointestinaltumoren angegeben. Der Anteil der Malignome beträgt vermutlich 60% (Morson 1979). Wegen ihrer Seltenheit und aufgrund ungenügender Untersuchungstechnik wird die Diagnosestellung häufig verschleppt. Seit Einführung der Enteroclysis hat sich die radiologische Treffsicherheit bei der Diagnostik der Dünndarmtumoren entscheidend verbessert. Auch kleine und asymptomatische Prozesse werden jetzt häufig nachgewiesen.

Mit zunehmender Größe der Tumoren kann es durch partielle oder komplette Verlegung des Darmlumens zu klinischen Symptomen bis zum Ileus kommen. Die oft intermittierende Obstruktion ist mit ca. 25% auch die häufigste Manifestation von Dünndarmtumoren. Bei einem weiteren Viertel der Patienten imponiert eine Gastrointestinalblutung. In diesen Fällen erzielt der Dünndarmeinlauf in Kombination mit der Angiographie die besten diagnostischen Erfolge. Eine differentialdiagnostische Zuordnung zu einer bestimmten Histologie ist mit Hilfe des Dünndarmeinlaufes allein selten möglich. Nur Karzinoide und Adenokarzinome haben charakteristische Zeichen (Ekberg und Ekholm 1980). Auch zwischen primären und sekundären Tumoren kann oft nicht unterschieden werden.

5.3.1 Benigne Tumoren

Schon sehr kleine, von der Schleimhaut ausgehende *Polypen* (z.B. Gardner-Syndrom, Cronkhite-Canada-Syndrom) können mit der Enteroclysis nachgewiesen werden (Abb. 5.3.-1). Die von der Muscularis mucosae ausgehenden Peutz-Jeghers-Polypen sind Hamartome, die meist in das Darmlumen vorwachsen und eine beträchtliche Größe erreichen können (Abb. 5.3.-2). Auf die Differentialdiagnose polypoider Oberflächenveränderungen wird auch in Kapitel 4.3 eingegangen (s. auch Meschan 1984).

Die meisten benignen Dünndarmtumoren entstammen tieferen Wandschichten. Es handelt sich dabei um *Fibrome, Myome, Lipome, Angiome und Neurinome* (Abb. 5.3.-3, 5.5.-8) sowie Mischformen, z.B. bei der Neurofibromatose. Wegen ihres intramuralen Wachstums engen sie das Darmlumen wenig ein und sind dann in der Enteroclysis oft nur durch einen Pelotteneffekt nachweisbar. Sie verursachen selten eine Ileussymptomatik, es sei denn durch Invagination (s. Kapitel 5.5). Bei Arrosion der Schleimhaut neigen sie zu Blutungen. Bleibt nach endoskopischer Abklärung einer gastrointestinalen Blutung die Enteroclysis unauffällig, sind Angiographie bzw. Isotopendiagnostik indiziert. Die Angiographie ist bei massiver Blutung an die erste Stelle der Diagnostik zu setzen (Abb. 5.3.-3).

Auch für die Diagnose eines Karzinoids ist die Angiographie oft unerläßlich.

5.3.2 Primäre maligne Tumoren

Das *Karzinoid* kommt im ganzen Gastrointestinaltrakt vor, am häufigsten aber in der Appendix (Abb. 5.3.-4) und im distalen Ileum (Clements 1984). Das Karzinoid der Appendix ist fast immer benigne, das Dünndarmkarzinoid fast ausnahmslos maligne. In der polypoiden Form – meist ein Zufallsbefund – kann das Karzinoid nicht von anderen Polypen unterschieden werden (Abb. 5.3.-5). Die meisten Dünndarmkarzinoide haben aber zum Zeitpunkt der Diagnose bereits metastasiert (Morson 1979). Typisch für das Karzinoid sind fibrotische Veränderungen, die vom Tumor ausgehen („fibro- oder desmoplastische Reaktion", Bancks 1975). Diese Fibrose äußert sich in Gewebeschrumpfung mit „kinking" des Darms, unregelmäßigen Ausziehungen und Verdickung der Kerckring'schen Falten mit Spiculae und Bildung von Divertikeln. Finden sich diese Veränderungen, ist das radiologische Bild relativ charakteristisch. Meist liegt dann schon ein fortgeschrittenes Stadium vor (Abb. 5.3.-6 und 7). Der Tumor infiltriert ausgedehnt Darmwand und Mesenterium, die Darmschlingen werden dadurch eingeengt und auseinandergedrängt. Der primäre Tumor ist dann oft nicht mehr sichtbar. Serotoninausschüttung und Tumorinfiltrationen führen zu einer auffallenden lokalen Hyperperistaltik. Morphologische Ähnlichkeit besteht zur Peritonealkarzinose, zu Adhäsionen, M. Crohn, zur Strahlenenteritis und Endometriose (Abb. 5.3.-23 bis 25, Kapitel 5.1, 5.2 und 5.5).

Zusammen mit den Karzinoiden sind maligne Lymphome, Adenokarzinome und Leiomyosarkome die häufigsten primären Tumoren des Dünndarms. In unserem radiologischen Krankengut kommen die Non-Hodgkin-Lymphome doppelt so häufig vor wie die Adenokarzinome und Leiomyosarkome zusammen.

Adenokarzinome sind vorwiegend im Duodenum, oberen Jejunum und unteren Ileum lokalisiert. Sie manifestieren sich durch Stenose oder Blutung. In der radiologischen Literatur werden typische Erscheinungsbilder angegeben (Marshak et al. 1976; Ekberg und Ekholm 1980; Meschan 1984): eine kurze Striktur mit überhängenden Rändern bzw. Serviettenringform (Abb. 5.3.-8). Diffus infiltratives bzw. polypoides Wachstum ist in unserem Patientengut ebenso häufig (Abb. 5.3.-9 bis 10).

Dagegen bleiben die in der Darmwand wachsenden *Leiomyosarkome* meist so lange symptomlos, bis sie die Schleimhaut arrodieren und eine Blutung verursachen. Nur große Leiomyosarkome können auch das Lumen einengen oder zur Invagination führen (Abb. 5.3.-12 und 5.5.-7).

Die *malignen Lymphome* machen in unserem Krankengut etwa die Hälfte aller primären Malignome des Dünndarmes aus. Dabei überwiegen die Non-Hodgkin-Lymphome bei weitem. Ihre Morphologie ist sehr unterschiedlich. Neben diffuser Infiltration in die Darmwand mit Verdickung oder Verlust der Struktur der Schleimhaut gibt es polypoide Infiltrate, die häufig feine Ulzera oder größere Nekrosen (bull's eye sign) aufweisen (Abb. 5.3.-13 bis 16). Fortschreitende Wandinfiltration kann zur Obstruktion oder durch Wandnekrose zu Zerfallshöhlen und Perforation führen. Bei Infiltration des Mesenteriums werden die Darmschlingen auseinandergedrängt (Abb. 5.3.-16).

Die *maligne Histiozytose* zeigt ähnliche Bilder (Abb. 5.3.-17 und 18).

5.3.3 Sekundäre Tumoren

Die häufigsten *aus der Nachbarschaft* auf den Dünndarm *übergreifenden Tumoren* sind Kolon-, Pankreas- und Magenkarzinome. Die Infiltrate sind meist von primären Dünndarmtumoren nicht zu unterscheiden (Abb. 5.3.-19).

Gleiches gilt oft für solitäre *Metastasen* (Abb. 5.3.-20). Dagegen ist das noduläre Wachstum multipler Metastasen in der Regel eindeutig (Abb. 5.3.-21 und 22). Die Mehrzahl der Dünndarmmetastasen stammt von Melanomen (Abb. 5.3.-22 und 26) (Smith et al. 1977), manchmal aus Nieren, Lunge, Uterus, Ovarien, Mammae, Pankreas und Ösophagus (Sellink et al. 1982), Magen und Kolon. Invaginationen können wie bei allen intramuralen Dünndarmtumoren vorkommen (Abb. 5.3.-22).

Die *Peritonealkarzinose* (Abb. 5.3.-23 bis 25) kann Dünndarm und Mesenterium infiltrieren und dadurch Verziehungen der Kerckring'schen Falten und „kinking" der Darmwand hervorrufen. Die Differentialdiagnose wurde beim Karzinoid erwähnt.

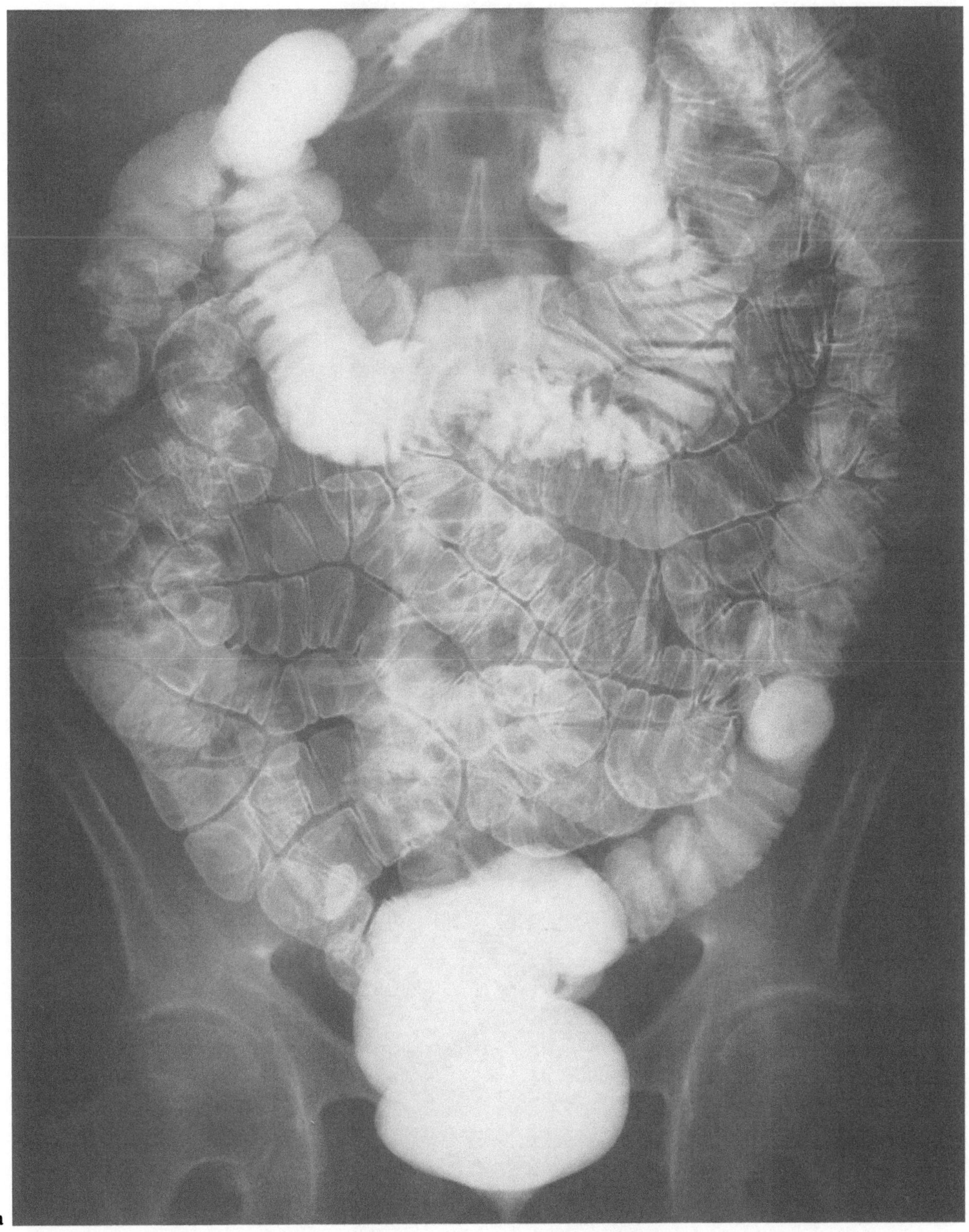

a

Abb. 5.3.-1 a und b. Adenomatöser Polyp im Ileum. Das Bild (**a**) demonstriert, daß bei sorgfältiger Betrachtung auch kleinste Tumoren nachgewiesen werden können. Detailaufnahme S. 110 (**b**): Durchmesser des Polypen 6 mm

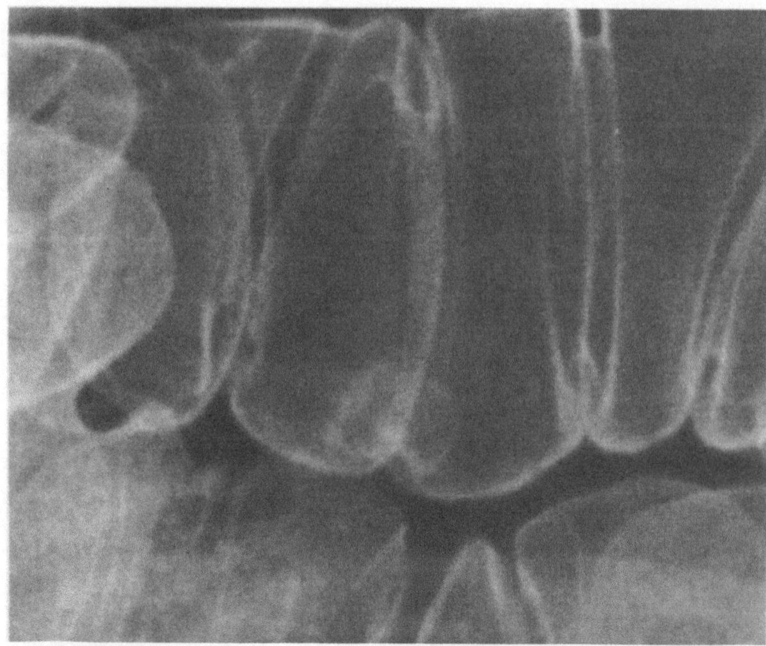

Abb. 5.3.-1 b. Adenomatöser Polyp (Detail von S. 109)

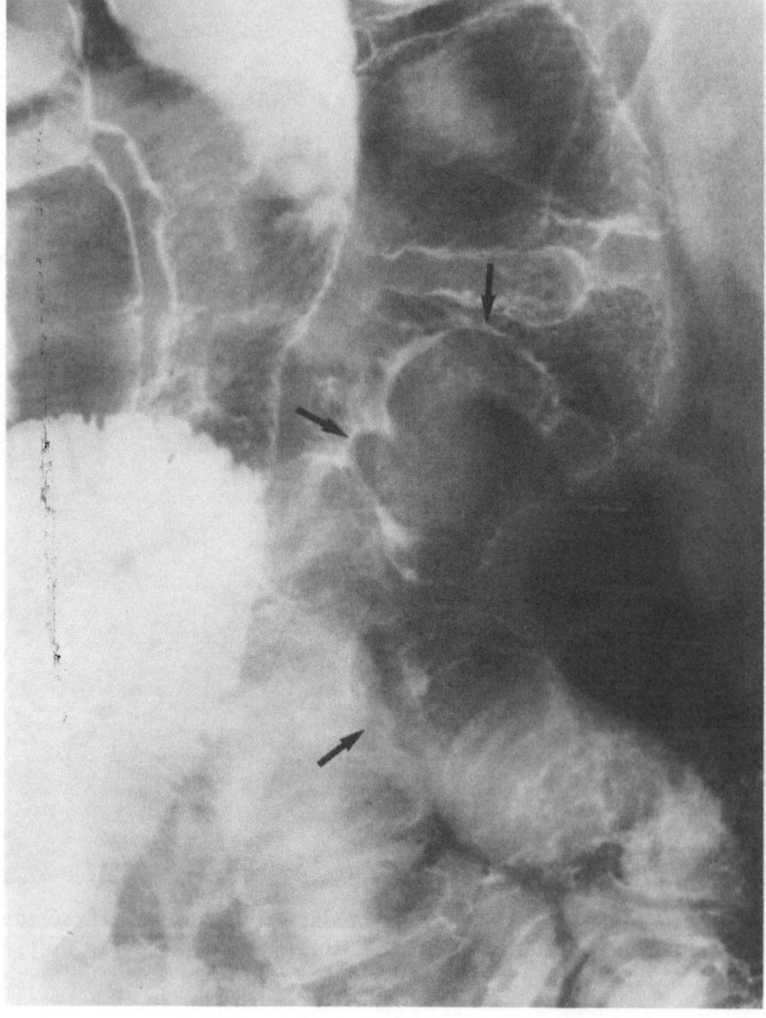

Abb. 5.3.-2. Peutz-Jeghers-Polypen. Die teilweise gelappten Polypen führten zu einer intermittierenden Obstruktion

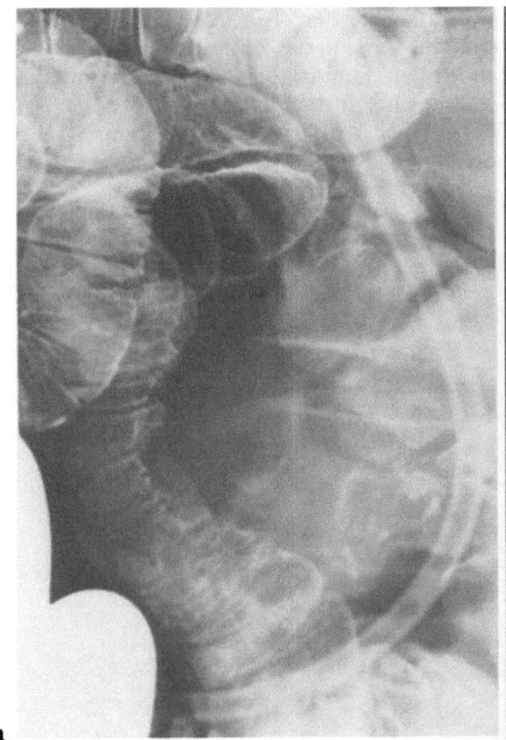

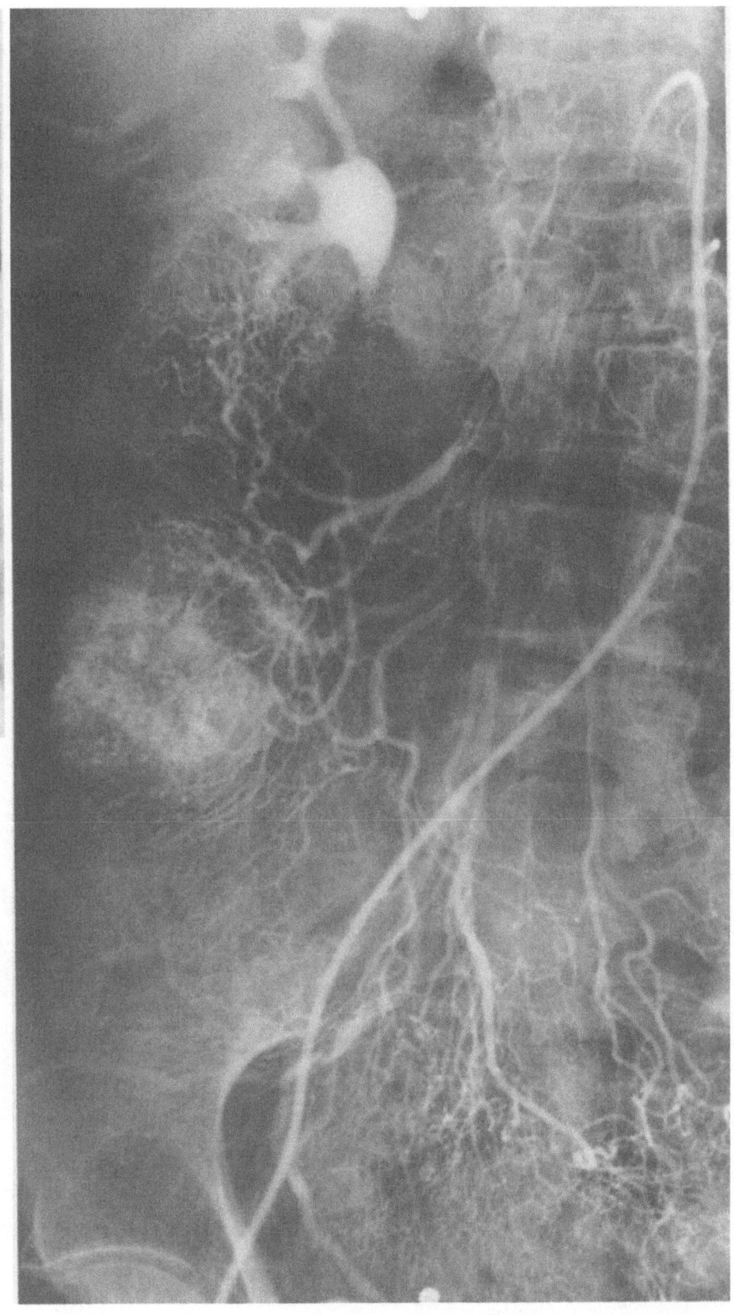

Abb. 5.3.-3a und b. Blutendes Leiomyom des Dünndarms. Pelottierung des Darmlumens durch submuköse Raumforderung (**a**). Differentialdiagnose: externer Prozeß. Angiographie der A. mesenterica superior mit Kontrastierung eines 7 cm großen gefäßreichen Tumors (**b**). (Quelle: Dr. V. Hufen, Röntgenabteilung des Städtischen Krankenhauses München-Schwabing)

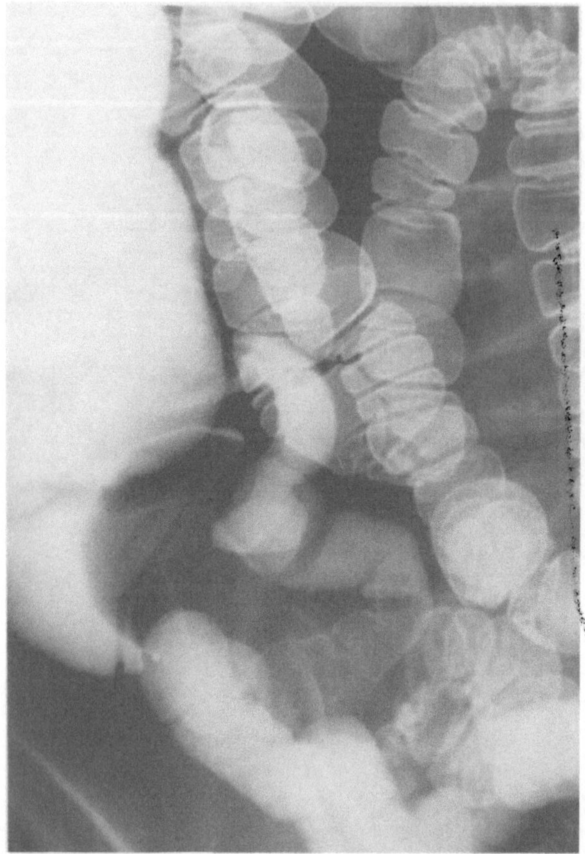

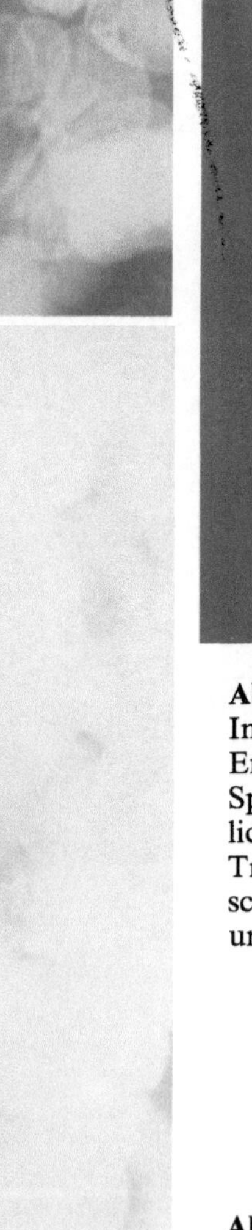

Abb. 5.3.-4. Mukozele der Appendix bei Karzinoid. Glattwandige Impression des Zökums von medial her durch 5 cm großen Tumor bei normalem terminalen Ileum. Ursache war ein benignes Karzinoid der Appendix. **Merke:** Die Abklärung des Zökums ist Bestandteil der Enteroclysis

Abb. 5.3.-6. Metastasierendes Karzinoid des Ileums. Infiltration von Darmwand und Mesenterium mit Engstellung und Separierung der Darmschlingen. Spiculae (→) durch Schleimhautinfiltration. Deutliche lokale Hyperperistaltik. Partielle Obstruktion. Trotz Fibrose noch gute Aufweitung der Darmschlingen (⇨). Eine fraktionierte Untersuchung war unauffällig.

Abb. 5.3.-5. Karzinoid im terminalen Ileum. Polypoid wachsender submuköser Tumor mit Doppelkontur (→). Bride durch Fibrosierung der Darmwand (⇒)

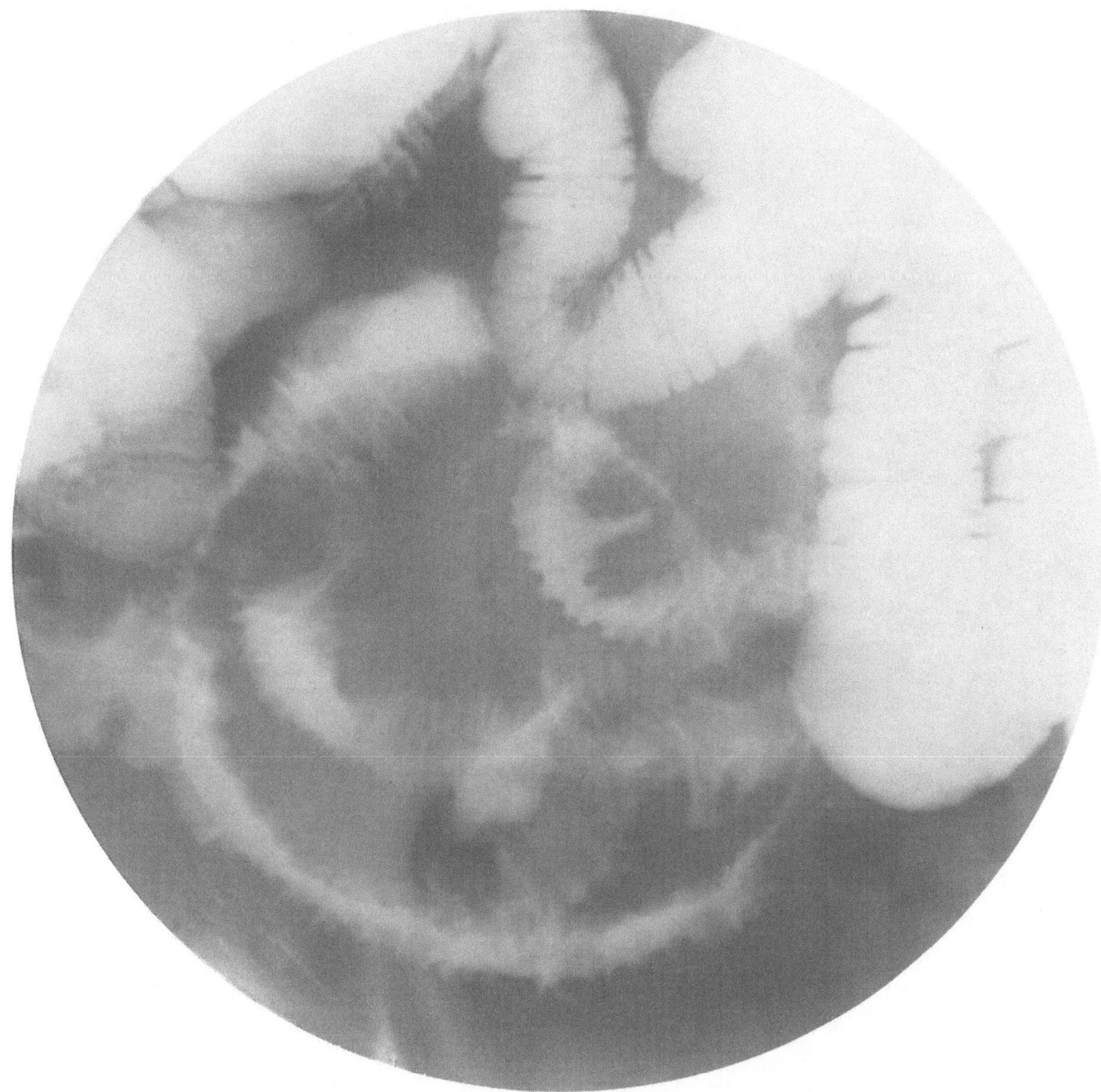

Abb. 5.3.-7. Metastasierendes Karzinoid des Ileums. Ausgedehnter Befall von Darm und Mesenterium mit Engstellung und Separierung der Darmschlingen. Verdickung der Kerckring'schen Falten mit Bildung von Spiculae. Der Primärtumor ist nicht mehr sichtbar. Ausgeprägte lokale Hyperperistaltik. Partielle Passagebehinderung mit prästenotischer Dilatation. (Quelle: Prof. K.J. Pfeifer, Röntgenabteilung der Chirurgischen Universitätsklinik München Innenstadt)

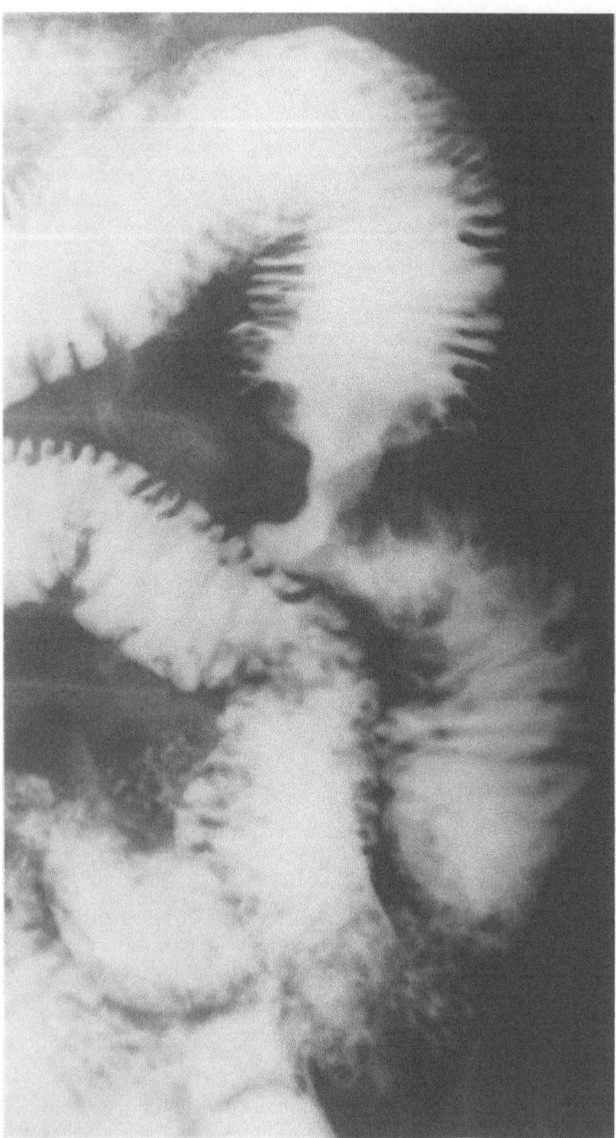

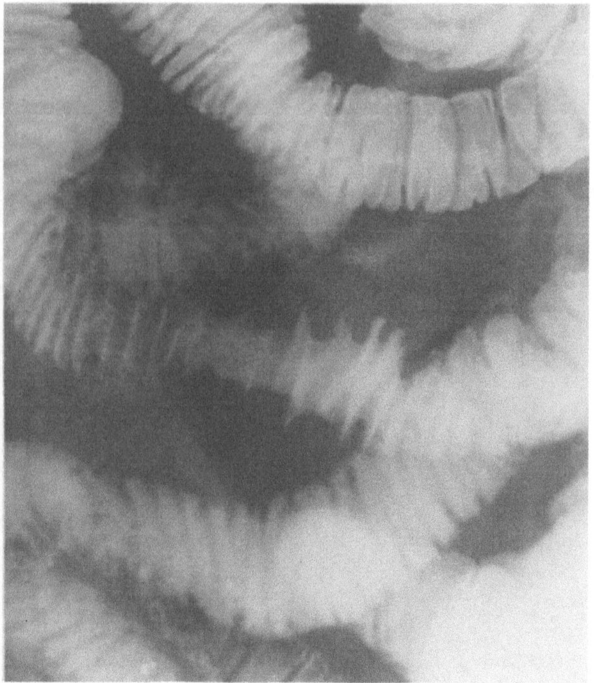

Abb. 5.3.-9. Adenokarzinom des Ileums. Unregelmäßige Verbreiterung der Kerckring'schen Falten durch diffuse Infiltration. Ähnliches Bild wie bei der chronischen Strahlenenteritis

Abb. 5.3.-8. Adenokarzinom des Jejunums. Stenose mit kinking und polypoider Schleimhautoberfläche

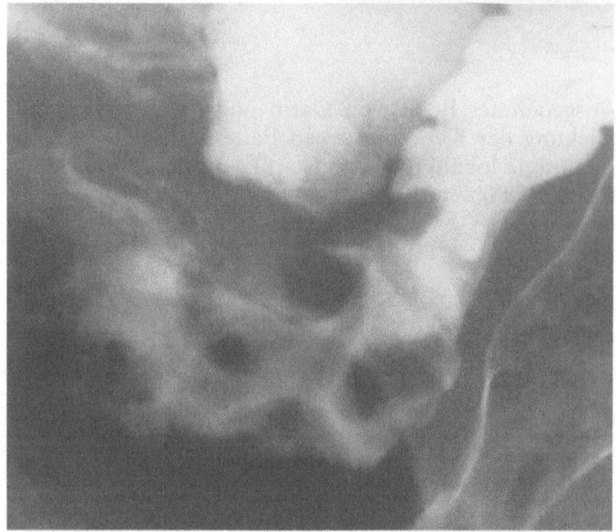

Abb. 5.3.-10. Adenokarzinom des Ileums. Blumenkohlartig wachsender Tumor

Abb. 5.3.-11. Undifferenziertes Karzinom am ileozökalen Übergang. Beteiligung des terminalen Ileums und des Zökums mit Ileozökalklappe. Verdrängung von Darmschlingen durch Infiltration des Mesenteriums (→)

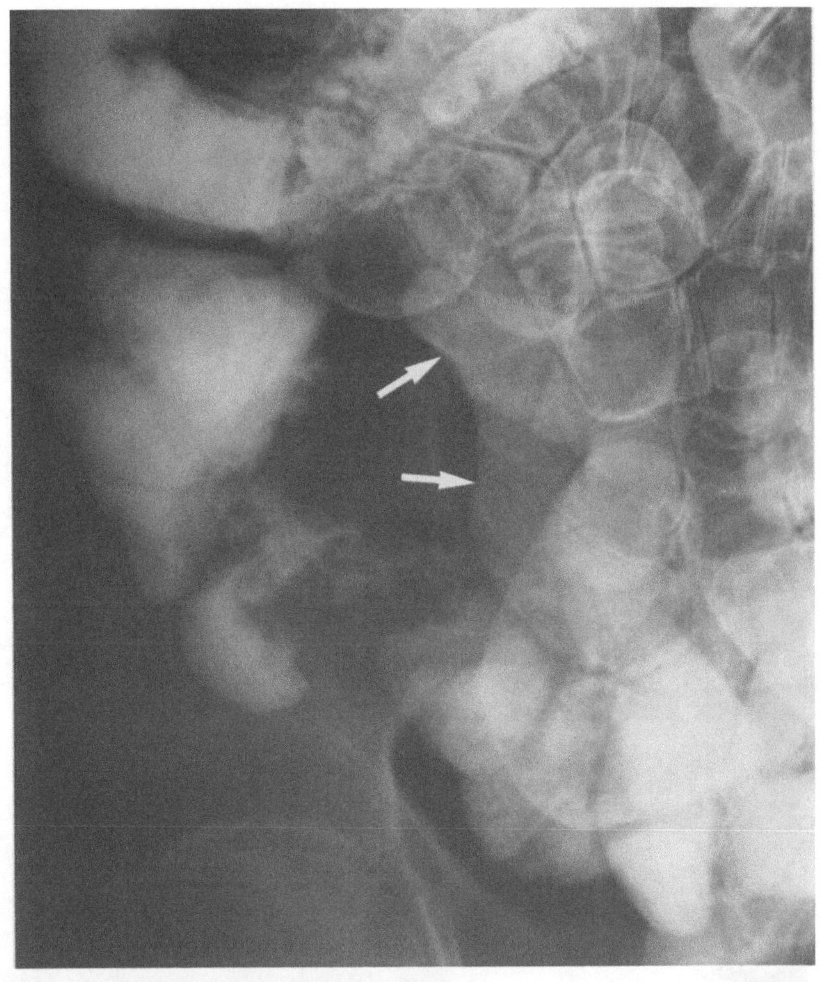

Abb. 5.3.-12. Leiomyosarkom des Jejunums. Patient mit gastrointestinaler Blutung

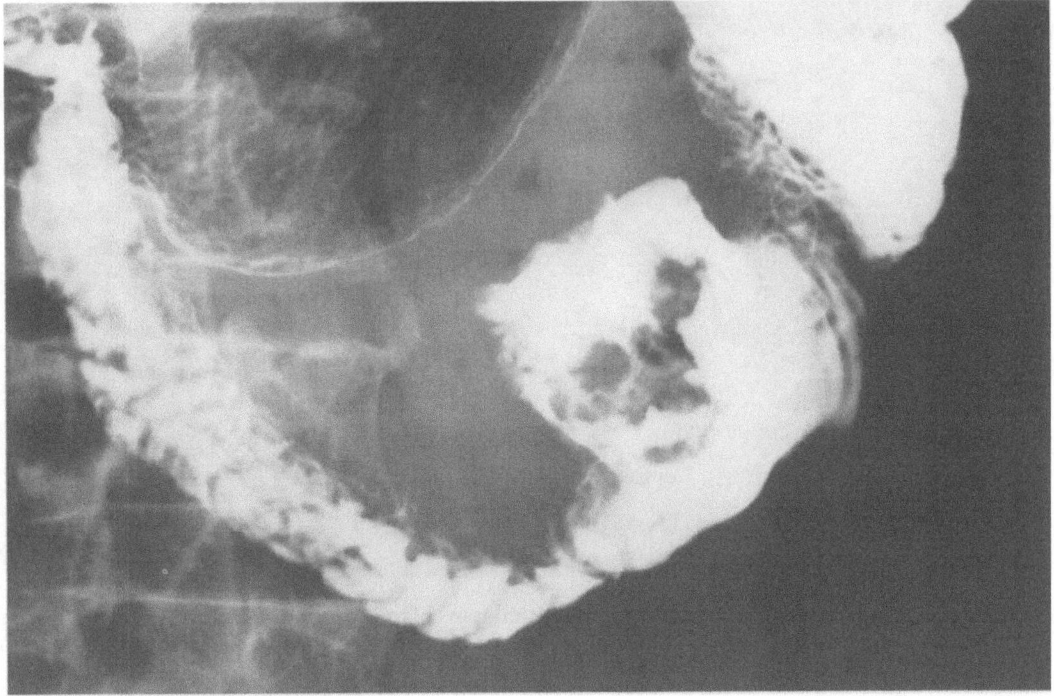

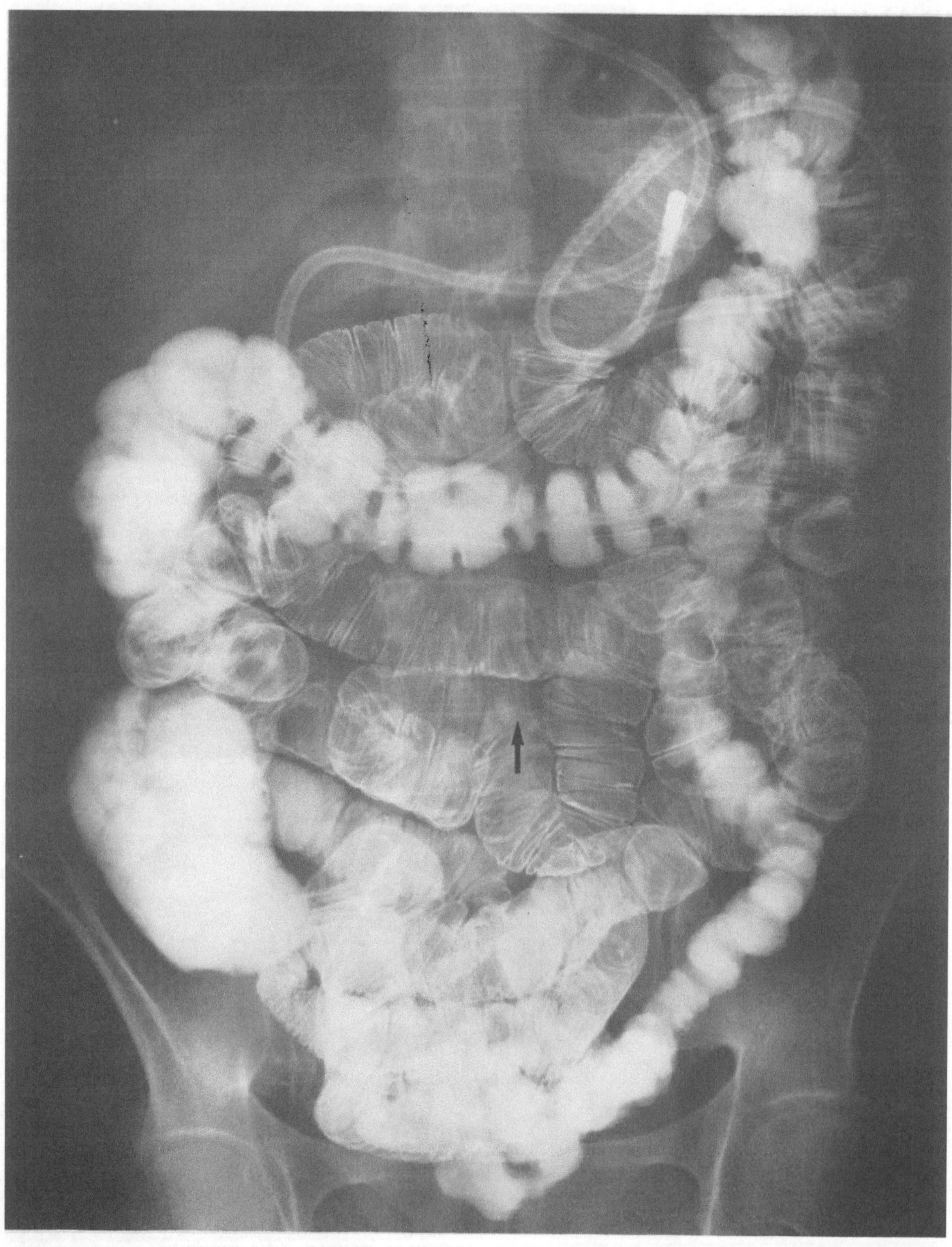

Abb. 5.3.-13. Non-Hodgkin-Lymphom des Dünndarms. Isolierter Wanddefekt an einer Dünndarmschlinge. Der Befund wurde ursprünglich übersehen, obwohl er sich in Bildmitte befindet (→). Nach einigen Tagen kam es zur Perforation

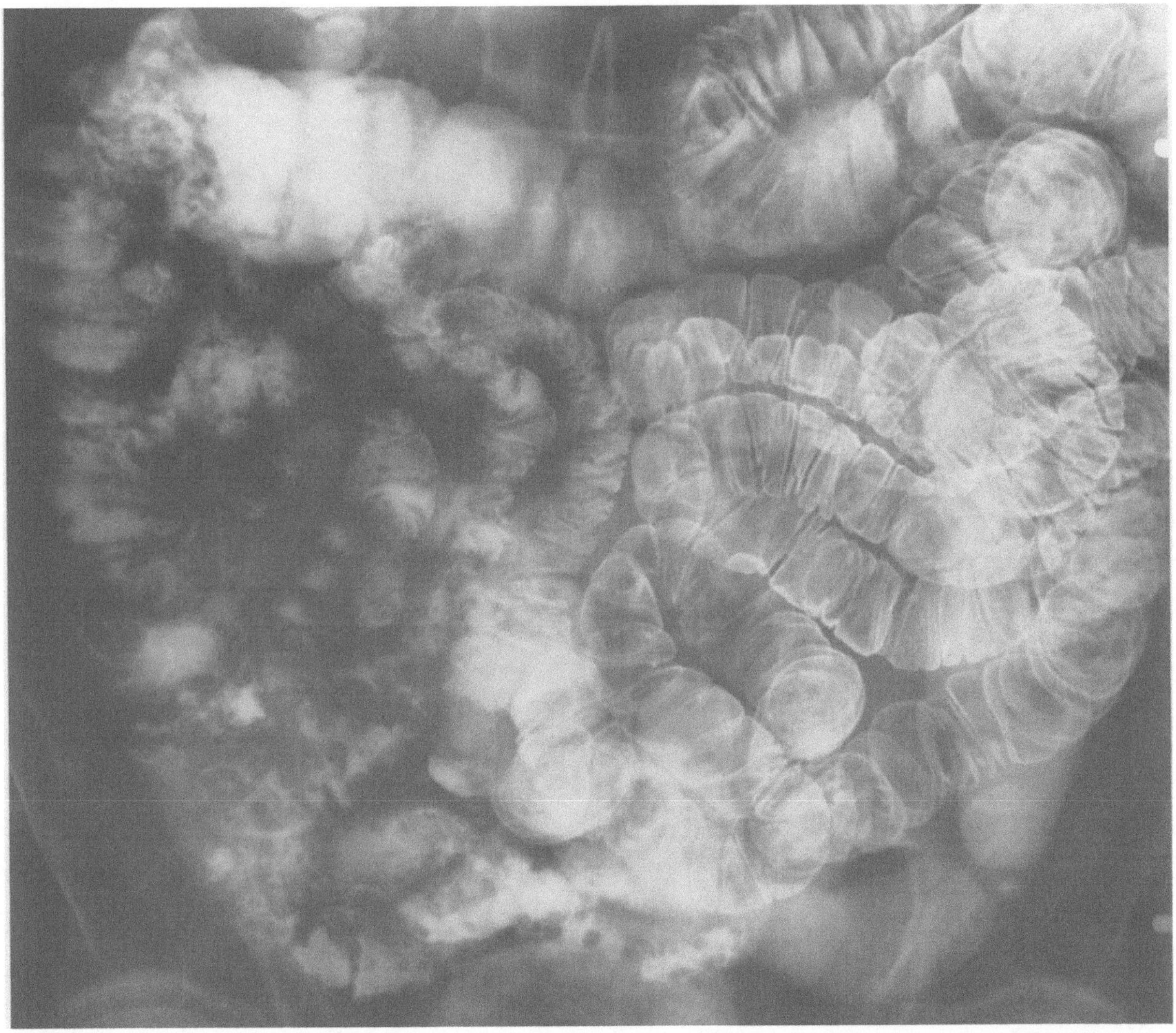

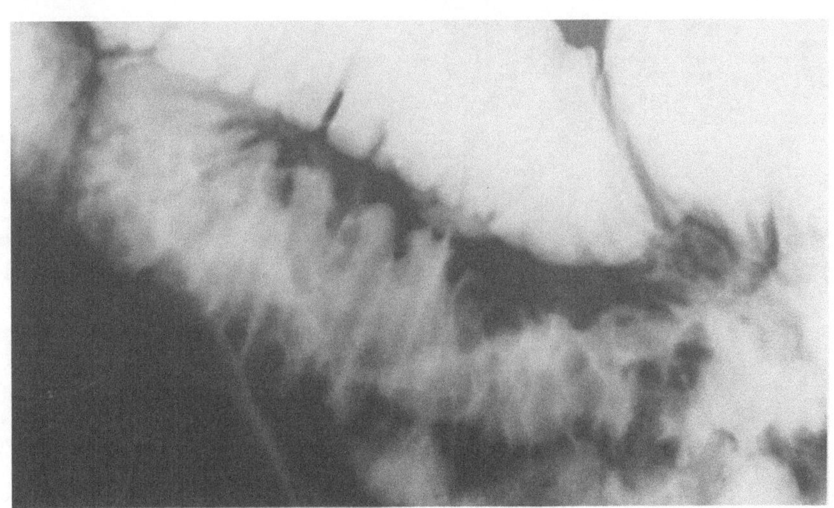

Abb. 5.3.-14. Primär gastrointestinales Non-Hodgkin-Lymphom. Multiple noduläre Tumorinfiltrate in der Schleimhaut. Unspezifischer Reizzustand mit schlechtem Wandbeschlag und Hypermotilität im Ileum

Abb. 5.3.-15. Non-Hodgkin-Lymphom des Dünndarms. Unregelmäßig stenosierende Wandinfiltrate

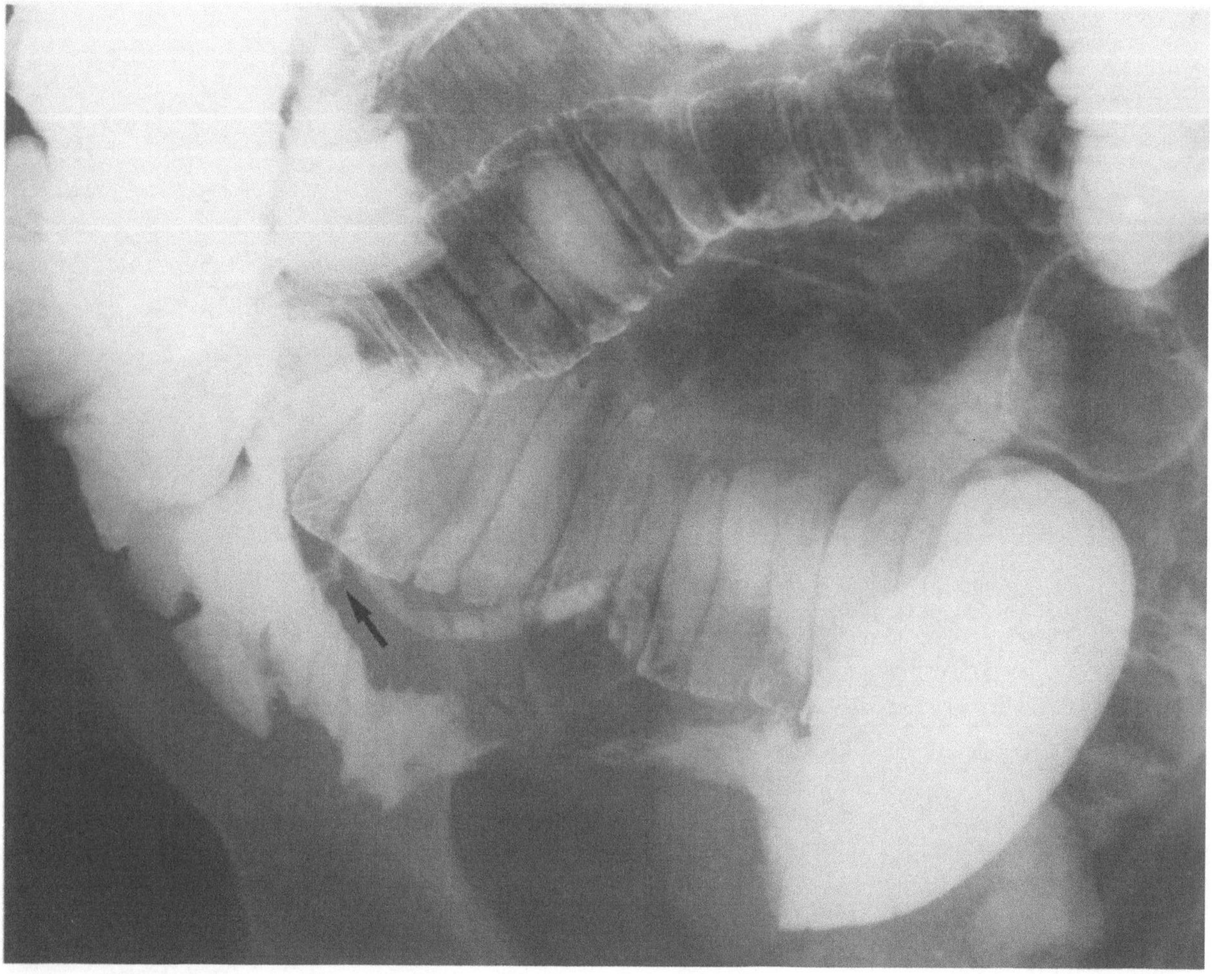

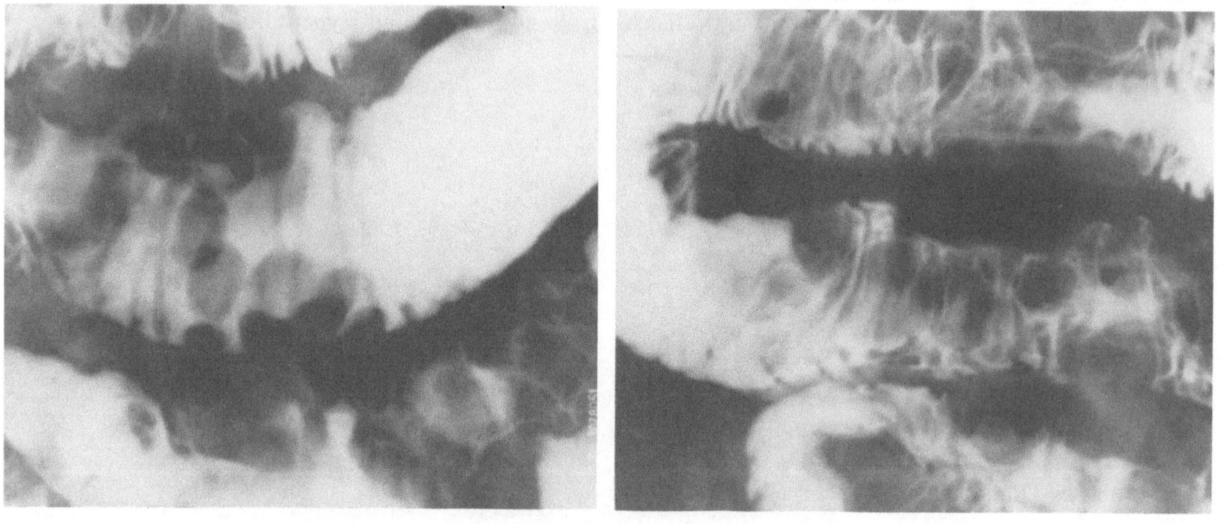

Abb. 5.3.-16. Non-Hodgkin-Lymphom des Ileums. Langstreckige Stenose des präterminalen Ileums mit Obstruktion. Diffuse Infiltration des terminalen Ileums mit Beteiligung des Mesenteriums und Mesenteriolums (→)

a b

Abb. 5.3.-17a und b. Maligne Histiozytose des Dünndarms. Multiple polypoide Infiltrate (Zielaufnahmen)

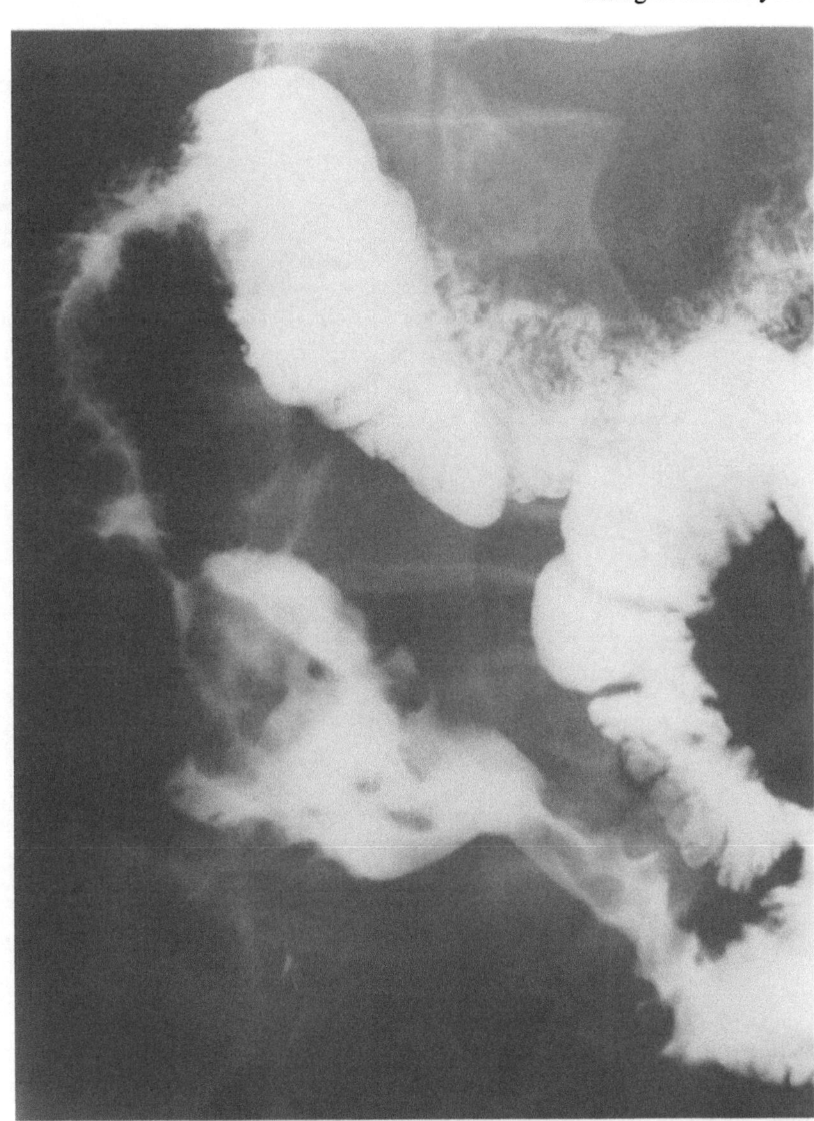

Abb. 5.3.-18. Maligne Histiozytose des Dünndarms. Teils polypoide, teils diffuse Infiltration des distalen Ileums und des Colon ascendens. Stenosierung und Tumorzerfallshöhle

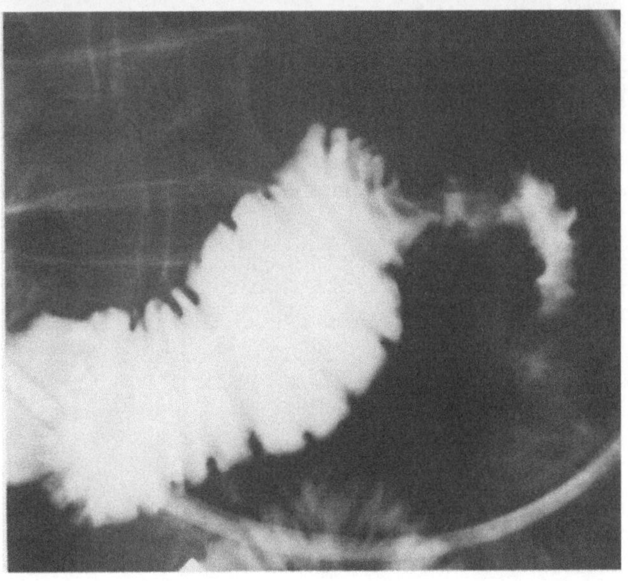

Abb. 5.3.-19. Pankreasschwanzkarzinom mit Ummauerung des Jejunums. Tumorinfiltration des Dünndarms im Bereich des Treitz'schen Bandes

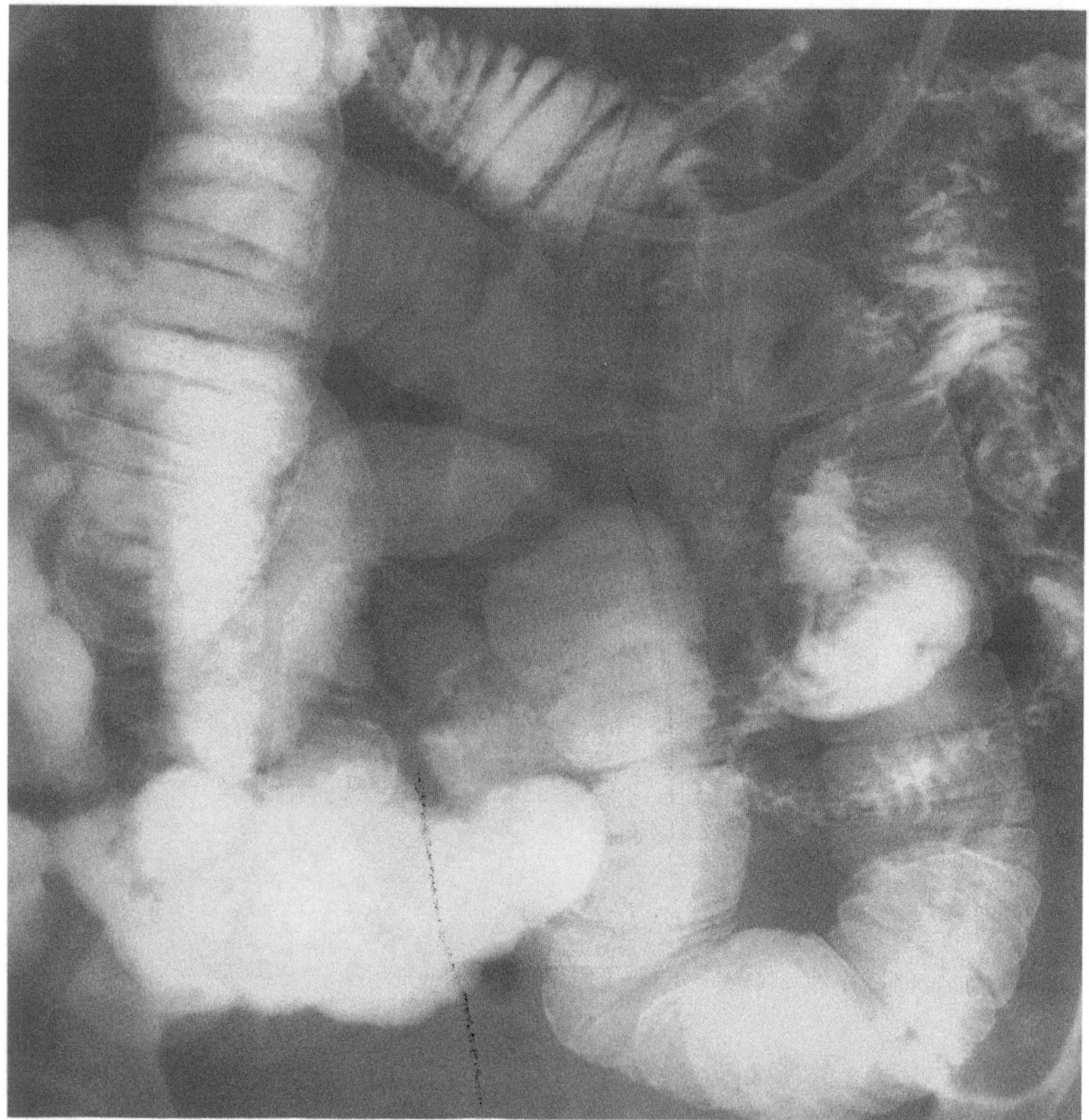

Abb. 5.3.-20. Metastase eines Pankreaskarzinoms. Kurzstreckige filiforme Stenose durch die Metastase

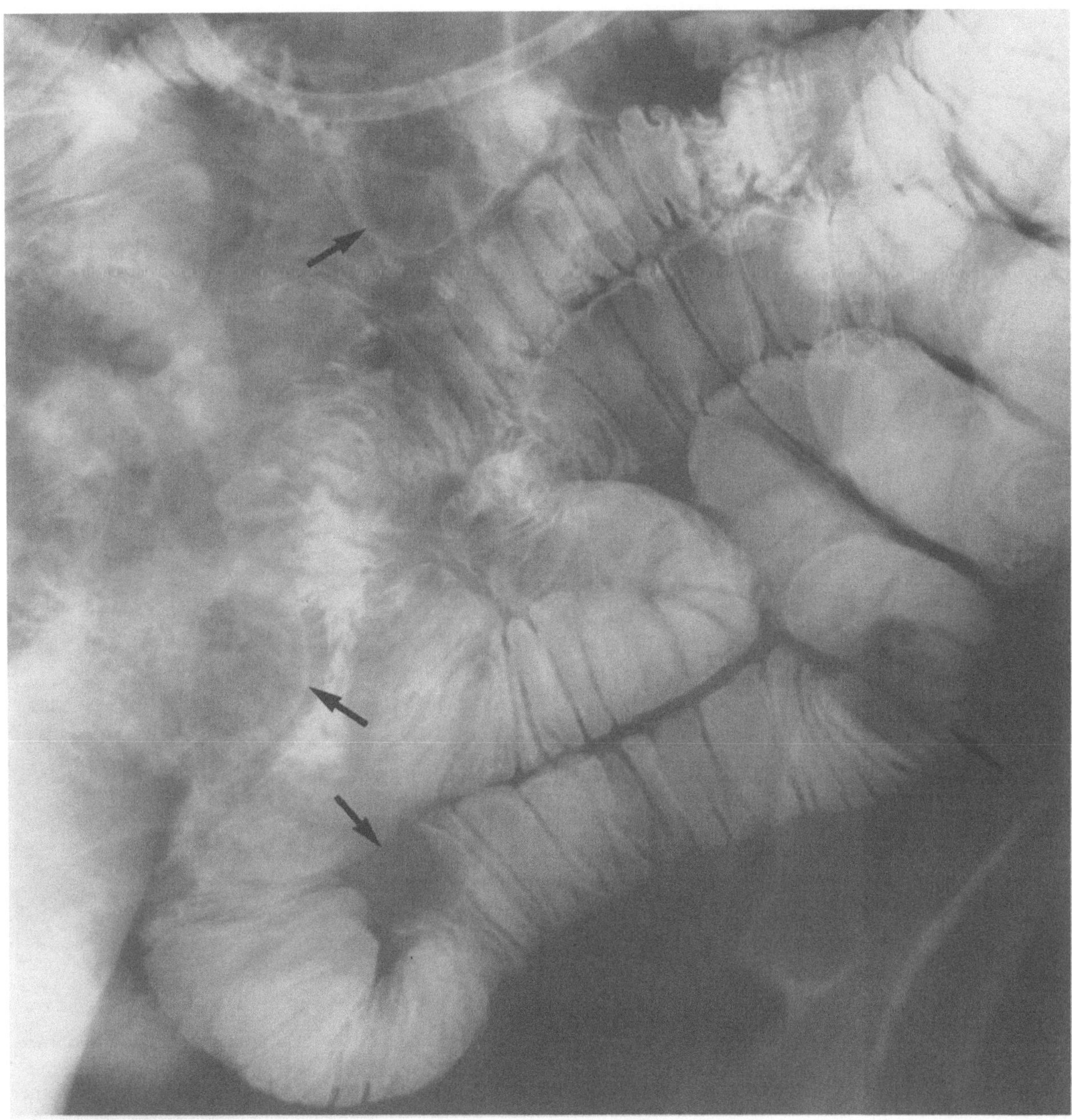

Abb. 5.3.-21. Multiple Metastasen eines Kolonkarzinoms. Teilweise erhebliche Lumeneinengung durch die Metastasen (→) ohne wesentliche Obstruktion

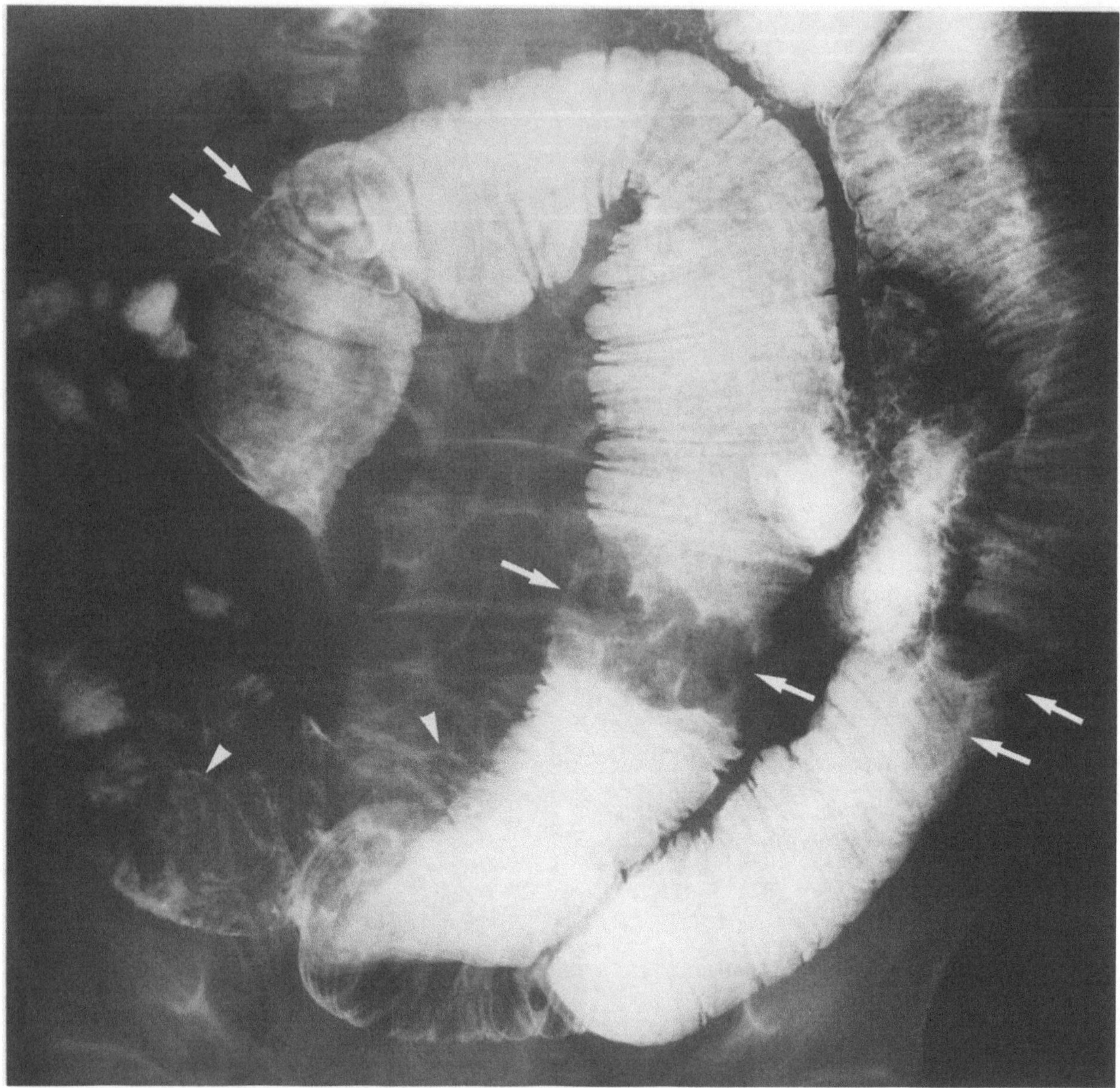

Abb. 5.3.-22. Multiple Metastasen eines Melanoms mit Invagination. Langstreckige Invagination (▷) einer der Metastasen (→)

Abb. 5.3.-23.
Peritonealkarzinose bei
Pankreaskarzinom.
Transversale Ausziehungen
und kinking des Darms durch
Tumorinfiltration. Das Bild
ähnelt Briden

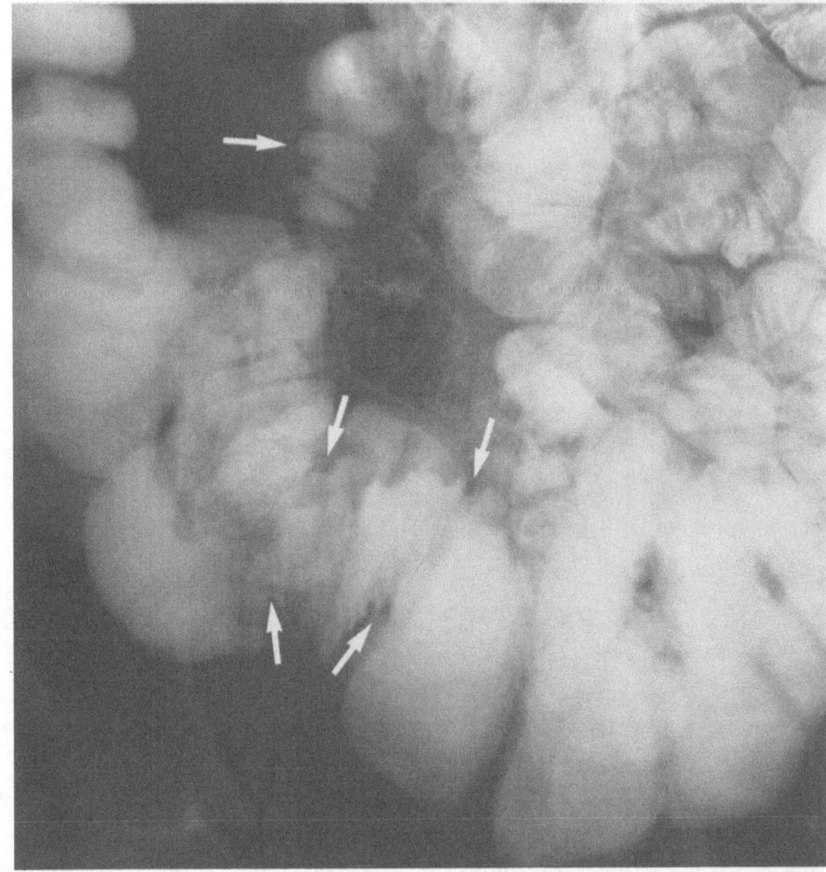

Abb. 5.3.-24.
Peritonealkarzinose bei
Ovarialkarzinom. Diffuse
Infiltration des Ileums mit
Verbreiterung bzw.
Auslöschung der
Kerckring'schen Falten.
Fixierung der Darmschlingen
durch Tumorwachstum in
Darmwand und Mesenterium

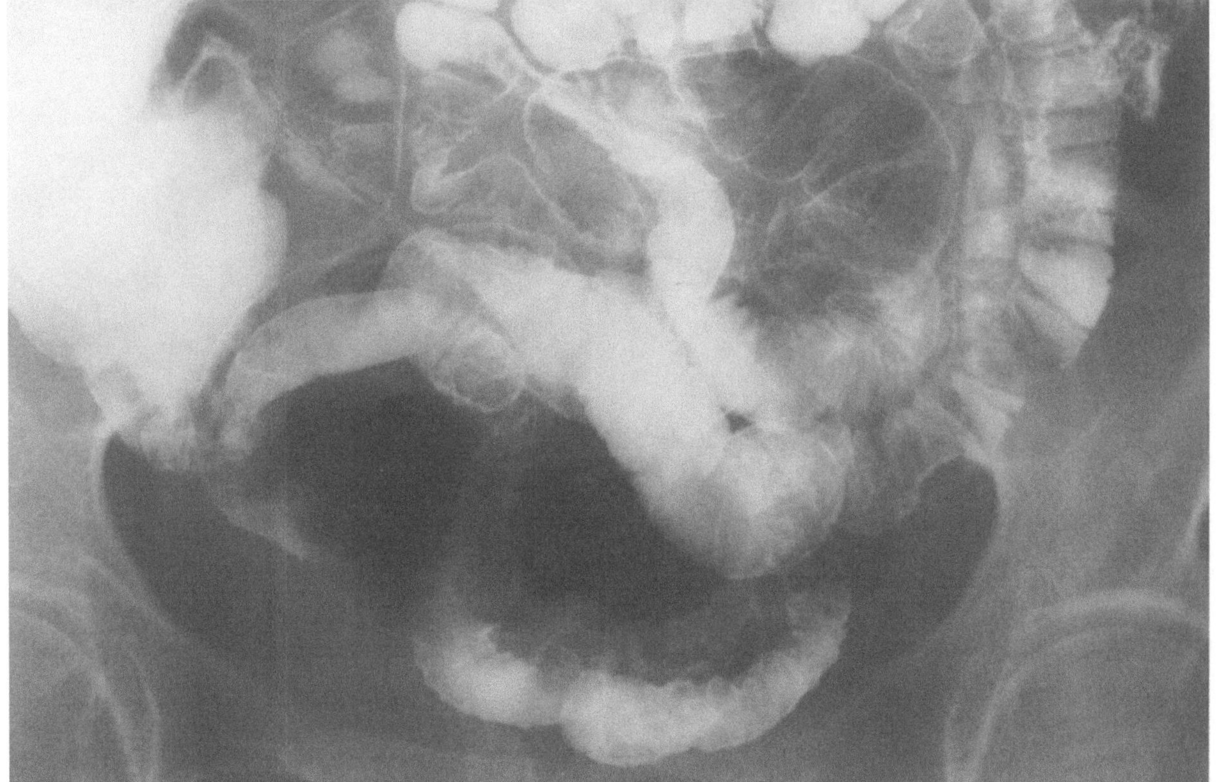

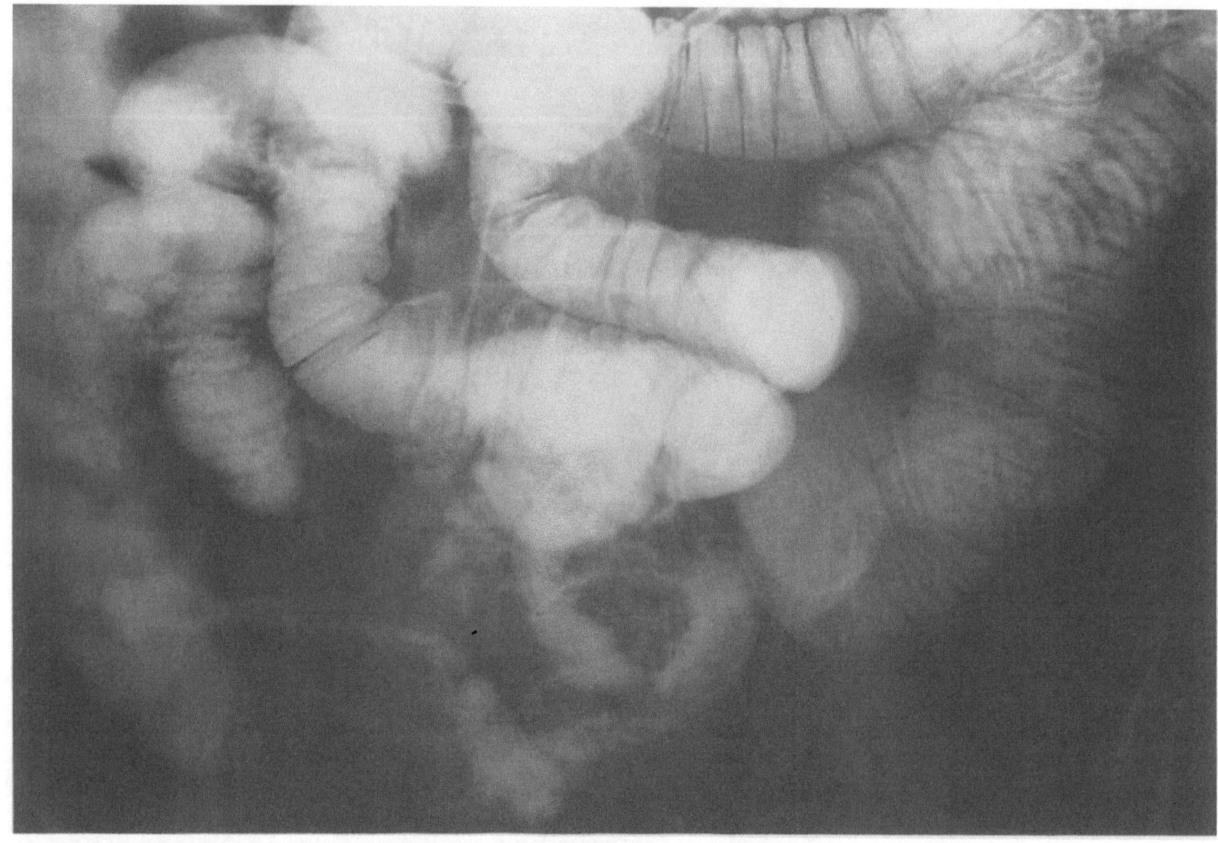

Abb. 5.3.-25. Peritonealkarzinose bei Kolonkarzinom. Infiltration von Ileum einschließlich terminalem Abschnitt. Differentialdiagnose: Karzinoid, M. Crohn

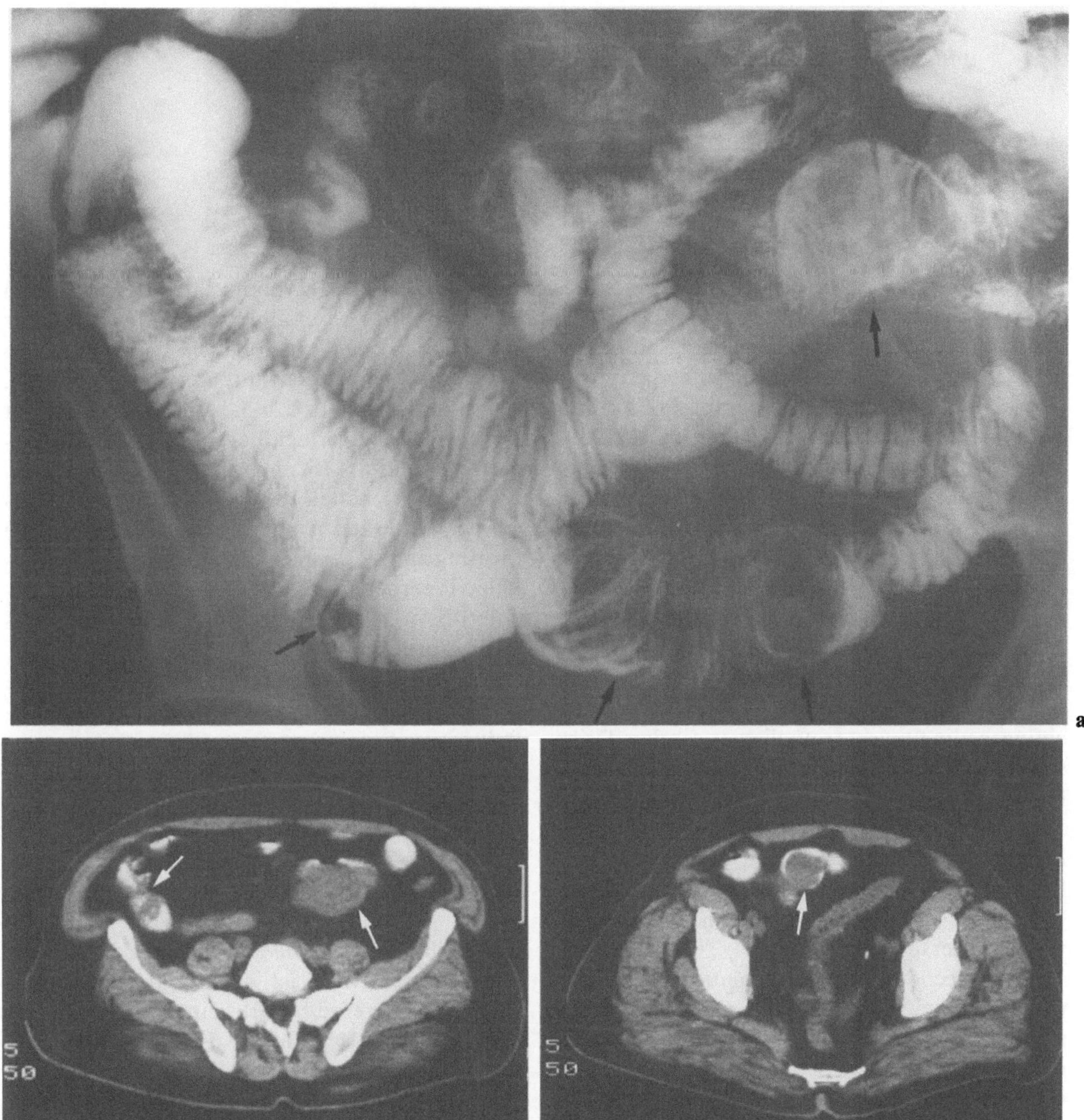

Abb. 5.3.-26a bis c. Metastasen eines malignen Melanoms (→) (**a**). Im CT mehrere Knoten (→) am Dünndarm (**b** und **c**). Patient mit gastrointestinaler Blutungsanämie. Gastroskopie und Ileocoloskopie waren unauffällig. Primärtumorsitz zunächst unbekannt, retrospektiv am rechten Schulterblatt

5.4 Motilitätsstörungen

Der komplexe Vorgang der Dünndarmmotilität ist noch nicht vollständig aufgeklärt. Die Regulation der Bewegungsvorgänge erfolgt durch die Muskulatur als myogene Steuerung, das intrinsische Nervensystem, durch humorale Faktoren und durch die Blutversorgung (Wienbeck 1980). Veränderungen in diesen regulativen Mechanismen oder Erkrankungen rufen lokale oder allgemeine Motilitätsstörungen hervor (Sellink 1976; Cornell 1982). Durch die Enteroclysis ist es möglich, den Dünndarm selektiv zu untersuchen. Faktoren wie zu rasche oder zu langsame Magenentleerung, die ein falsches Bild der Dünndarmmotilität hervorrufen können, werden dadurch ausgeschaltet. Konstante Untersuchungsbedingungen ermöglichen es, den Darm sozusagen einem Test auszusetzen und sein Verhalten zu registrieren. Die Möglichkeit, die Kontrastmittelsäule unter intermittierender Durchleuchtung zu verfolgen, erlaubt es auch, lokale Veränderungen in der Motilität wesentlich besser zu erfassen als bei einer konventionellen Untersuchung.

Entsprechend den Regulationsvorgängen und Krankheitsursachen können die Motilitätsstörungen in vier Hauptgruppen eingeteilt werden:
- Störungen durch neurogene und humorale Faktoren,
- Störungen durch Malabsorption,
- Störungen durch Erkrankungen der Darmwand,
- Störungen durch vaskuläre Veränderungen.

In jeder dieser Gruppen können Hyper- oder Hypomotilität lokal oder allgemein auftreten. Auch Kombinationen untereinander sind möglich. Das Muster der Motilitätsstörung kann sich ändern. Erkrankungen, die anfänglich mit Hyperperistaltik verbunden waren (z.B. Sprue oder Amyloidose), können im späteren Stadium eine ausgeprägte Hypomotilität zeigen, wenn die Innervation, Durchblutung und Muskulatur der tieferen Wandschichten geschädigt sind.

Überschneidungen mit Krankheitsbildern, die in den Kapiteln 5.1–5.3 und 5.5 geschildert werden, sind unvermeidbar, da lokale und allgemeine Motilitätsstörungen auch hier auftreten. In diesem Kapitel werden vorwiegend allgemeine Motilitätsstörungen abgehandelt. Lokale Störungen, wie beispielsweise das string sign, lokale Hyperperistaltik bei Briden oder Strahlenenteritis, werden in den entsprechenden Kapiteln besprochen.

In den Tabellen 5.4.-1 und 5.4.-2 sind die Ursachen der Motilitätsstörungen zusammengefaßt.

5.4.1 Neurogene und humorale Faktoren

Der Einfluß der *Schilddrüsenhormone* auf die Dünndarmaktivität ist schon lange bekannt. Die Hyperthyreose bewirkt eine Hypermotilität und daher Durchfall, die Hypothyreose eine Darmträgheit.

Psychische und emotionale Faktoren verursachen ebenfalls eine allgemeine Hyperperistaltik (Abb. 5.4.-1 und 2). Diese Patienten schildern die Symptome des „irritablen Darmes". Dies sind uncharakteristische Abdominalschmerzen, deren Spektrum von unangenehm bis hin zu quälenden Druck- und Blähbeschwerden und kolikartigen Bildern reicht. Flatulenz, Meteorismus, Borborygmus, Völlegefühl und Stuhlunregelmäßigkeiten in Form von Durchfall oder häufigem Stuhlgang in kleinen Portionen oder von Verstopfung, oft auch im Wechsel, belästigen den Patienten. Meist ist das Kolon betrof-

Tabelle 5.4.-1. Hyperperistaltik

	Allgemein, propulsiv	Nicht-propulsiv (Pendelperistaltik)	Lokal

Normales Lumen oder Lumenabnahme	Psychogen, emotionale Faktoren
	Hyperthyreose
	Allergien
	Lactoseintoleranz
	Dermatitis herpetiformis
	Mastozytose
	Intestinale Lymphangiektasie
	Intestinale noduläre
	   lymphatische Hyperplasie
	Lambliasis
	Enteritis, bakteriell, viral
	Zollinger-Ellison-Syndrom
	Nach Vagotomie
	M. Whipple
	Zöliakie
	Amyloidose
	Gastrointestinale Blutung
		Ischämie bei
		  Diabetes
		  Arteriosklerose
		  Vaskulitis
		  Thrombose
		Eosinophile Enteritis
		Bakterieller Überwuchs
		Hypoalbuminämie
			Karzinoid
			Ulkus
			Segmentale Ischämie
			Strahlenenteritis
			Adhäsionen
			Briden
			Hernien
			Amyloidose
			M. Crohn
			  (u.a. string sign)
			Tumoren
			Entzündungen
			  in der Umgebung
			Parasiten

Normales Lumen oder Lumenzunahme	Zöliakie („Kolonisierung")
	  (auch Hypoperistaltik)
		Chronische
		  Pankreasinsuffizienz
		Naish-Syndrom
		  (auch Hypoperistaltik)
		Diabetes	

Tabelle 5.4.-2. Hypoperistaltik

Allgemein		*Lokal*

Chronische Einnahme von
  Laxantien
  Tranquilizern und Sedativa
  Psychopharmaka
  Spasmolytika
  Schmerzmitteln
  Vincristin
Hypothyreose
Sklerodermie und andere
  Kollagenosen
Amyloidose
Diabetische Neuro- und Angiopathie
Chronischer Alkoholismus
Amyotrophe Lateralsklerose
Multiple Sklerose
Hyperkalzämie
Hypokaliämie
Sepsis
Peritonitis
Starke Bauchschmerzen
Lymphödem
Urämie
	Chronische Bleivergiftung
	Schwangerschaft
	Langes Fasten
	Kongenital (idiopathische
	  intestinale Pseudoobstruktion)
	Ausgeprägte Zöliakie oder Sprue
		Mechanische
		  Obstruktion
		Zöliakie
		Ischämie
		  Trauma
		  Hämatom
		  Amyloidose

fen. Bei Beteiligung des Dünndarmes kann die Hyperperistaltik so ausgeprägt sein, daß das Bild des *intestinal hurry* gefunden wird. Da bei dieser funktionellen Störung die Schleimhaut intakt ist, kommt es zu keinem frühzeitigen Ausflocken des Kontrastmittels. Aufgrund der heftigen Darmbewegungen ist naturgemäß der Beschlag nicht so lange anhaltend wie üblich, läßt sich aber durch erneute Gabe von Barium und Methylzellulose rasch wieder herstellen. Die Hyperperistaltik bleibt auch später in der Methylzellulosephase erhalten. Die Einlaufgeschwindigkeit muß bei Hyperperistaltik manchmal auf 100–150 ml erhöht werden, um eine genügende Füllung und Aufdehnung des Darmes zu erreichen.

Seltene *hormonproduzierende Tumoren* wie das Vipom, das Glukagonom und das Gastrinom (Zollinger-Ellison-Syndrom) verursachen eine massive Hyperperistaltik mit wäßrigem Durchfall, der teilweise auch durch Malabsorption bedingt ist. Daher kann auch ein unspezifischer Reiz- und Entzündungszustand gefunden werden. Das serotoninproduzierende Karzinoid bewirkt eine lokale Hyperperistaltik (s. Abb. 5.3.-6 und 7). Die Hyperperistaltik und Diarrhö nach Vagotomie werden wahrscheinlich durch Veränderungen am migrierenden motorischen Komplex ausgelöst.

Die chronische Einnahme von *Pharmaka* wie Laxantien, Tranquillizern, Sedativa, Psychopharmaka, Spasmolytika und Schmerzmitteln kann zu einer allgemeinen Hypoperistaltik führen (Abb. 5.4.-3 bis 5). Die klinischen Symptome sind Subileus- und Ileusbeschwerden, jedoch ohne die Zeichen einer Peritonitis (Abb. 5.4.-3).

Es ist besonders wichtig, die Wirkung dieser Medikamente auf den Darm zu kennen, da solche Patienten andernfalls unnötig operiert werden. Wichtig ist die Unterscheidung zur Hypoperistaltik und Dilatation bei länger anhaltender mechanischer Obstruktion (s. Kapitel 4.5). Da keine entzündlichen Darmveränderungen vorliegen, sind die Falten normal, und der Schleimhautbeschlag bleibt lange erhalten.

Auch die *idiopathische intestinale Pseudoobstruktion* äußert sich in wiederholten ileusartigen Attacken ohne Nachweis einer mechanischen Obstruktion. Wahrscheinlich liegt die-

ser seltenen Erkrankung eine Störung der langsamen elektrischen Wellen der myogenen Aktivität zugrunde. Bei der Enteroclysis findet man ähnlich wie bei der medikamentös induzierten Hypoperistaltik eine Dilatation und Hypoperistaltik des Jejunums bis zum ileojejunalen Übergang. Danach fließt das Kontrastmittel ungehindert in das nicht erweiterte Ileum, das sogar eine vermehrte Peristaltik aufweisen kann (Abb. 5.4.-5 und 6). Auch die Jejunumperistaltik kann sich im Laufe der Untersuchung wieder normalisieren (Abb. 5.4.-6).

Ein seltenes Krankheitsbild ist das *Naish-Syndrom* (Naish et al. 1960). Es ist gekennzeichnet durch rezidivierende Episoden von kolikartigen Bauchschmerzen mit Auftreibung des Abdomens und Durchfall durch intestinale Pseudoobstruktion mit Steatorrhö. Ursache dafür ist eine erhebliche Darmwandverdickung durch Hypertrophie, hauptsächlich der inneren Muskelschicht. Bei der Enteroclysis findet man dilatierte Darmschlingen, besonders im Jejunum, mit nicht-propulsiver Hyperperistaltik (Pendelperistaltik) und einen schlechten Wandbeschlag wegen des retenierten und teilweise unverdauten Darminhalts (Abb. 5.4.-7). Die Diagnose kann letztlich nur durch die Anamnese und eine Biopsie der Darmmuskulatur erstellt werden. Da ein erhöhter Prostaglandin E-Spiegel gefunden wurde, ist eine Therapie mit Indometacin erfolgversprechend.

Weitere Ursachen einer allgemeinen Hypoperistaltik in dieser Gruppe sind Elektrolytstörungen (Hypokaliämie, Hyperkalzämie), neurologische Erkrankungen, Diabetes, Urämie, chronische Bleivergiftung, starke Bauchschmerzen, Schwangerschaft, Sepsis und Peritonitis sowie langes Fasten (Franken et al. 1980).

5.4.2 Malabsorption

Die Ursachen der Malabsorption sind vielfältig. In diesem Kapitel sollen die Krankheitsbilder besprochen werden, bei denen Motilitätsstörungen im Vordergrund stehen. Teils sind dies pathologische Prozesse, die sich sekundär auf den Dünndarm auswirken, teils primäre Dünndarmerkrankungen. Die Motilitätsstörungen werden durch Veränderungen in der Mukosa, Submukosa oder an den Strukturen der tieferen Wandschichten verursacht. Ein häufiges Symptom ist der chronische Durchfall mit Steatorrhö. Die unvollständig verdauten Nahrungsbestandteile führen zu einem gestörten „Darmmilieu", das seinerseits das radiologische Bild eines *unspezifischen Reiz- und Entzündungszustandes* der Schleimhaut hervorruft.

Dieses Bild, verbunden mit einer nicht-propulsiven Hyperperistaltik, findet man bei ausgeprägter *exokriner Pankreasinsuffizienz,* deren Ursachen ebenfalls mannigfaltig sein können. Aufgrund einer oft damit verbundenen Hypoalbuminämie und/oder einem Lymphödem sind Darmwand und -falten verdickt. Dieses Darmwandödem ist eine weitere Ursache für die Motilitätsstörung (Abb. 5.4.-8 und 21).

Allergische Reaktionen am Darm verursachen eine Hyperperistaltik. Meist ist diese nur zu finden, wenn das Allergen während der Untersuchung auf die Schleimhaut einwirkt. Deshalb wird man bei anamnestisch bekannter Überempfindlichkeit gegen bestimmte Nahrungsmittel (Milcheiweiß, Meerestiere, Zitrusfrüchte u.a.) selten einen pathologischen Dünndarmbefund entdecken. Das gleiche gilt auch für die in manchen Teilen der Welt häufig vorkommende Lactoseintoleranz. Durch gleichzeitige Gabe von Lactose zum Kontrastmittel kann eine Hyperperistaltik mit schlechtem Wandbeschlag provoziert werden (Gupta 1984). Wir führen diesen Test nicht durch. Bei ausgeprägtem Mangel an Disaccharidasen haben wir dieses Bild auch ohne Lactosezusatz beobachtet (Abb. 5.4.-9). Allergische Reaktionen mit allgemeiner oder lokaler Hyperperistaltik können auch verursacht werden durch die allergische Vaskulitis Schönlein-Henoch, durch Darmparasiten wie Askariden und andere Würmer sowie durch Lamblien (s. Abb. 4.5.-2).

Die *Zöliakie* ist als Intoleranz gegen das vor allem im Weizen vorkommende Kleberprotein (Gluten) definiert. Sie gehört zu den häufigsten Ursachen einer Malabsorption im Kindesalter (Shmerling et al. 1972). Der Begriff Zöliakie bezeichnet eine spezifische Krankheitseinheit, während der Ausdruck Zöliakiesyndrom (tritt häufig im Erwachsenenalter in Erscheinung) verschiedene Malabsorptionszustände mit ähnlicher Symptomatik zusammenfaßt, die häufig auch auf glutenfreie Kost ansprechen, aber nicht gluteninduziert sind. Andere Bezeichnungen für Zöliakie sind idiopathische Steatorrhö, nicht-tropische Sprue, gluteninduzierte Enteropathie. Die klinischen Symptome sind chronischer Durchfall (kann in ca. 10% fehlen), Anorexie, Untergewicht, Kleinwuchs, Muskelschwund, Osteomalazie und psychische Veränderungen.

Das radiologische Bild ist in den meisten Fällen charakteristisch (Abb. 5.4.-10 bis 13). Um die pathologischen Veränderungen herauszuarbeiten, muß manchmal die Einlaufgeschwindigkeit des Kontrastmittels etwas erhöht werden, damit der Darm ausreichend gefüllt wird. Im Duodenum und Jejunum findet sich entsprechend der Schleimhautatrophie ein Verlust der Kerckring'schen Falten, so daß der gut gefüllte Darm eine kolonähnliche Haustrierung zeigt („Kolonisierung" des Jejunums). Dieses Bild ist auch als „Moulagezeichen" bekannt. Das Darmlumen kann dabei erheblich dilatieren (Abb. 5.4.-12). Damit verbunden ist eine lokale Hypoperistaltik. Im Ileum kommt es zu einer Faltenvermehrung („Jejunisierung" des Ileums) und reaktiven Hyperperistaltik. Dieser Vorgang kann als Kompensationsmechanismus für den Verlust der Mukosaoberfläche im Jejunum aufgefaßt werden. Im aktiven Krankheitsstadium findet sich aufgrund der Malabsorption und Entzündung ein herabgesetzter Wandbeschlag (Abb. 5.4.-10 und 11). Bei der Erwachsenensprue bilden sich unter entsprechender Therapie die morphologischen Faltenveränderungen im allgemeinen nicht zurück, der unspezifische Reiz- und Entzündungszustand verschwindet dagegen (Abb. 5.4.-13). In einem geringen Prozentsatz finden sich keine oder nur geringe radiologische Veränderungen trotz positiver Biopsie. Man sollte sich bewußt sein, daß sich auf dem Boden einer Zöliakie ein gastrointestinales Lymphom oder Karzinom entwickeln kann. Kontrolluntersuchungen im Stadium der Remission sind deshalb indiziert.

Andere Erkrankungen, die mit Malabsorption und gestörter Motilität einhergehen, sind z.B. M. Whipple (Abb. 5.2.-21), eosinophile Enteritis (Abb. 5.2.-19), bakterieller Überwuchs (Abb. 5.2.-18), virale und bakterielle Enteritis (Abb. 5.2.-16), M. Crohn, Mastozytose, Dermatitis herpetiformis und intestinale Lymphangiektasie (Abb. 5.4.-21 und 22).

lisation der Amyloidose. Das Bild reicht von einer allgemeinen Hyperperistaltik bis zur lokalen oder allgemeinen Hypoperistaltik mit dem Bild der Pseudoobstruktion. In manchen Fällen bereitet auch die Unterscheidung zur Zöliakie Schwierigkeiten.

5.4.3 Erkrankungen der Darmwand

Durch Infiltration, Entzündung oder andere pathologische Veränderungen der Darmwandstrukturen können Motilitätsstörungen hervorgerufen werden. Bei der *Sklerodermie* sind Ösophagus und Dünndarm am häufigsten befallen. Fibrinablagerungen in den Gefäßen führen zu ischämischen Nekrosen und Atrophie der Muskulatur und Ersatz durch Bindegewebe. Daraus resultieren Hypoperistaltik, Dilatation und manchmal Stenosen. Das Duodenum und das proximale Jejunum sind hiervon hauptsächlich befallen (Olmsted und Madewell 1976). Als weitere typische Veränderungen finden sich breitbasige Divertikel und das „hide-bound"-Zeichen (Horowitz und Meyers 1973), d.h. eng aneinanderliegende Kerckring'sche Falten in einem dilatierten Darmsegment (Abb. 5.4.-14).

Andere Erkrankungen aus dem Formenkreis der Kollagenosen sind die *Periarteriitis nodosa,* der *systemische Lupus erythematodes* und die *Dermatomyositis.* Bei diesen Krankheitsbildern stehen vaskuläre Veränderungen mehr im Vordergrund. Die Folgen sind eine meist nicht-propulsive Hyperperistaltik, Ulzerationen, Wandinfiltrationen und Blutungen.

Sowohl bei der primären als auch bei der sekundären Form der *Amyloidose* können die Amyloidablagerungen lokal oder diffus in allen Wandschichten des gesamten Verdauungstraktes vorkommen. Die Infiltrationen sind manchmal nicht von einem diffusen malignen Lymphom zu unterscheiden (Abb. 5.4.-15). Bei Befall des Ileums mit Atrophie der Mukosa und Wandverdickung kann die Abgrenzung von einem M. Crohn oder einer „backwash"-Ileitis bei Colitis ulcerosa unmöglich werden (Abb. 5.4.-16). Die Motilitätsstörungen und Beschwerden sind abhängig vom Ausmaß und von der Loka-

5.4.4 Vaskuläre Veränderungen

Ischämie ist die Ursache vieler Dünndarmerkrankungen, da die intramuralen Ganglien empfindlich auf Sauerstoffmangel reagieren. Dies führt zu Veränderungen der Darmmotilität. Einige der ischämiebedingten Erkrankungen werden an anderer Stelle behandelt (z.B. radiogene Vaskulitis, Kollagenosen, allergische Vaskulitis, Amyloidose, Obstruktionen).

Die *Arteriosklerose* im Versorgungsgebiet der A. mesenterica superior ist der häufigste und wichtigste Grund einer Durchblutungsstörung. Weitere Ursachen dafür sind die verschiedenen Formen einer Vaskulitis. Da sich bei Arteriosklerose meist schon Kollateralgefäße entwikkelt haben, sind kleinere Gefäßverschlüsse klinisch und angiographisch nicht leicht zu diagnostizieren. Dennoch kann die Durchblutungsstörung lokal so ausgeprägt gewesen sein, daß sich ischämische Stenosen ausbilden (s. Abb. 2.8.-3).

Eine gering ausgeprägte *Ischämie* verursacht eine allgemeine oder lokale Hyperperistaltik (Abb. 5.4.-17). Das Darmlumen ist enggestellt, der Wandbeschlag normal. Bei ausgeprägteren Formen, wie z.B. bei der diabetischen Mikroangiopathie, die häufig mit einer Neuropathie verbunden ist, wandelt sich das Bild von einer nicht-propulsiven Hyperperistaltik zur Hypoperistaltik. Bei zusätzlicher Malabsorption kann der Schleimhautbeschlag vermindert sein (Abb. 5.4.-18). Diese Dysfunktion und eine daraus folgende bakterielle Fehlbesiedelung werden als Ursache der diabetogenen Durchfälle genannt.

Der akute *Verschluß der A. mesenterica superior* wird kein Anlaß für eine Dünndarmuntersuchung sein. Bei Teilverschluß durch Embolie oder Thrombose mit protrahiertem Verlauf kommt es aber ebenfalls zur Schädigung langer

Darmabschnitte mit Nekrosen der Mukosa, Wandödem und submuköser Blutung. Radiologisch finden sich dann die Zeichen eines unspezifischen Reiz- und Entzündungszustandes mit nicht-propulsiver Peristaltik, evtl. auch Hypoperistaltik und Lumendilatation (Abb. 5.4.-19). Die ödematösen Wandinfiltrationen und Einblutungen führen zu dem Bild des sog. „thumbprinting" und sind oft schon auf der Abdomenleeraufnahme zu sehen.

Nicht selten werden *intramurale Hämatome* durch Trauma, Blutungen unter Antikoagulantientherapie, Hämophilie und Thrombozytopenie verursacht. Die beteiligten Darmschlingen sind hypoperistaltisch oder spastisch enggestellt. Die Wand ist verdickt und zeigt eng aneinanderliegende und spitz ausgezogene Falten („stacked coin"-Zeichen) sowie das „thumbprint"-Zeichen.

Mechanische Obstruktionen durch Briden, Volvulus, Malrotation und innere Hernien können ebenfalls die arterielle und venöse Blutversorgung beeinflussen. Dies führt dann zu einer lokalen Ischämie mit Pseudoobstruktionen.

Die Darmdurchblutung kann auch durch ein herabgesetztes Herzminutenvolumen und bei portaler Hypertension beeinträchtigt werden.

Blut im Darmlumen selbst führt zu einer reaktiven Hyperperistaltik mit herabgesetztem Wandbeschlag (Abb. 5.4.-20).

Zu den vaskulären Erkrankungen zählen auch Veränderungen am *Lymphgefäßsystem*. So liegt der seltenen *intestinalen Lymphangiektasie* meist eine angeborene Malformation der intestinalen Lymphgefäße zugrunde (Shimkin et al. 1970). Die Patienten leiden unter Eiweißverlust in den Darm, der zu Hypoproteinämie führt. Die Kerckring'schen Falten sind verdickt und nodulär. Der Schleimhautbeschlag ist deutlich herabgesetzt und der Darm hypermotil, teilweise nicht-propulsiv (Abb. 5.4.-21 und 22). Ähnliche Veränderungen finden sich auch bei Lymphstauung durch maligne Erkrankungen.

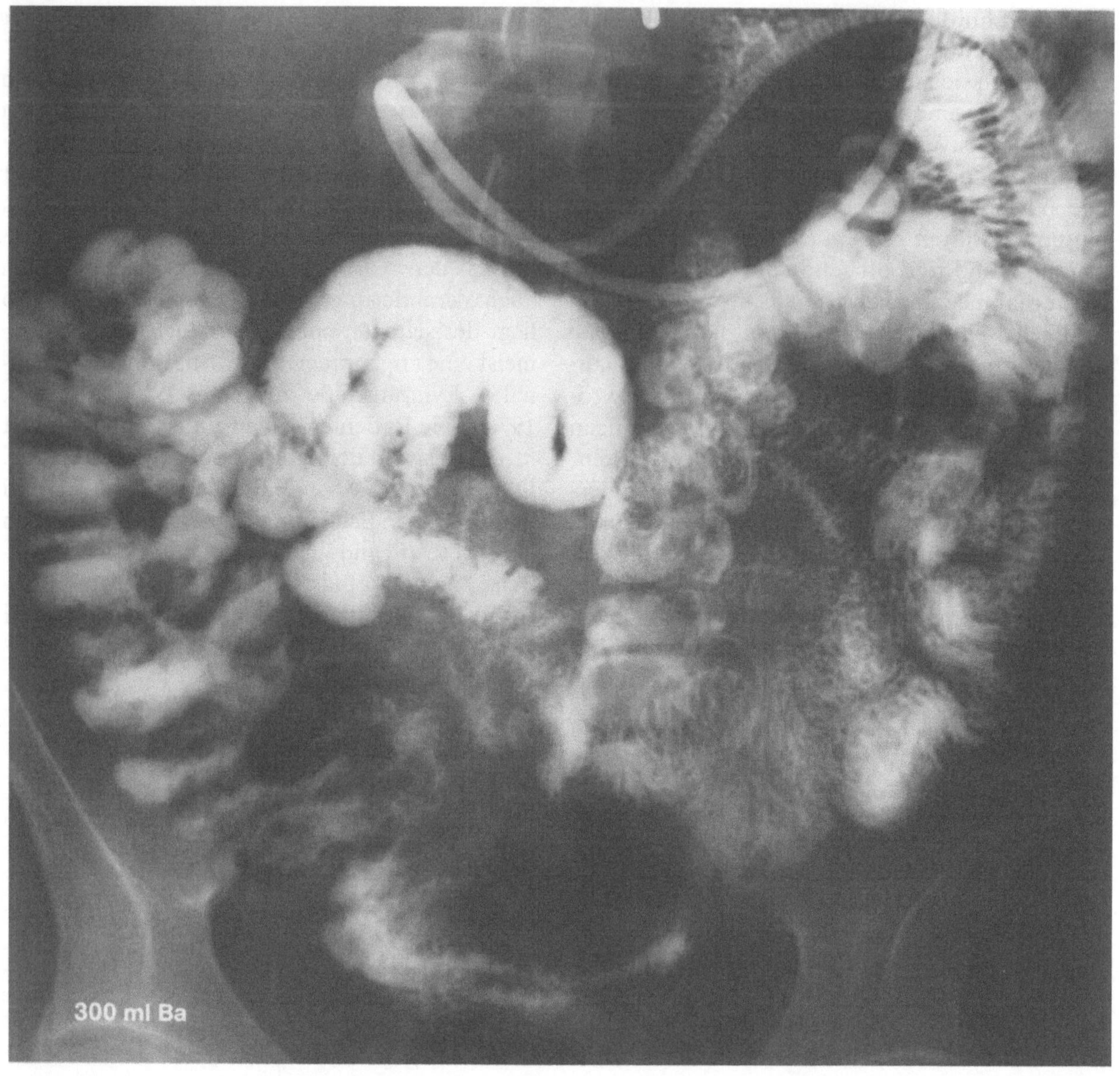

Abb. 5.4.-1a und b. Hyperperistaltik, psychogen, emotional bedingt. Intestinal hurry in der Bariumphase (**a**), Persistieren der Hyperperistaltik mit ausreichendem Wandbeschlag in der Methylzellulosephase (**b**). Spastische Kolonhaustrierung. 36jähriger Patient mit uncharakteristischen Abdominalbeschwerden, Zustand nach Geschlechtsumwandlung und vielen psychischen Problemen

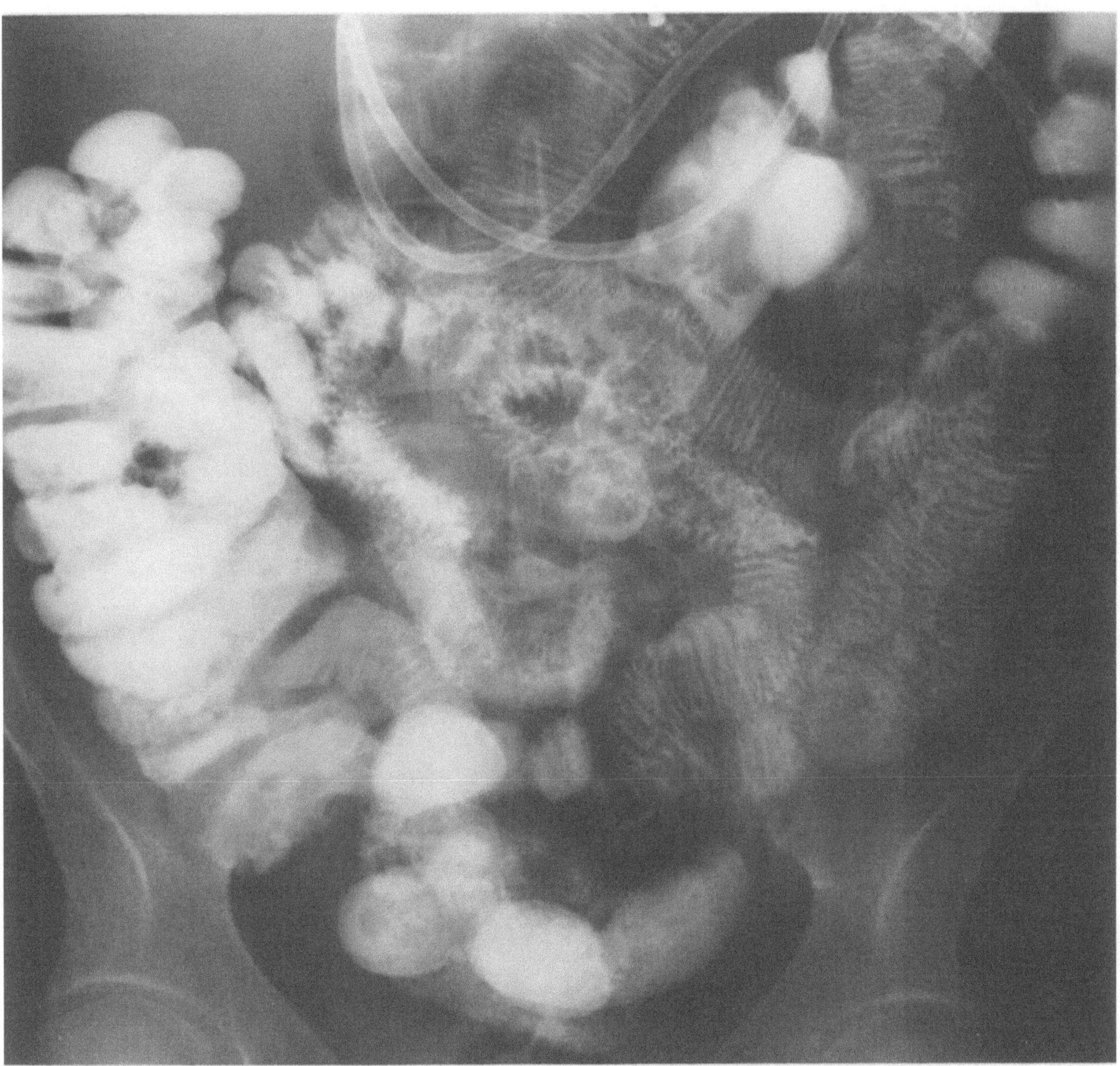

Abb. 5.4.-1 b

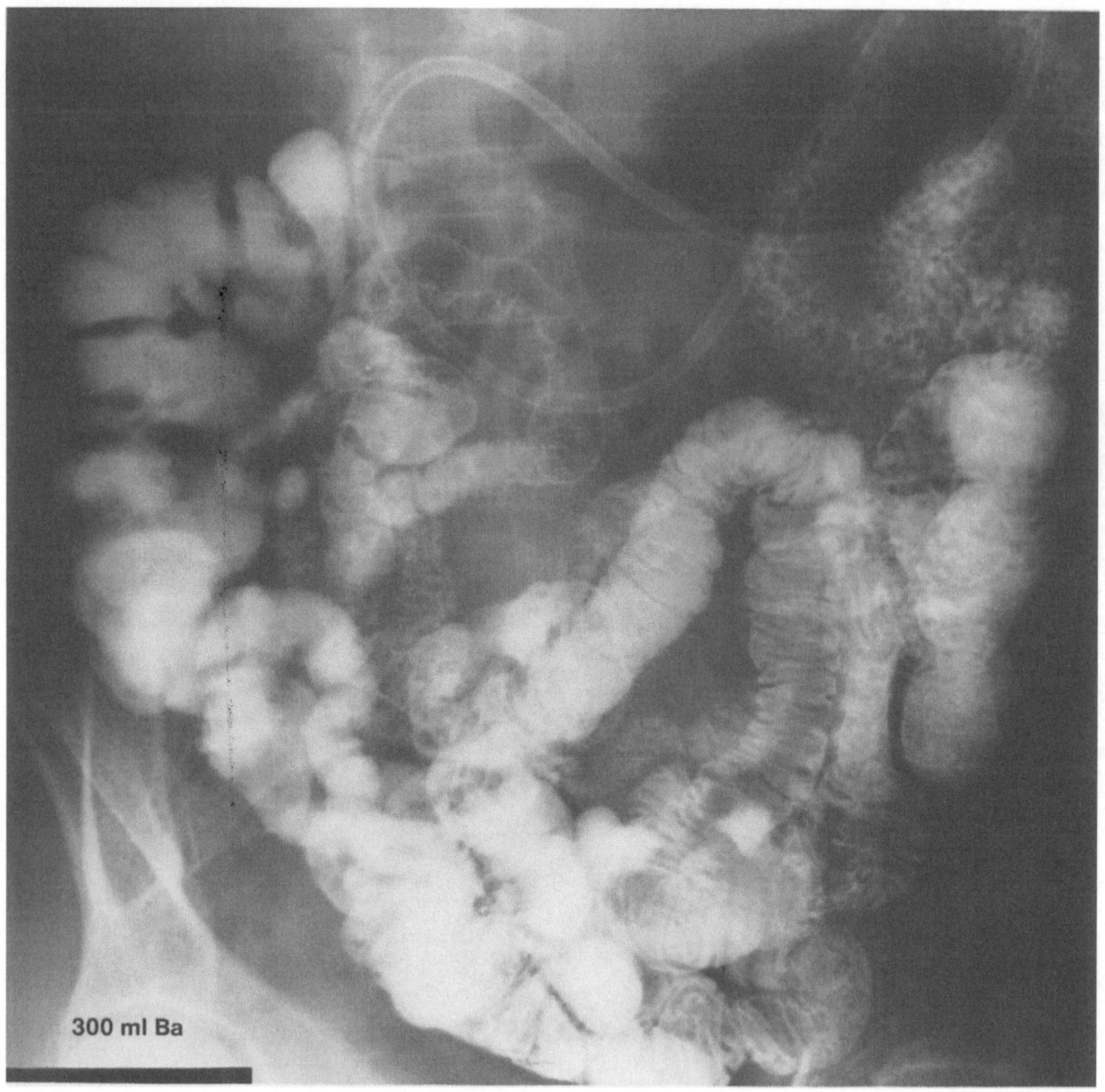

Abb. 5.4.-2a und b. Hyperperistaltik, psychogen, emotional bedingt. Intestinal hurry (**a**). Aufgrund einer habituellen Aerophagie findet sich bereits in der Bariumphase ein beginnender Doppelkontrast. In der Methylzellulosephase (**b**) bleiben die Hyperperistaltik und der Wandbeschlag erhalten. Spastische Kolonhaustrierung. Kein Hinweis für entzündliche Veränderungen. 52jähriger Mann mit „irritablem" Darmsyndrom

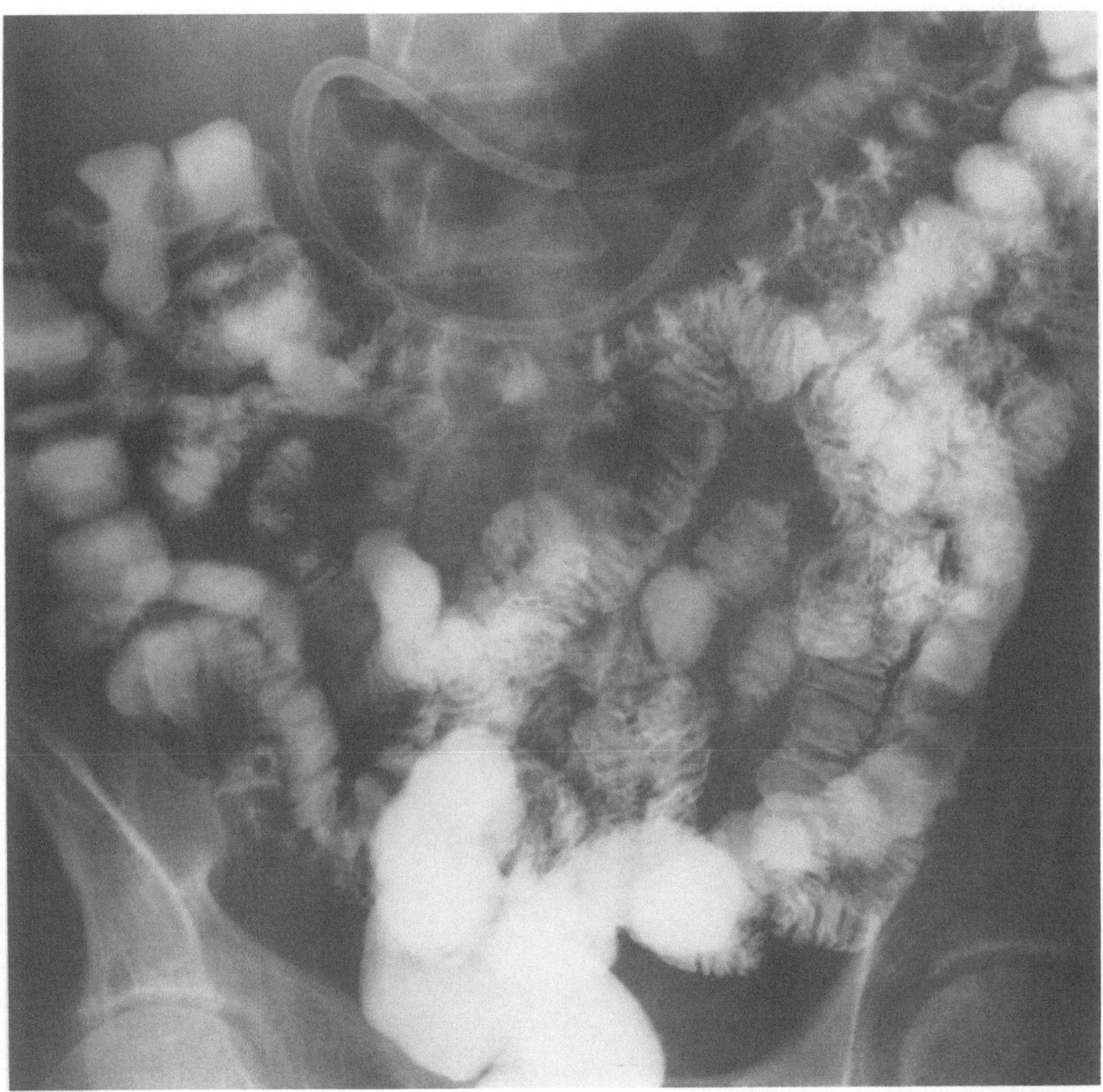

Abb. 5.4.-2b

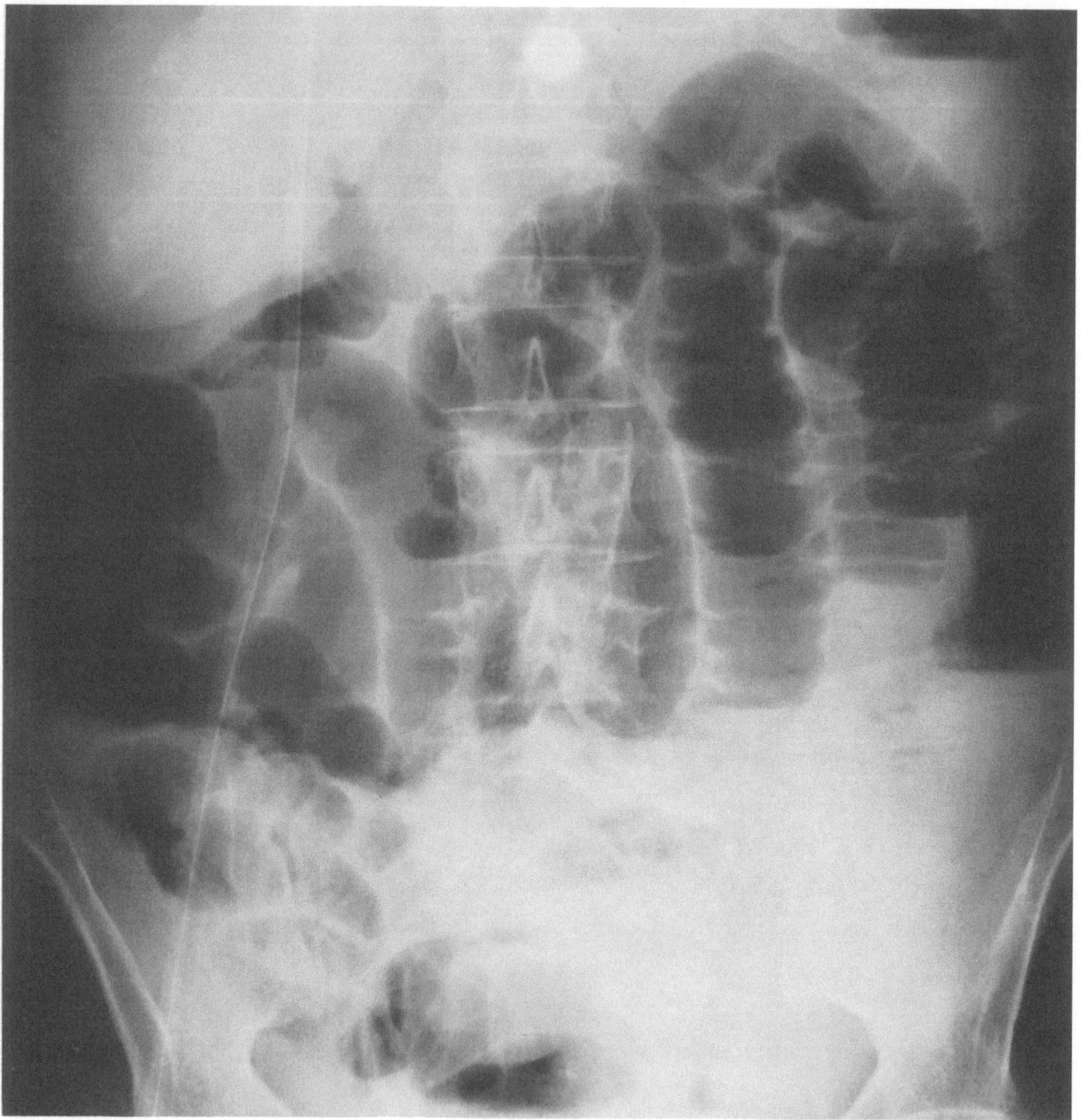

Abb. 5.4.-3a bis c. Hypoperistaltik, medikamentös bedingt. Patientin mit unklarem Ileus ohne Peritonitis (a). Die Enteroclysis vor geplanter Operation zeigt alle Zeichen einer ausgeprägten allgemeinen Hypoperistaltik (b). Auch nach mehrmaliger Gabe von Metoclopramid (Paspertin) kommt es zu keiner Passagebeschleunigung (c). Normaler Wandbeschlag, keine entzündlichen Veränderungen. Nach wiederholtem Befragen gab die Patientin einen 30jährigen Laxantienabusus zu. Nebenbefund: Reste von wäßrigem Kontrastmittel (Peritrast) nach Koloneinlauf zum Ausschluß einer Stenose, Duodenaldivertikel und Reflux in den Choledochus nach Papillotomie

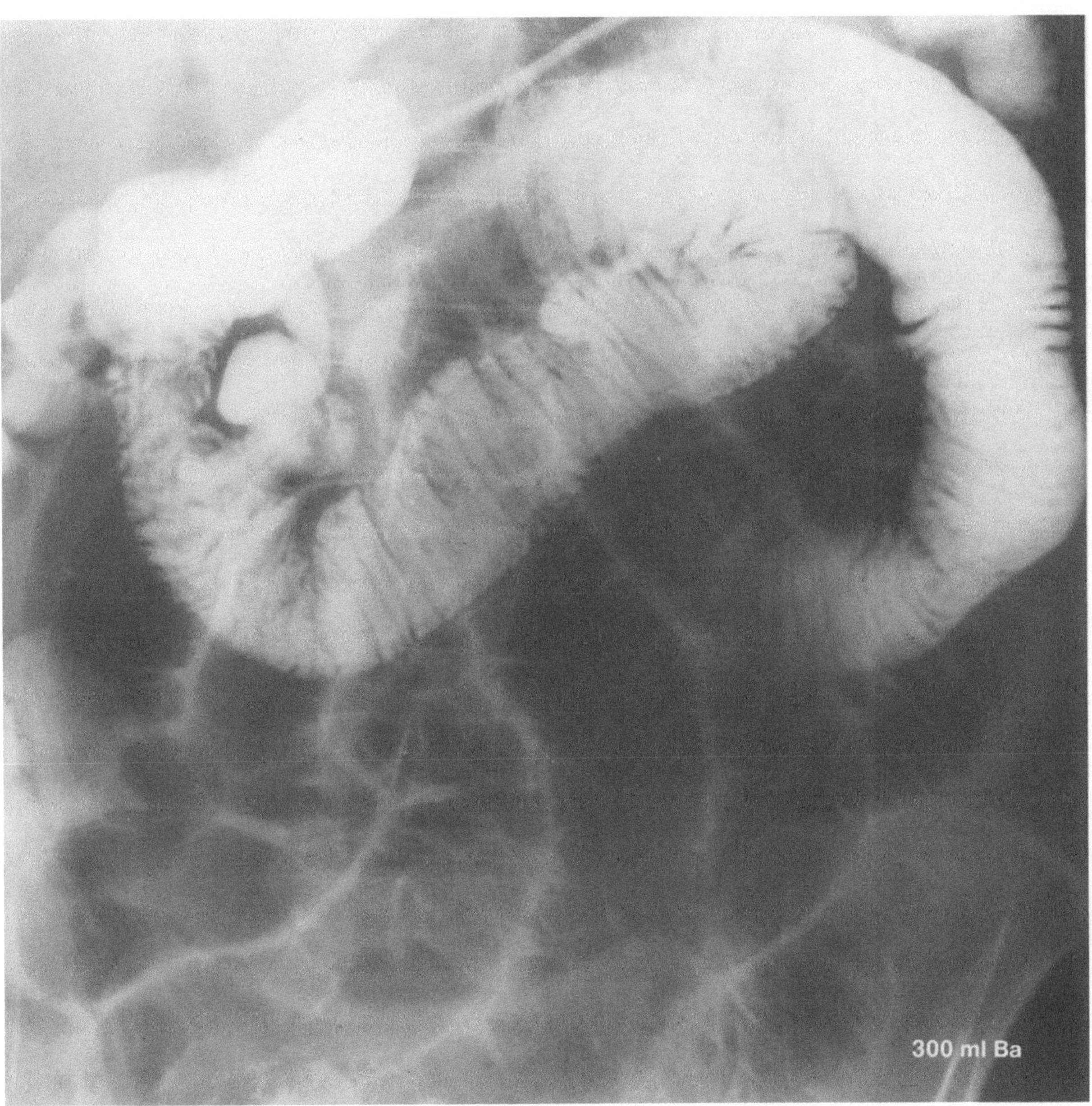

Abb. 5.4.-3b

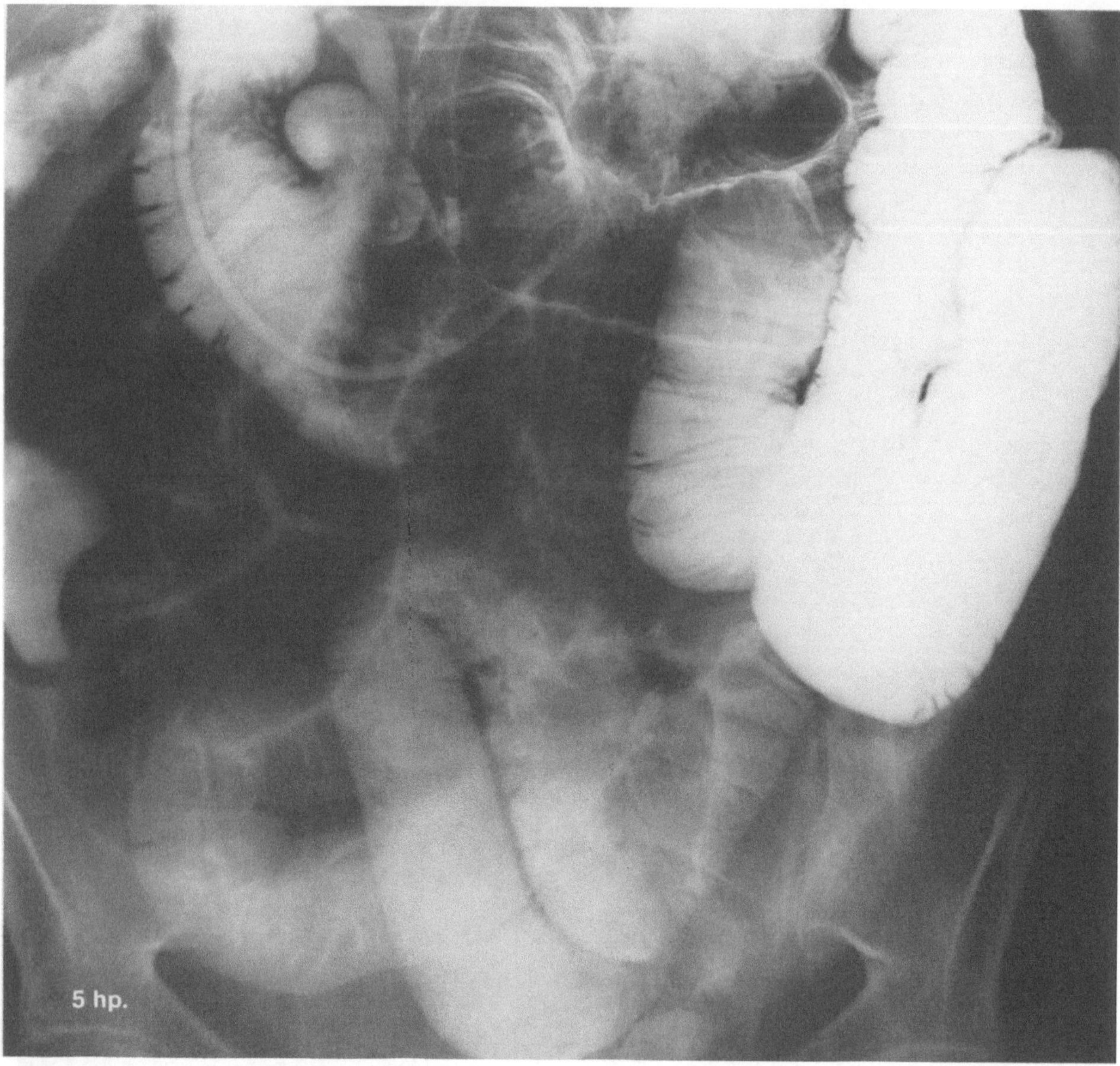

Abb. 5.4.-3c

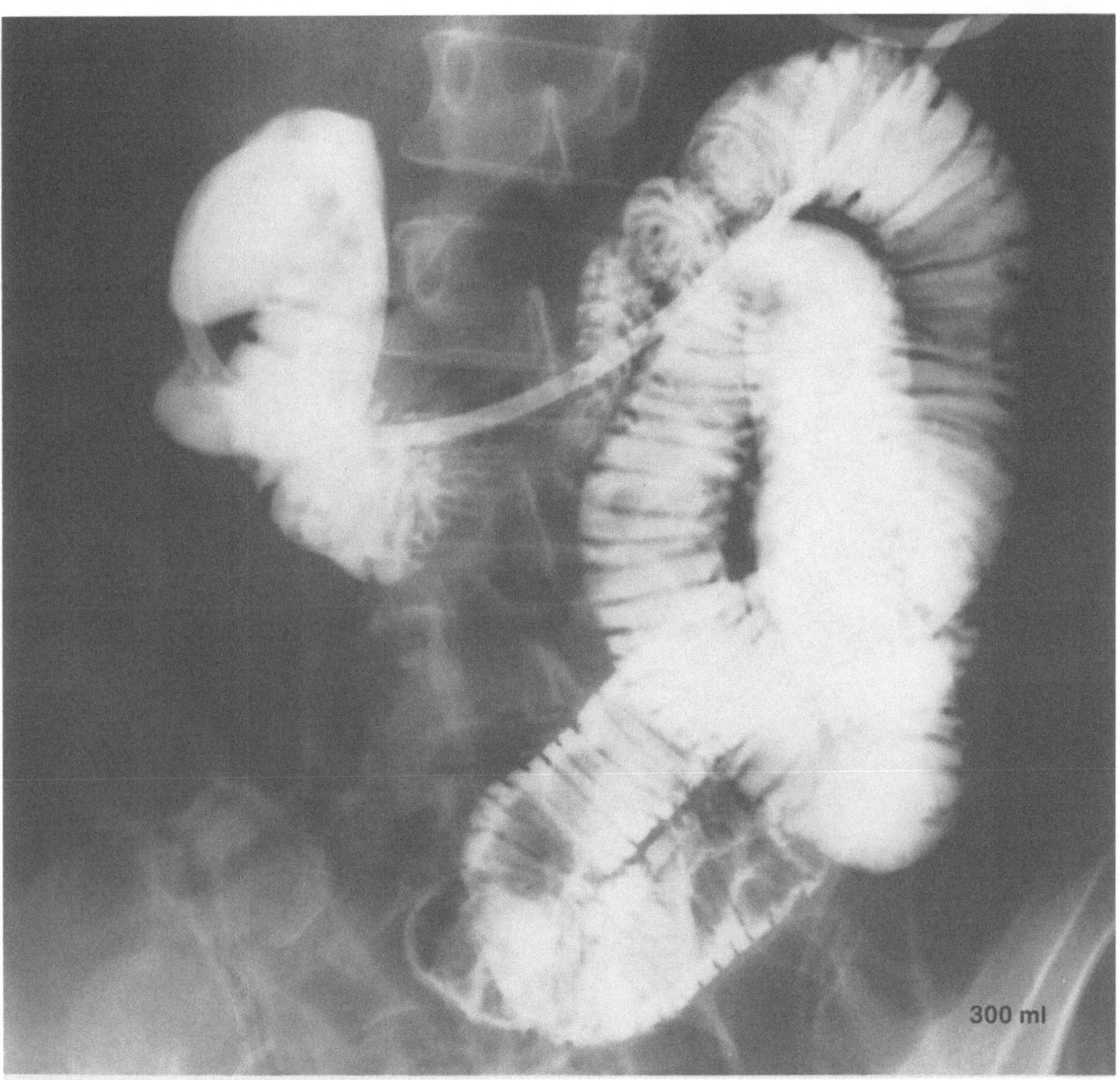

Abb. 5.4.-4. Hypoperistaltik, medikamentös bedingt. Erweitertes hypomotiles Jejunum mit Speiseresten. Die untergewichtige Patientin wurde wegen psychogener Durchfälle mit Loperamid (Imodium®) behandelt. Die Gewichtsabnahme hat zu einer Einengung des Duodenums durch die A. mesenterica superior geführt (Zwingensyndrom), die zusammen mit der Hypoperistaltik eine weitere Sondenpassage verhinderte

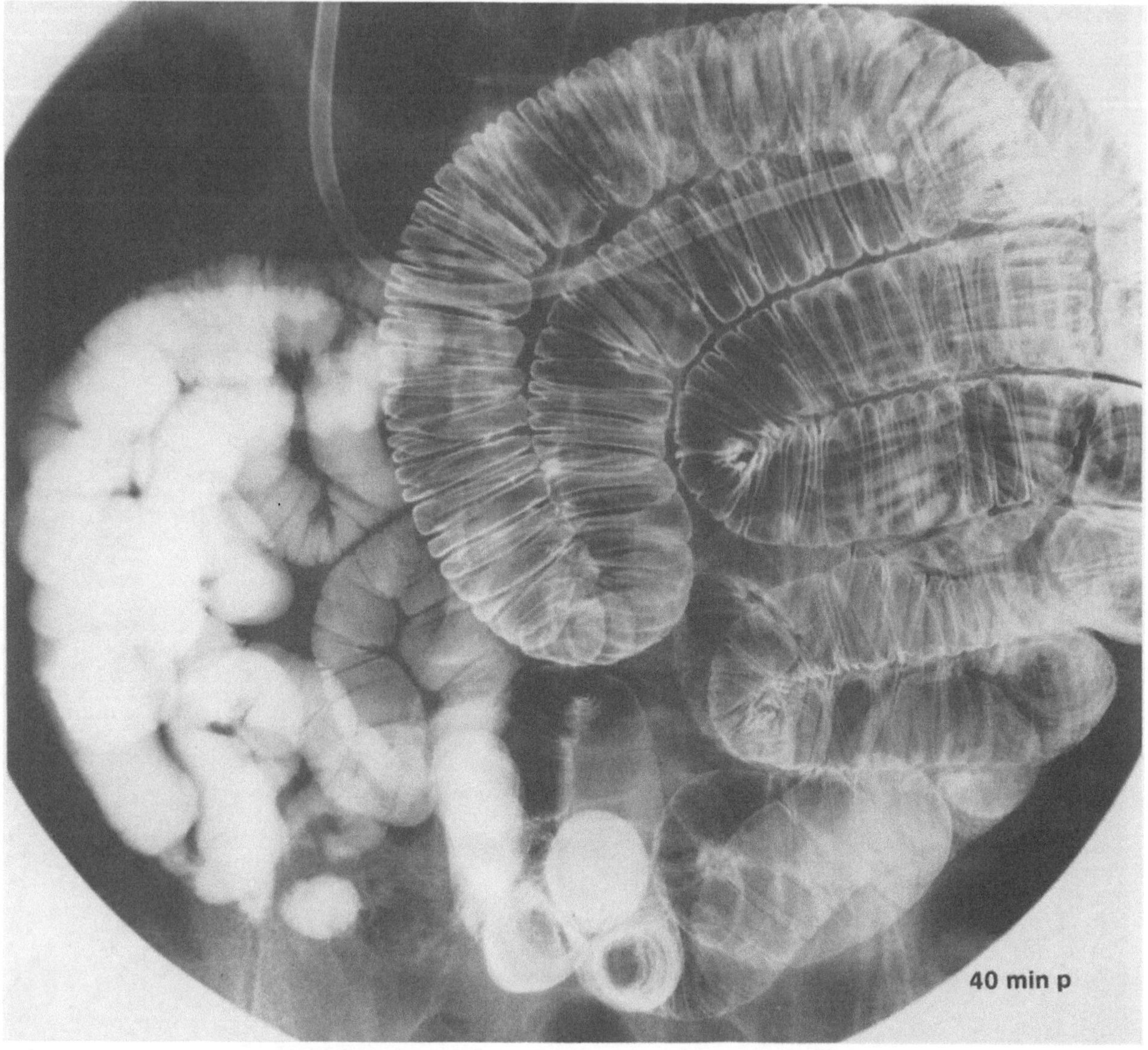

Abb. 5.4.-5. Hypoperistaltik, neurogen, humoral bedingt. Dilatation und Hypoperistaltik bis zum ileojejunalen Übergang. Erst nach 40 min erfolgt der Übertritt in ein nicht erweitertes Ileum. 35jähriger Patient mit wechselnden, teils kolikartigen Bauchschmerzen und hypochondrischer Neurose sowie erheblichem Abusus von Analgetika, Spasmolytika und Psychopharmaka. Zustand nach Vagotomie

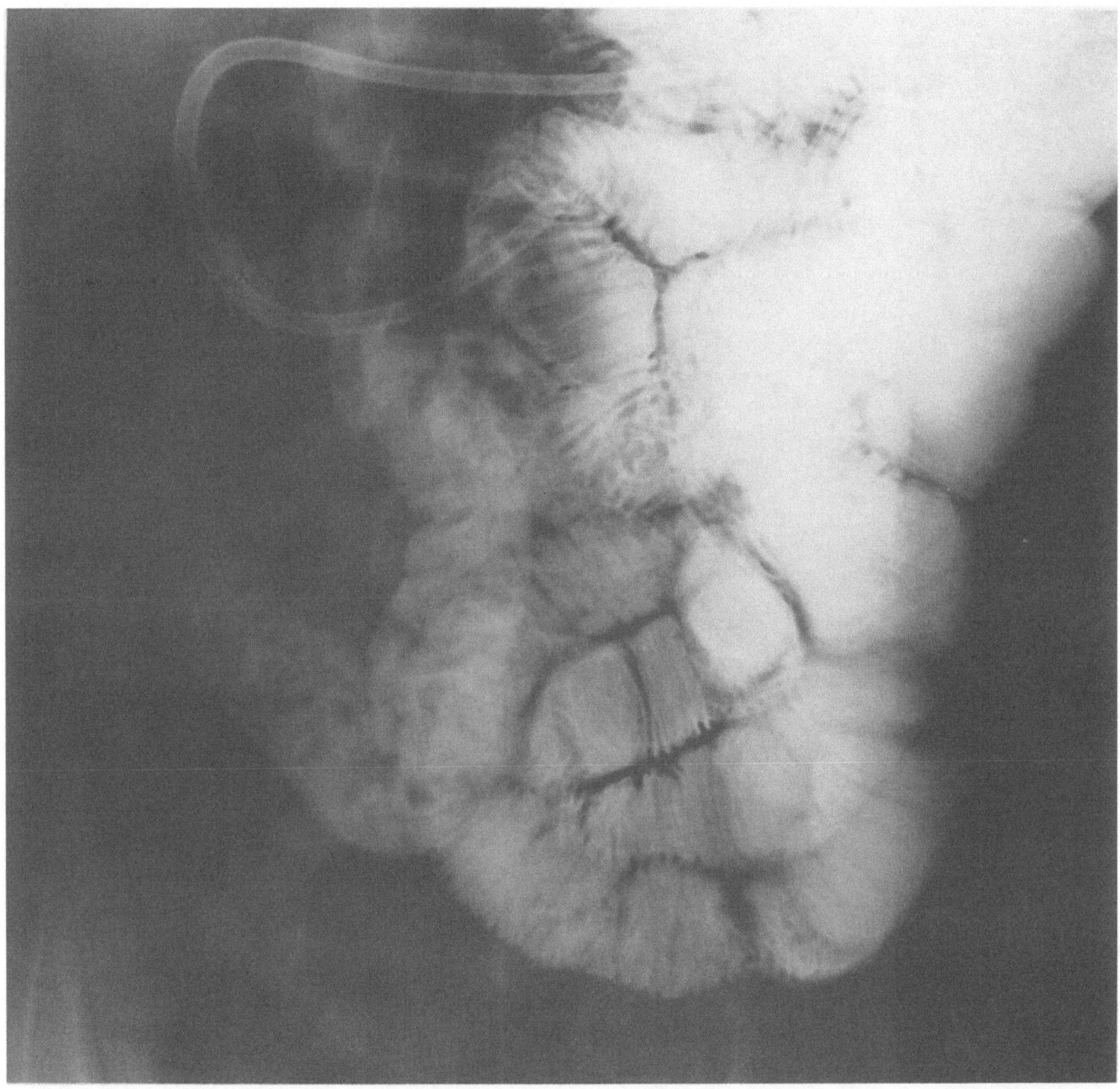

Abb. 5.4.-6. Idiopathische Pseudoobstruktion. Erhebliche Passageverzögerung und Hypoperistaltik mit Speiseresten im Jejunum. Nach Überwindung des ileojejunalen Überganges kommt es zur Normalisierung der Peristaltik und Entleerung des Dünndarms. 18jähriger Patient mit stechenden Schmerzen im Mittelbauch. Bei einer späteren Appendektomie waren Darm und Appendix unauffällig

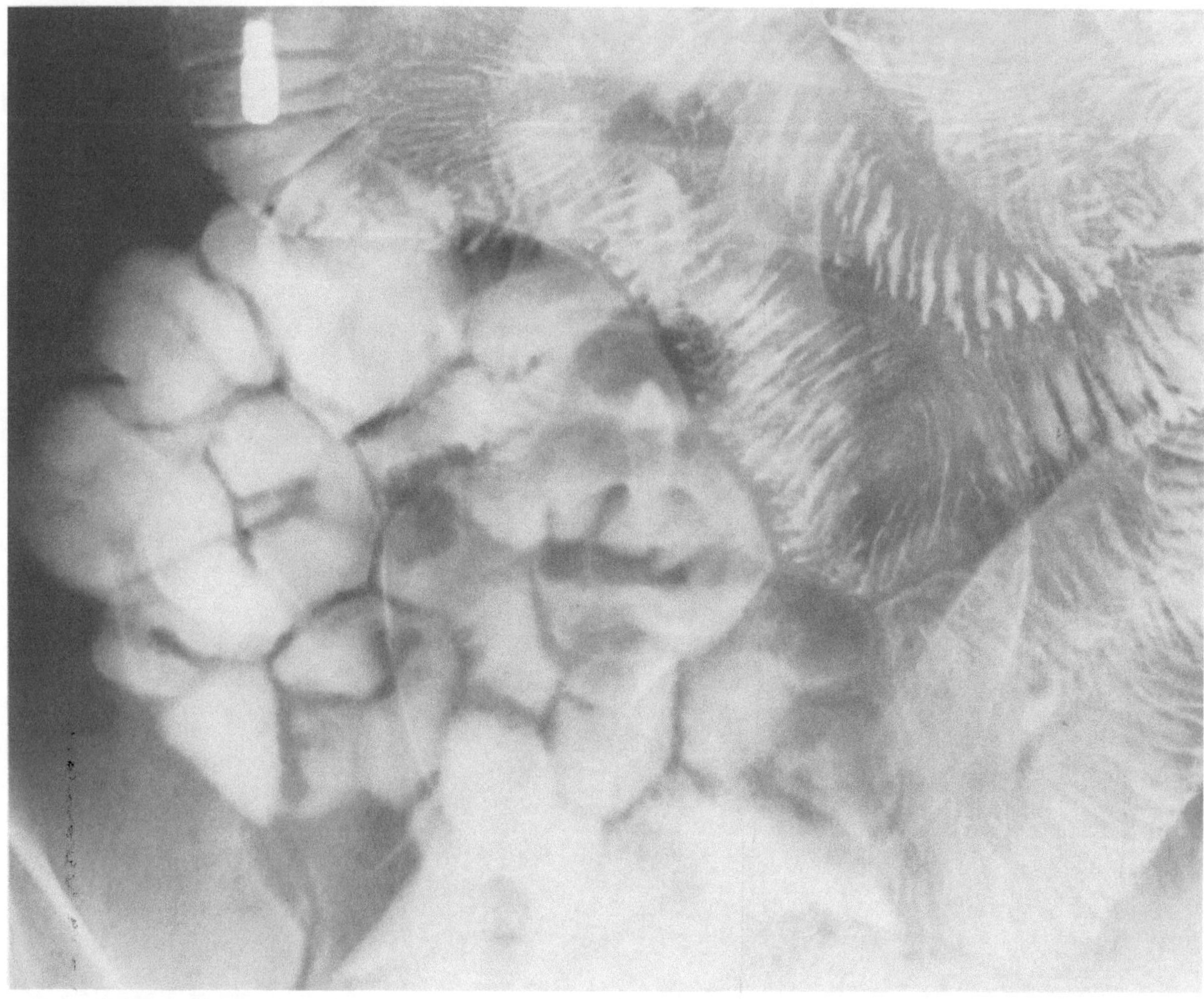

a

Abb. 5.4.-7a und b. Naish-Syndrom. Hypoperistaltik und Dilatation im Jejunum. Zunächst normal weite Ileumschlingen mit Pendelperistaltik (**a**), später auch hier Lumenzunahme, deutlich verdickte Darmwände und schlechter Wandbeschlag (**b**). Der 24jährige Patient hatte seit vielen Jahren rezidivierende Subileuszustände mit Bauchschmerzen, Steatorrhö, viele Voruntersuchungen, keine Operationen. Prostaglandin E-Spiegel erhöht

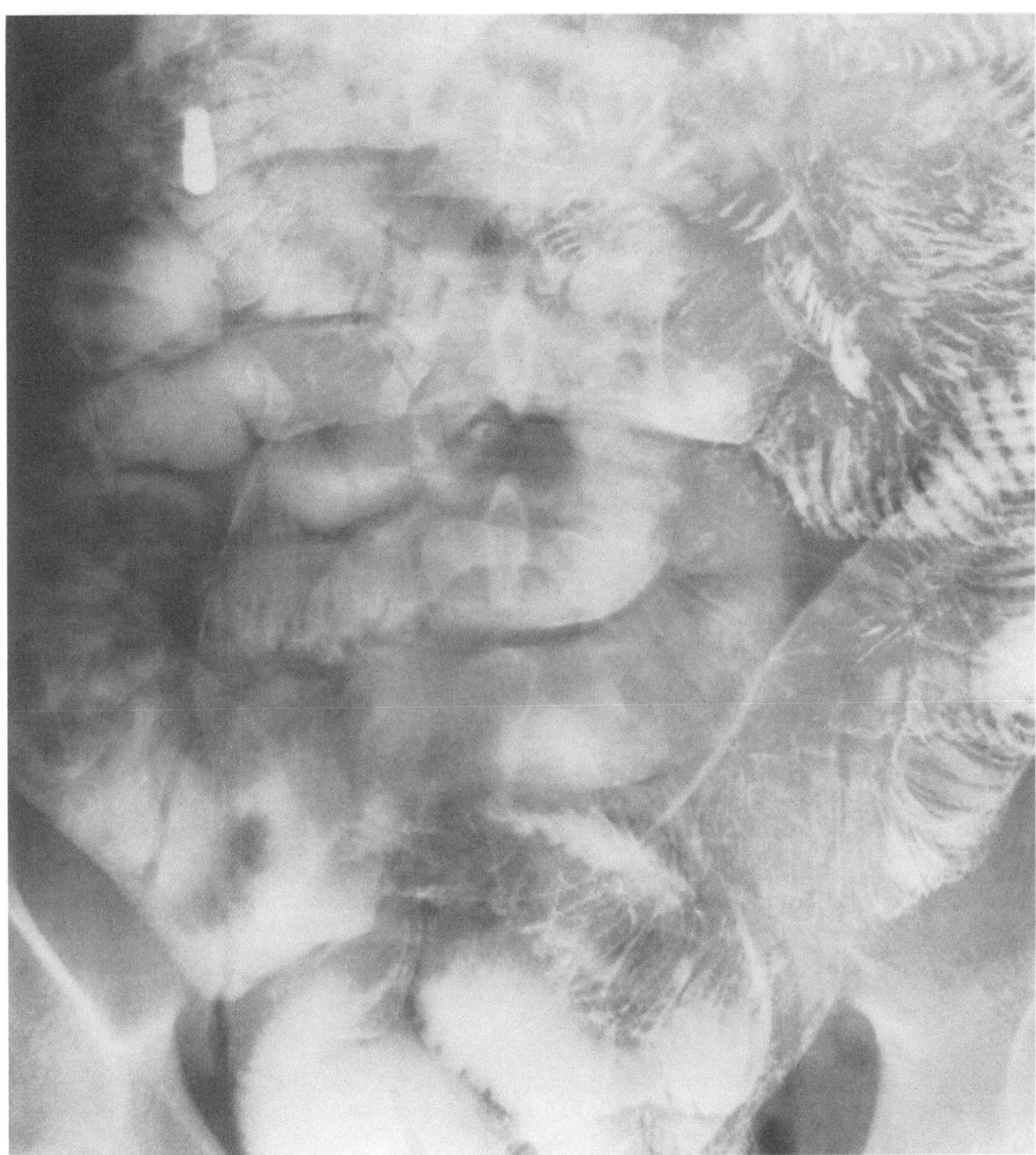

Abb. 5.4.-7b

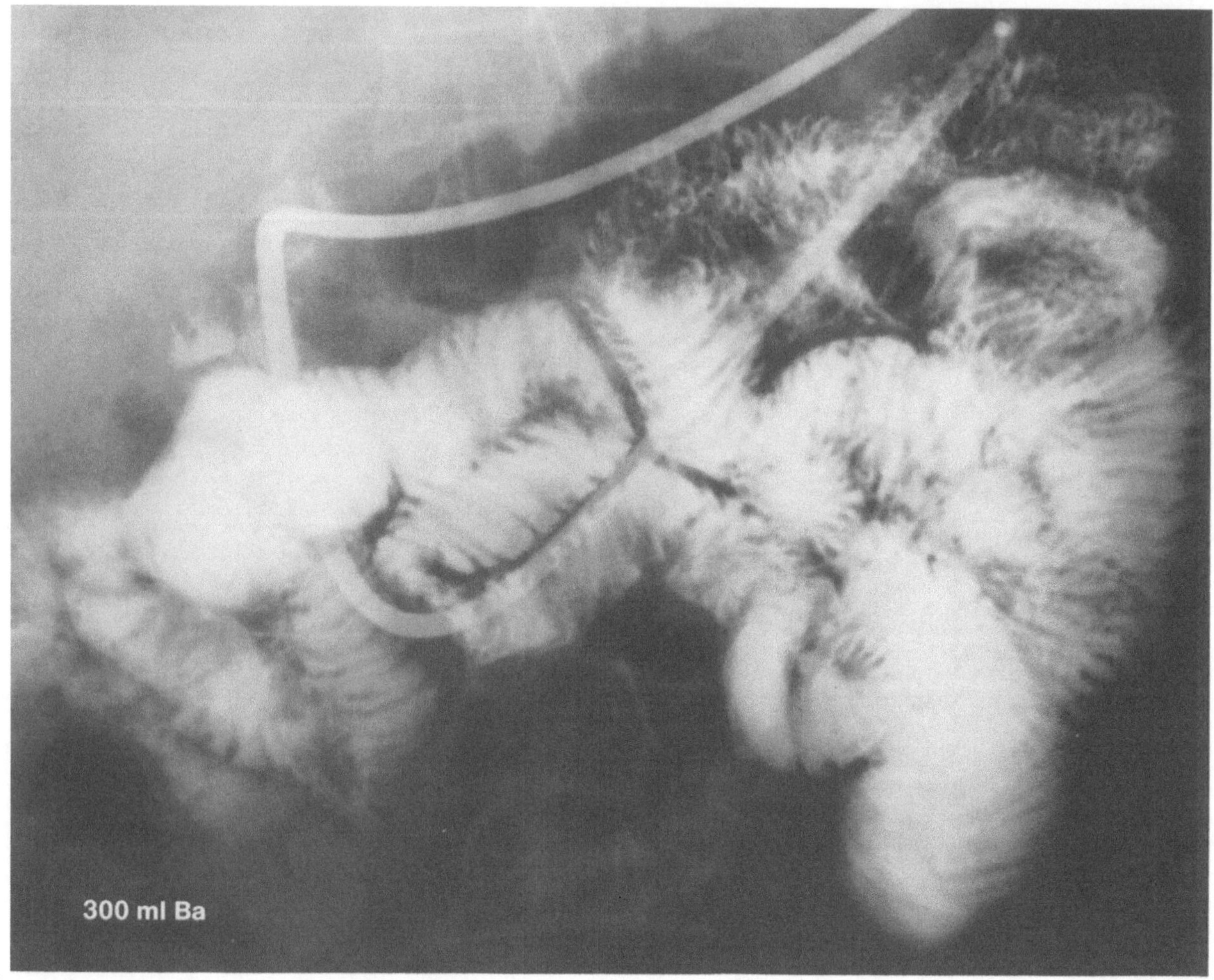

Abb. 5.4.-8a und b. Malabsorption. Nicht-propulsive Hypermotilität und frühzeitiges Ausflocken. Verdickte Darmwände und -falten (unspezifischer Reiz- und Entzündungszustand). Patient mit Malabsorption bei chronischer Pankreasinsuffizienz, diabetischer und alkoholtoxischer Polyneuropathie. **a** Bariumphase. **b** Methylzellulosephase

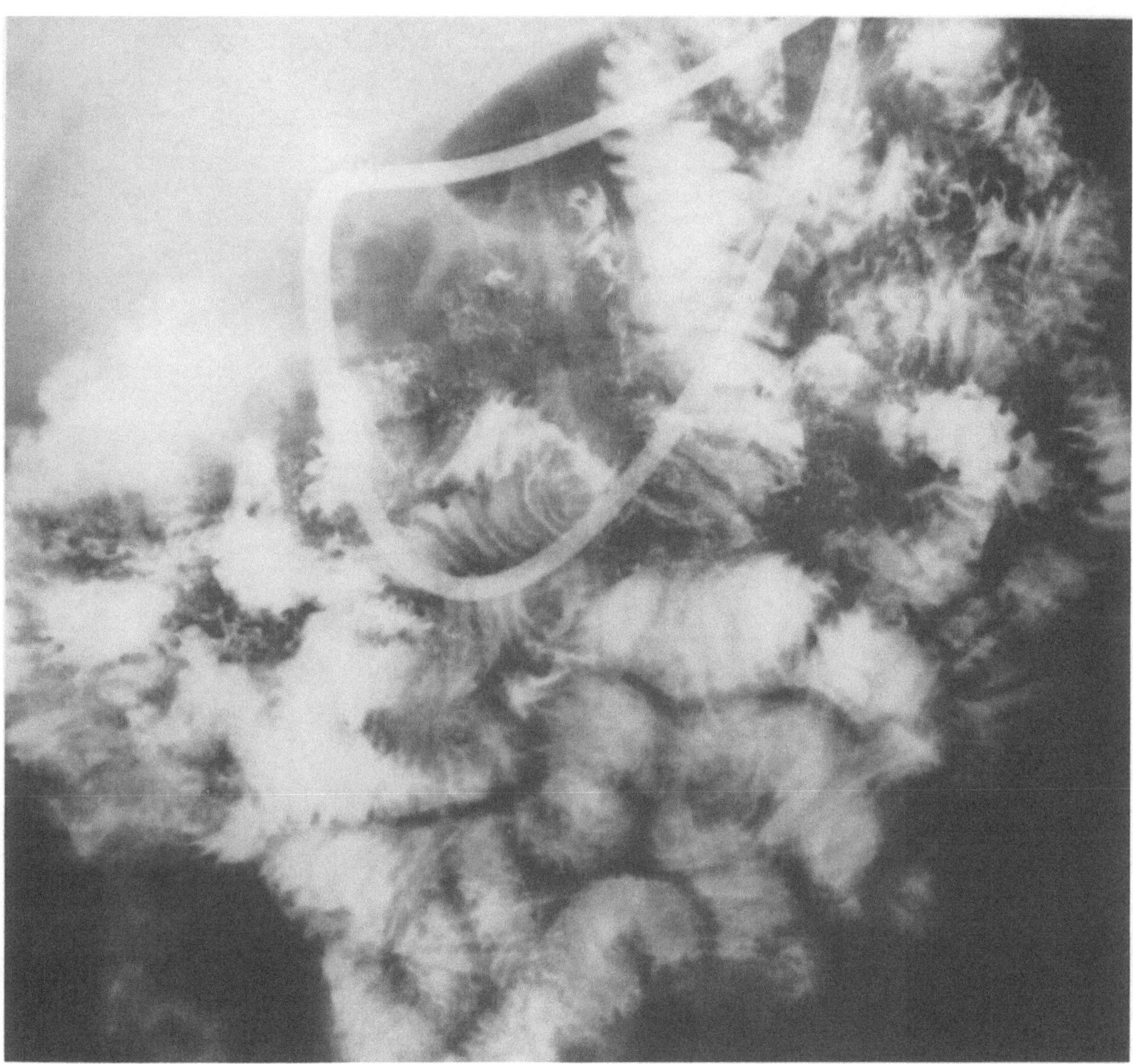

Abb. 5.4.-8b

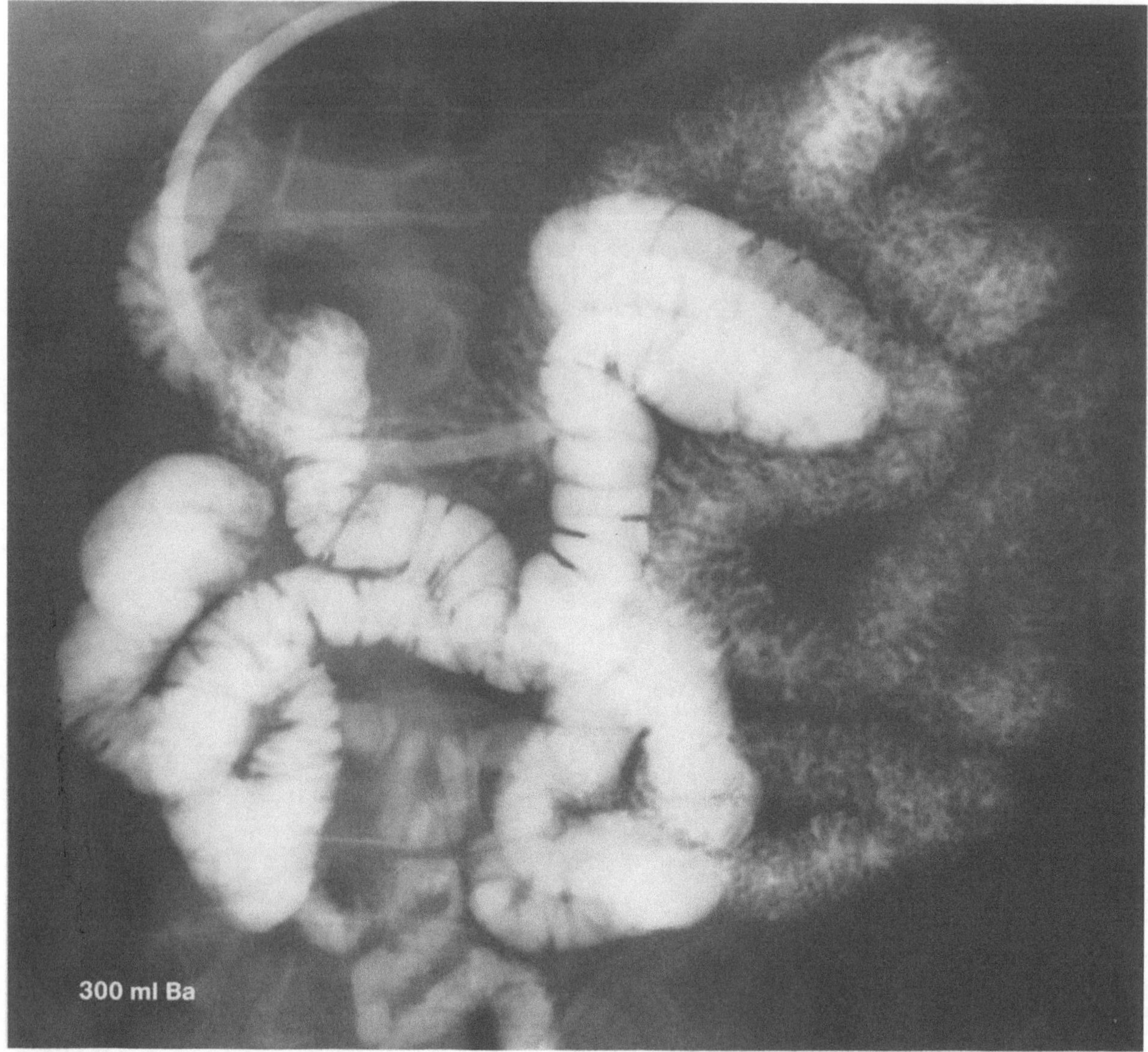

Abb. 5.4.-9a und b. Lactoseintoleranz (Disaccharidasemangel). Hyperperistaltik, vor allem im proximalen Jejunum (**a**). Schlechter Wandbeschlag am Jejunum mit Persistieren der Hyperperistaltik in der Methylzellulosephase (**b**). 41jähriger Patient mit Durchfällen, auch nach Bier (Maltasemangel). Milch wird seit der Kindheit vermieden. Nachgewiesener Mangel aller Disaccharidasen

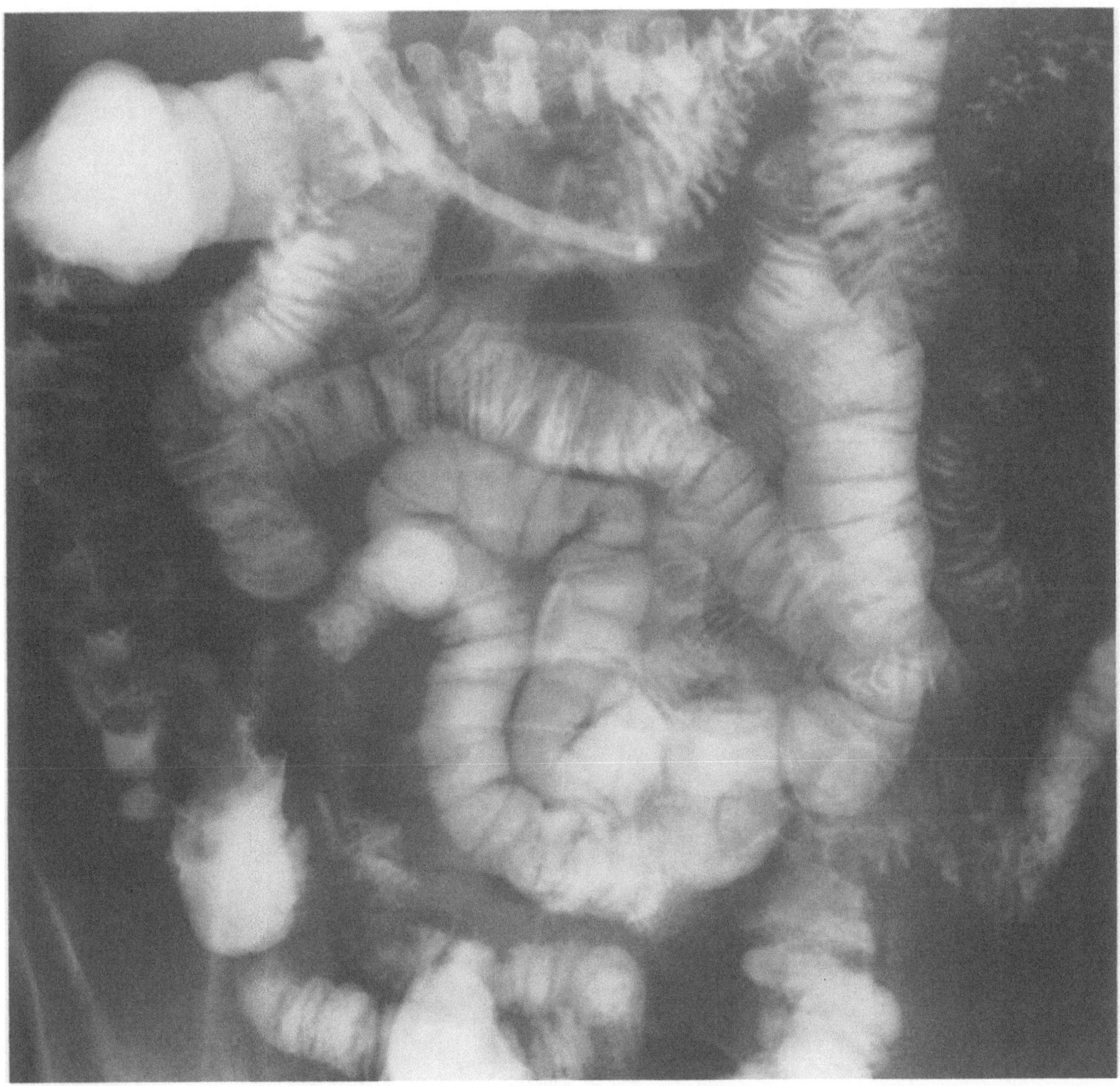

Abb. 5.4.-9b

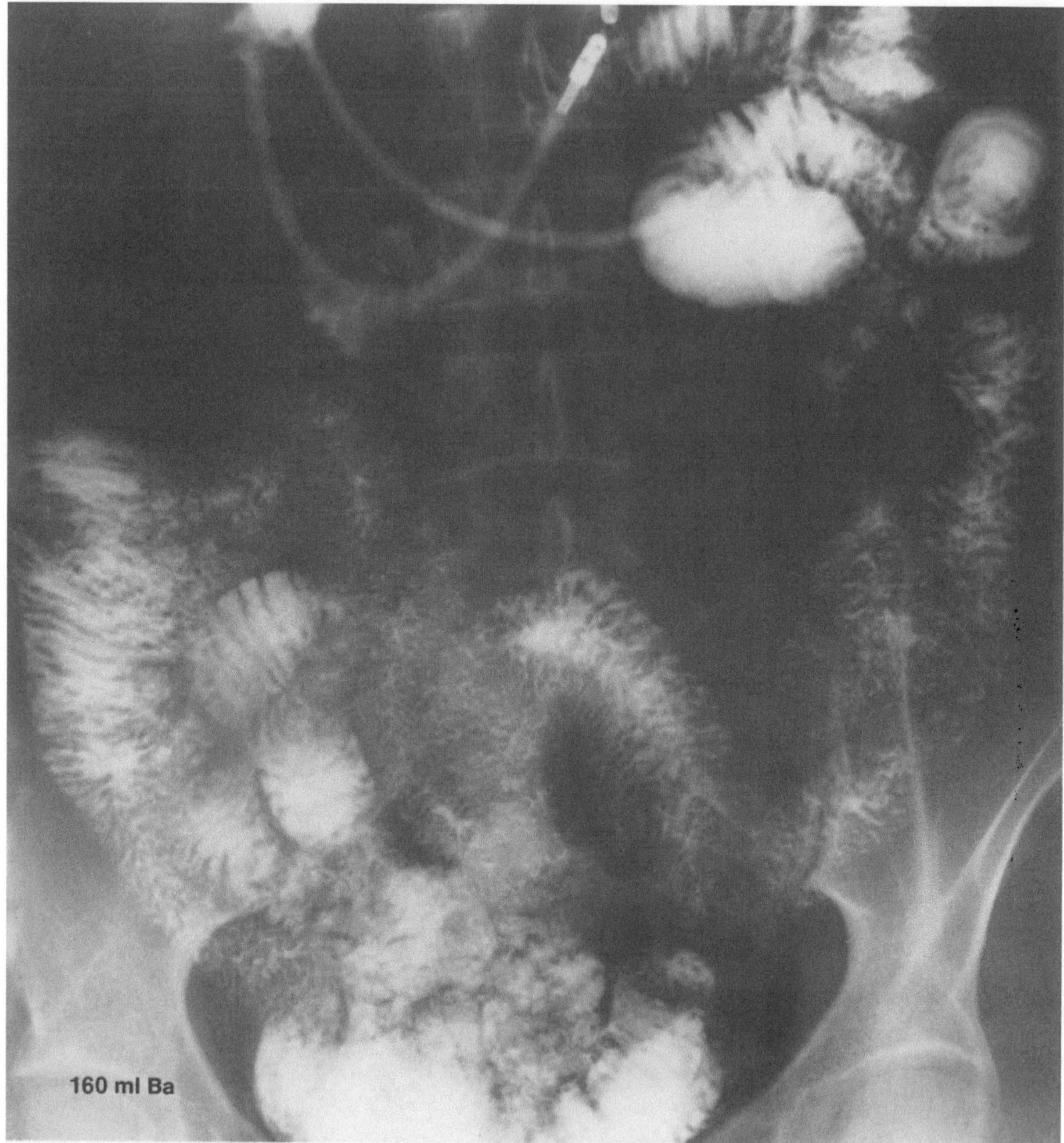

Abb. 5.4.-10a und b. Zöliakie. Allgemeine Hyperperistaltik, beginnende „Kolonisierung" im Duodenum und proximalen Jejunum, „Jejunisierung" des Ileums, herabgesetzter Wandbeschlag. 40jährige Patientin mit chronischem Durchfall, Meteorismus, Anorexie, Gewichtsverlust und Leistungsabfall. Biopsie: subtotale Zottenatrophie und deutliche chronische Entzündung. Besserung unter glutenfreier Diät. **a** Bariumphase. **b** Methylzellulosephase

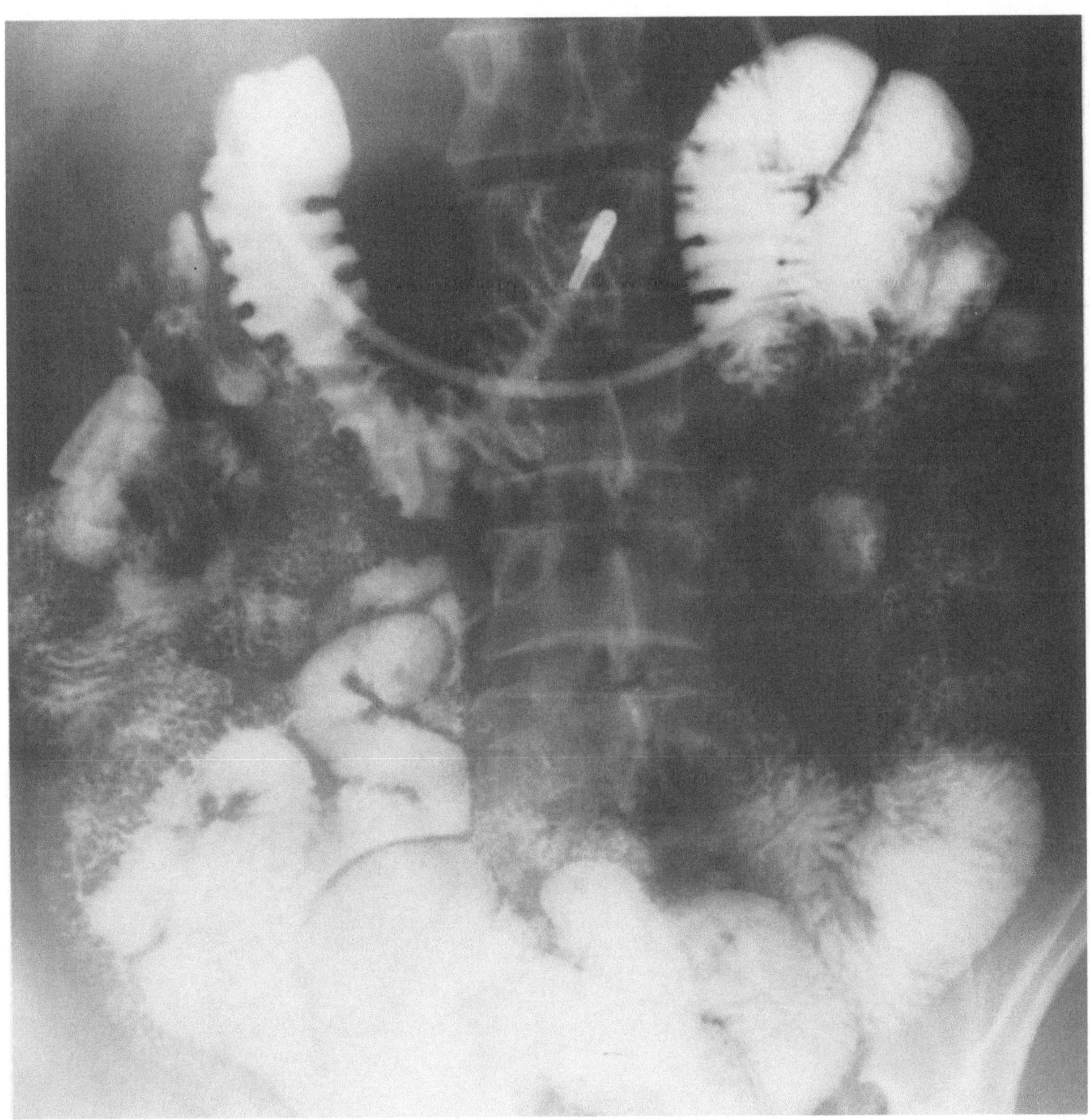

Abb. 5.4.-10b

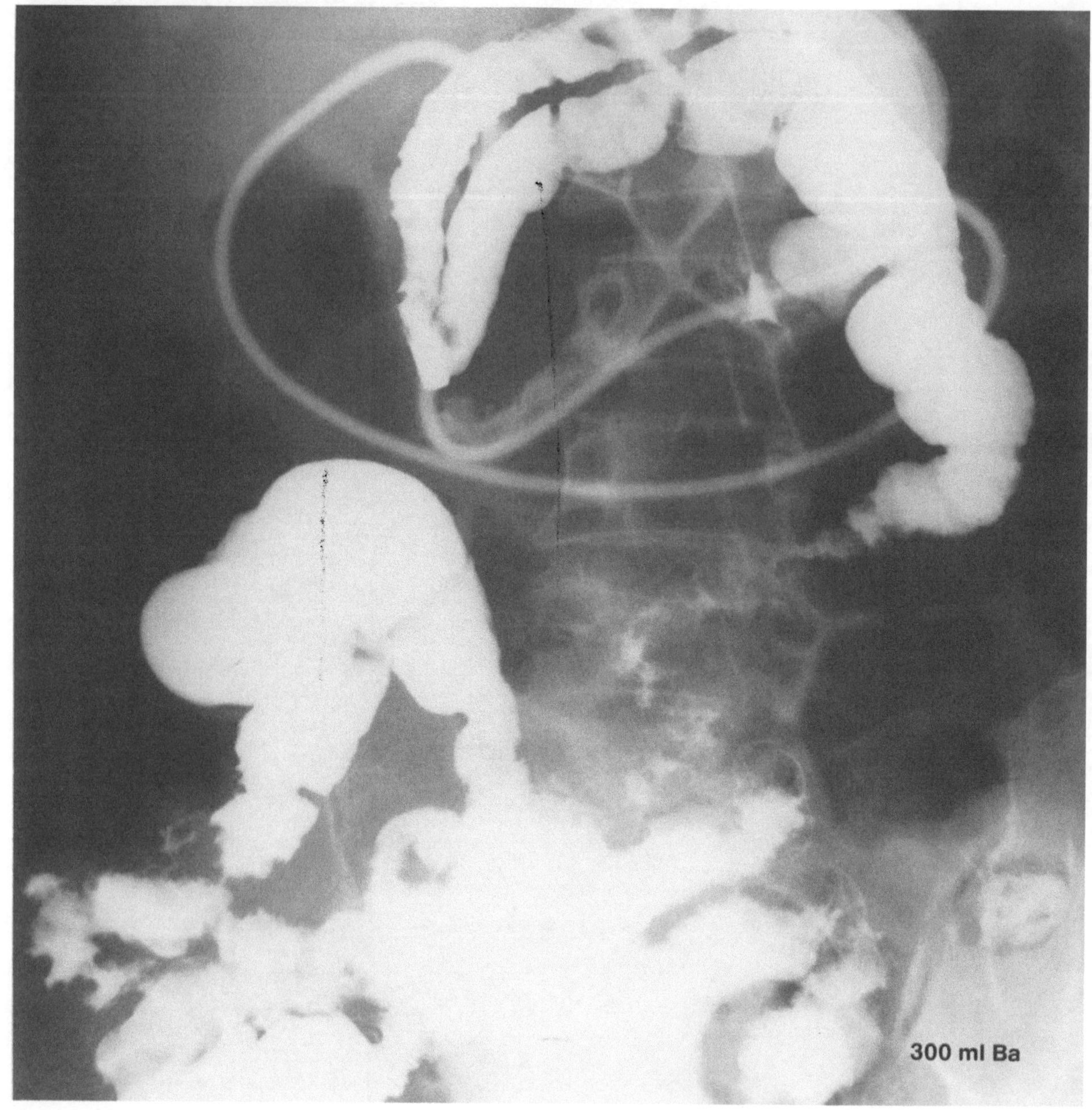

Abb. 5.4.-11a, b und c. Zöliakie. „Kolonisierung" des Jejunums und Erweiterung des Ileums mit Faltenverlust (**a**). Ausgeprägte Atrophie der Mukosa mit pseudopolypösen Schleimhautresten oder Regeneraten (**c**). Schlechter Wandbeschlag durch Entzündung (**b**). 54jährige Patientin mit chronischem Durchfall

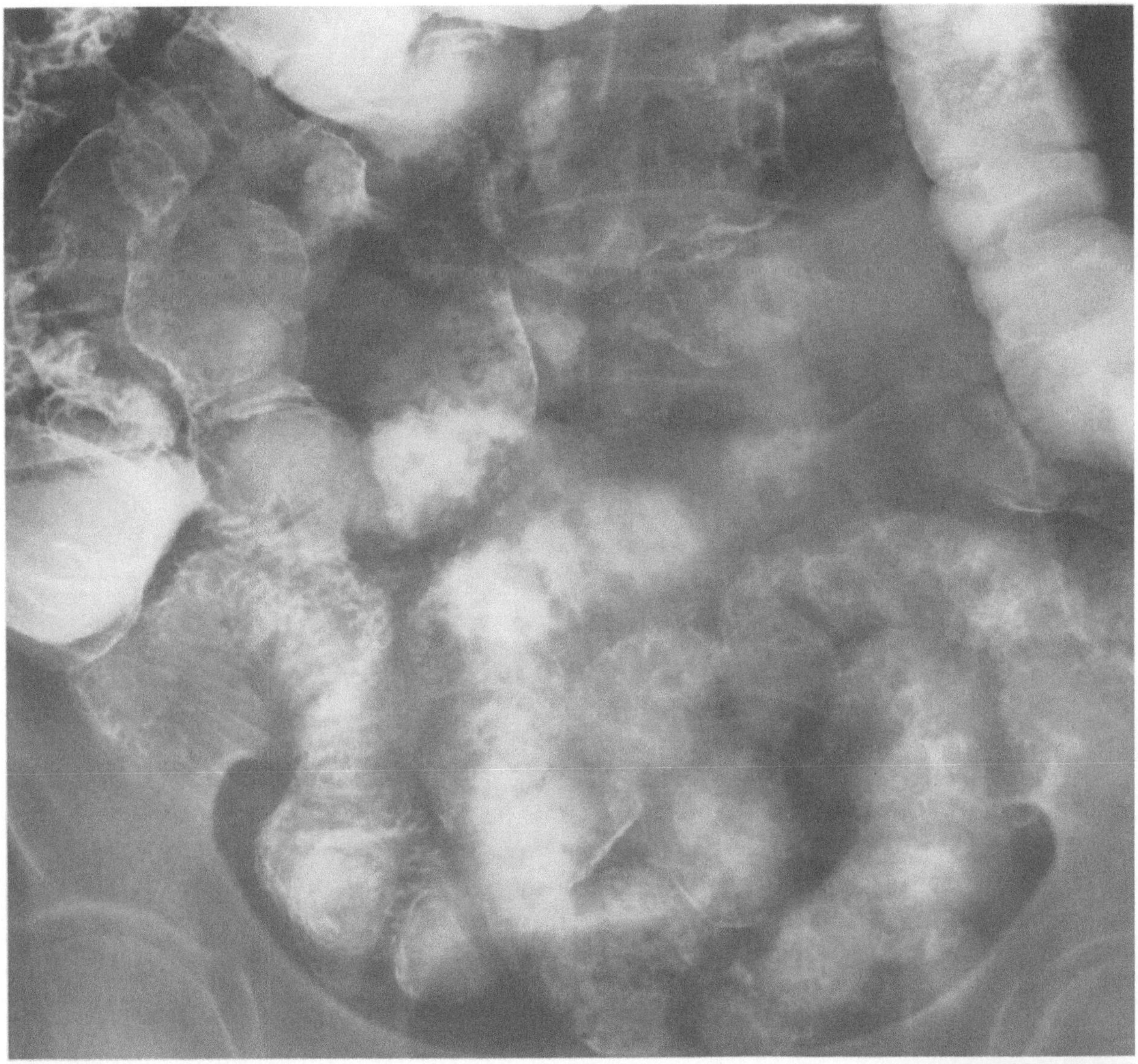

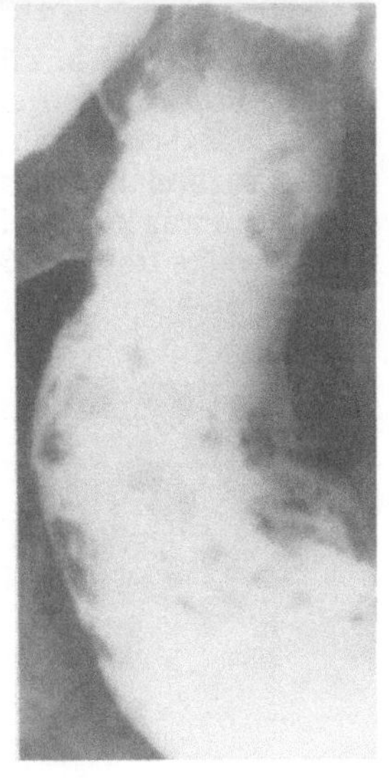

Abb. 5.4.-11 b und c

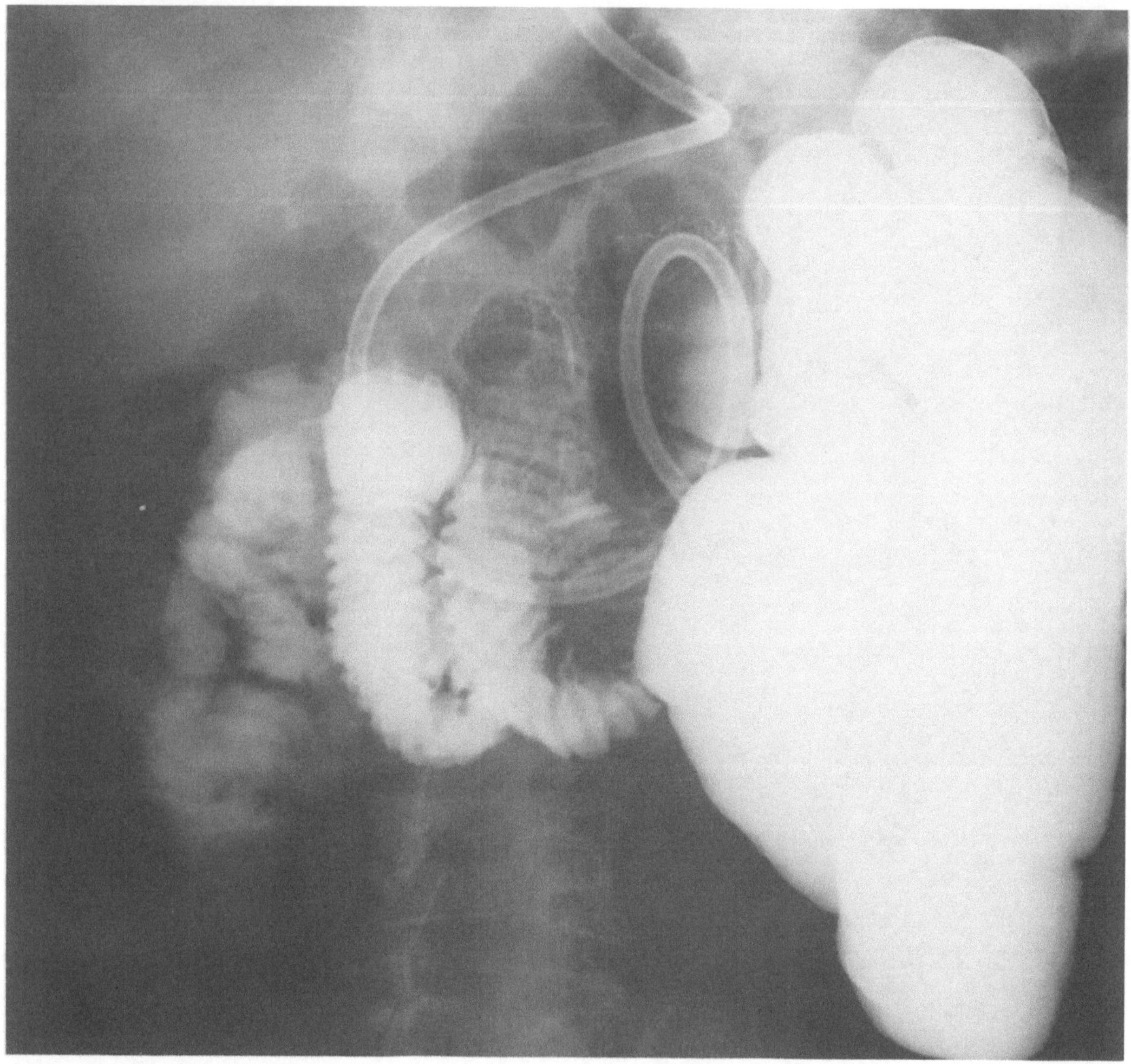

a

Abb. 5.4.-12a und b. Zöliakiesyndrom. Ausgeprägte „Kolonisierung" des Jejunums und Faltenatrophie des Ileums. Passageverzögerung durch Hypoperistaltik im Jejunum und nicht-propulsive Pendelperistaltik im Ileum. Wand- und Faltenödem. Trübung der Transparenz durch vermehrte Darmflüssigkeit. 57jähriger Patient mit jahrelangem chronischen Durchfall und schwerem Malabsorptionssyndrom. Trotz intensiver Untersuchungen war keine definitive Diagnose möglich. Nach antibiotischer Therapie eines sekundären bakteriellen Überwuchses trat eine Besserung der Malabsorption ein. **a** Bariumphase. **b** Methylzellulosephase

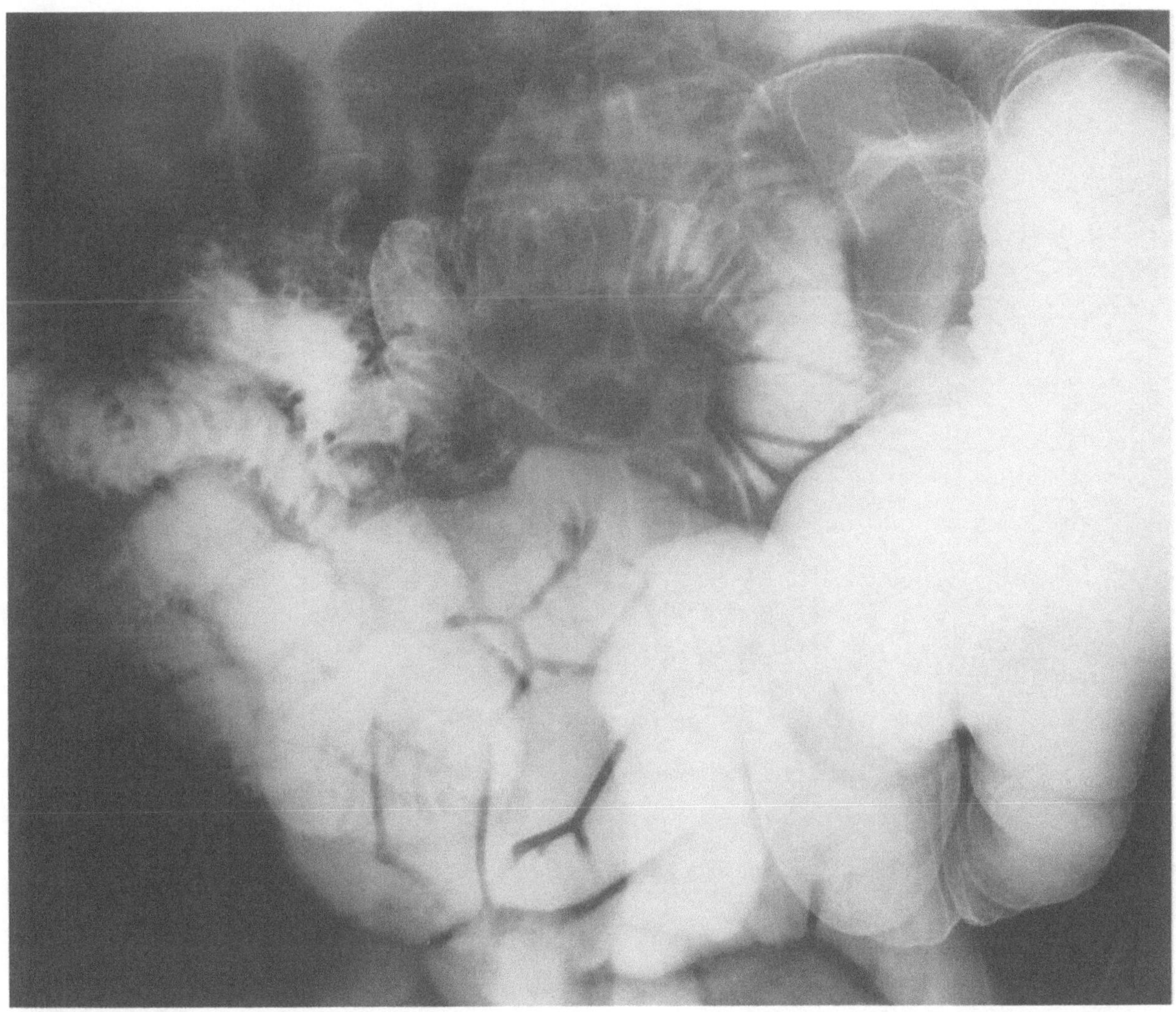

Abb. 5.4.-12b

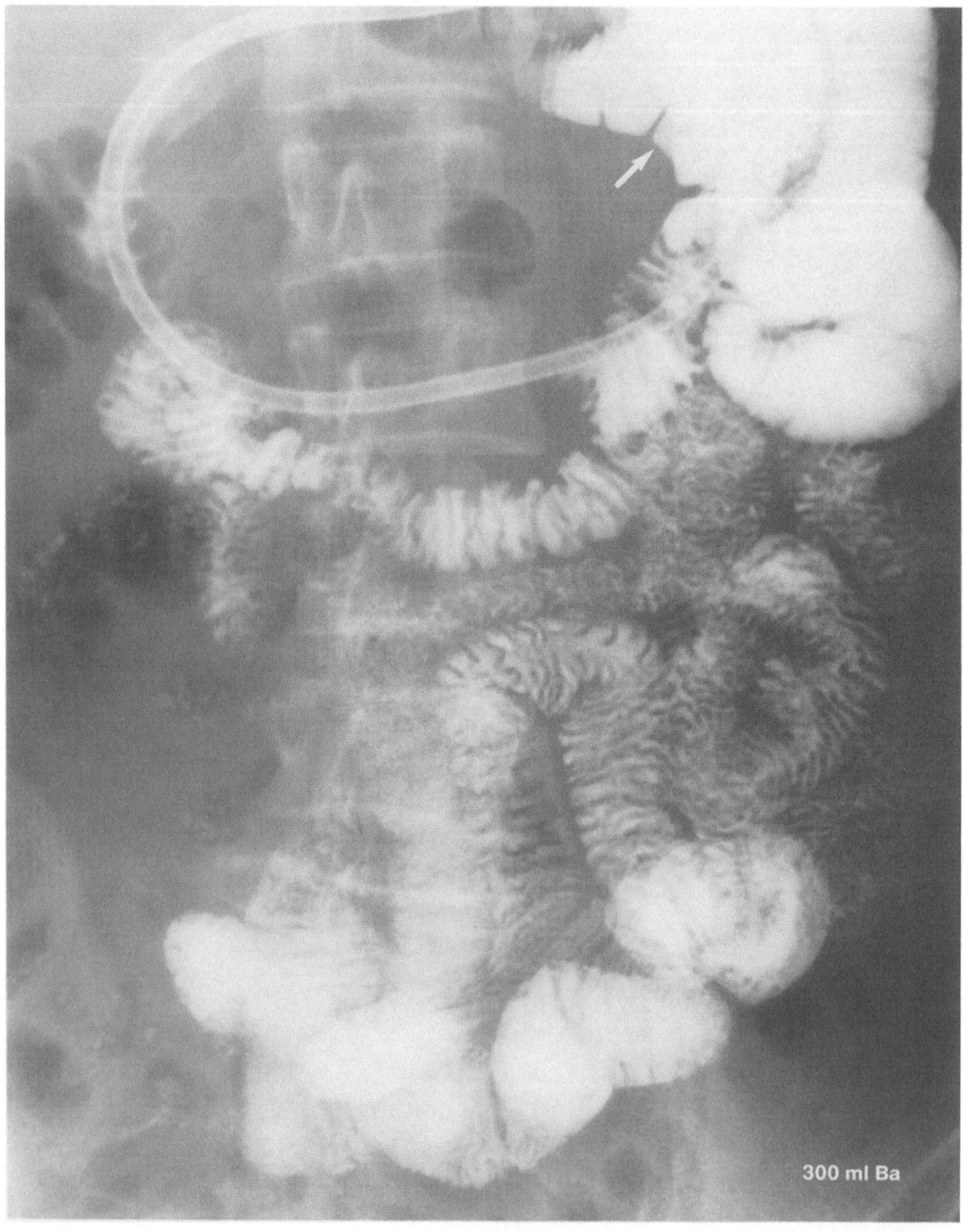

a

Abb. 5.4.-13a und b. Zöliakie. „Kolonisierung" (→) mit lokaler Hypoperistaltik und „Jejunisierung" mit Hyperperistaltik. Normaler Wandbeschlag. 37jährige asymptomatische Patientin mit bekannter Glutenenteropathie in Remission unter Diät. Kontrolluntersuchung zum Ausschluß eines Tumors. **a** Bariumphase. **b** Methylzellulosephase

154

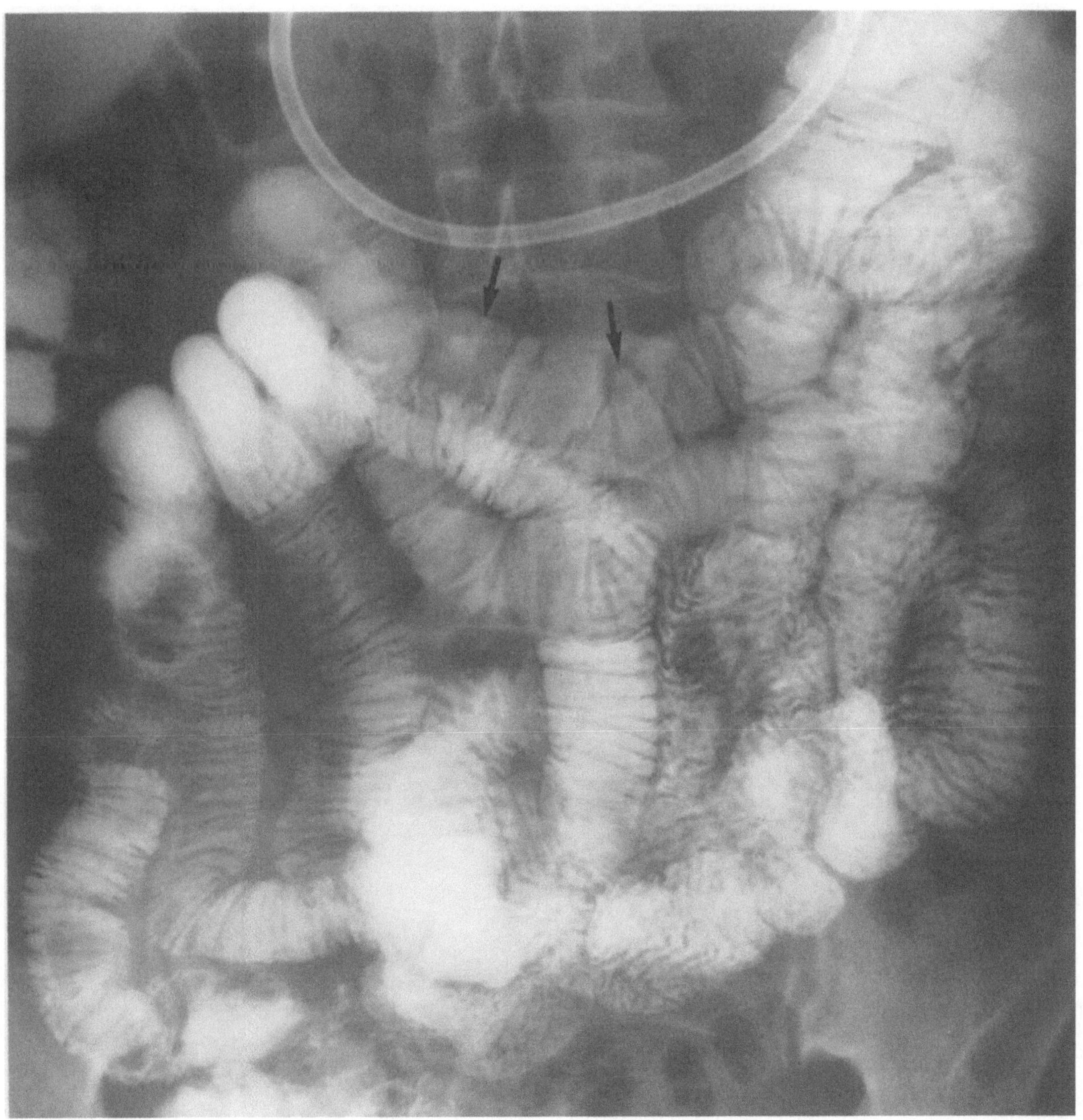

Abb. 5.4.-13b

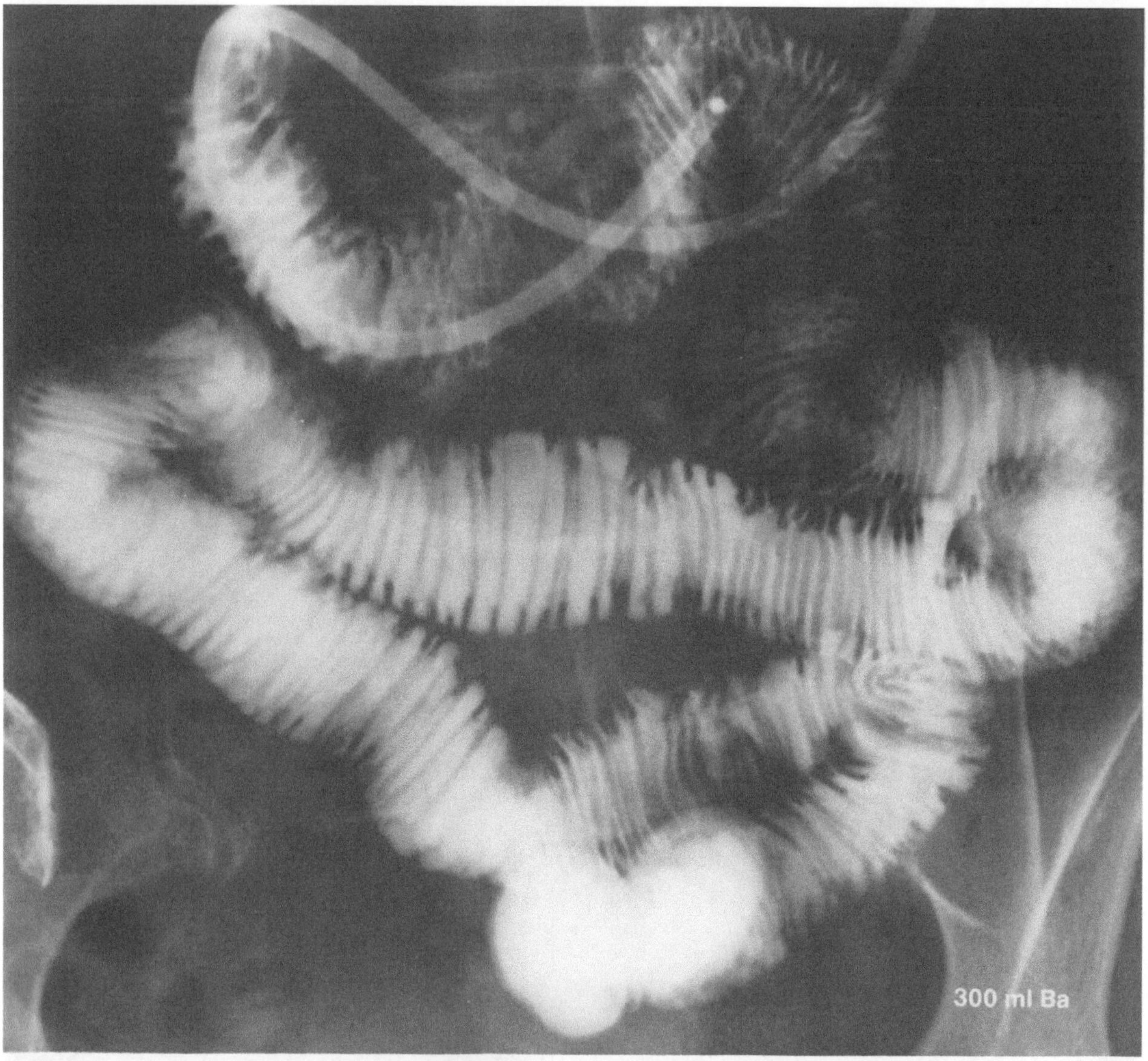

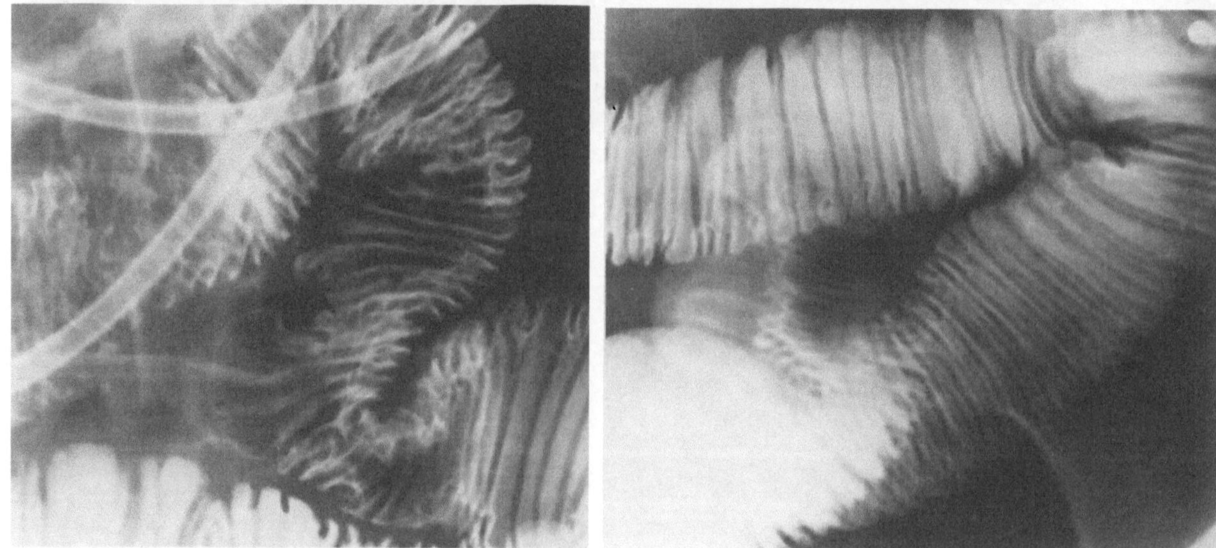

a

b

c

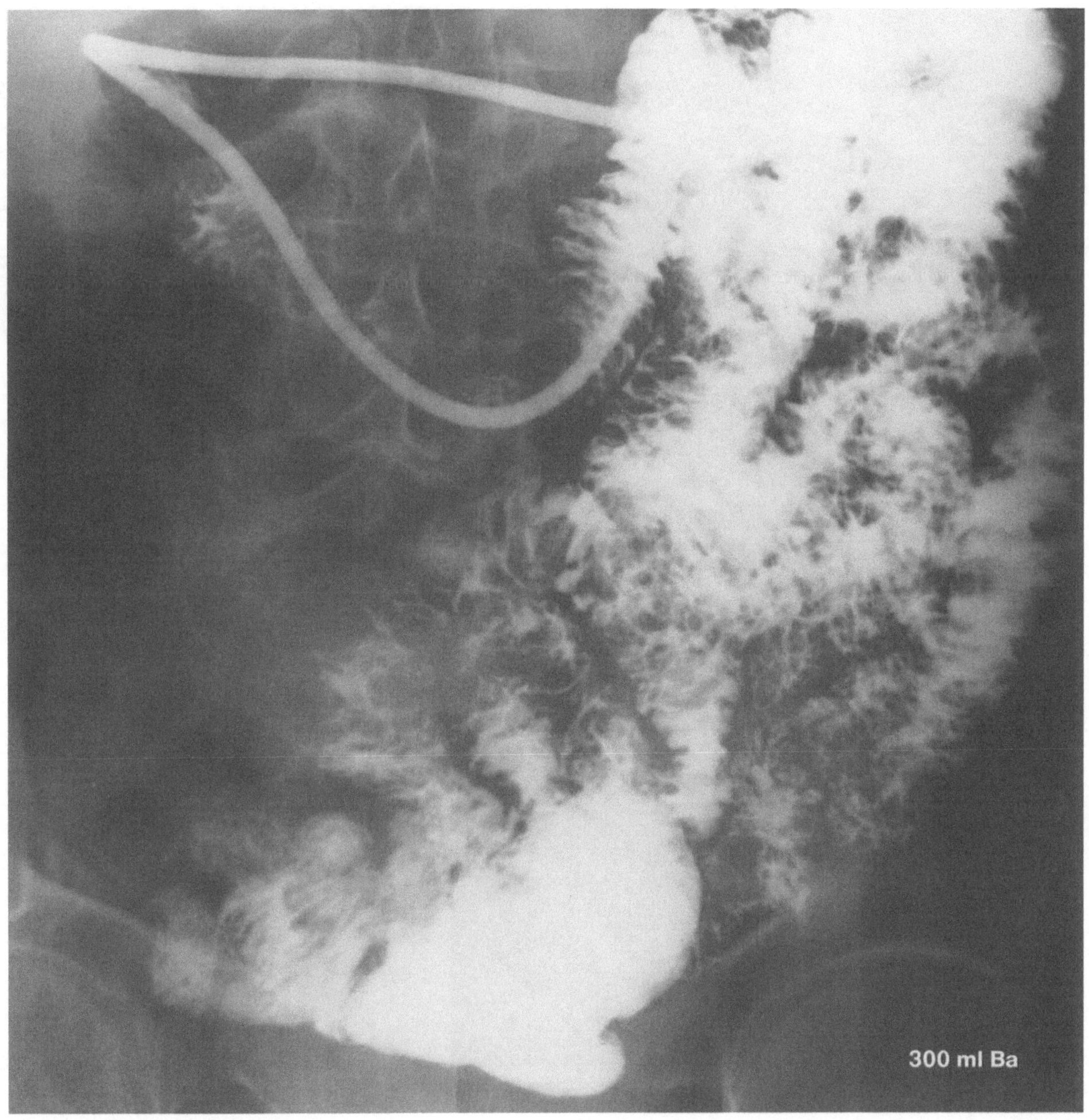

a

Abb. 5.4.-15a bis c. Amyloidose, primäre. Hyperperistaltik, verdickte und verformte Falten (**a**), ausreichender Wandbeschlag (**b**). Die Darmwandverdickung ist im Ultraschall deutlich zu erkennen (**c**). Patient mit Anämie durch chronischen gastrointestinalen Blutverlust. Keine abdominellen Symptome

◀ **Abb. 5.4.-14a bis c.** Sklerodermie. Hypoperistaltik, segmentale Dilatation, „hide-bound"-Zeichen (**a + c**) und weitmundige Divertikel (**b**). Patientin mit ausgeprägtem Ösophagusbefall, jedoch nur geringen Abdominalbeschwerden

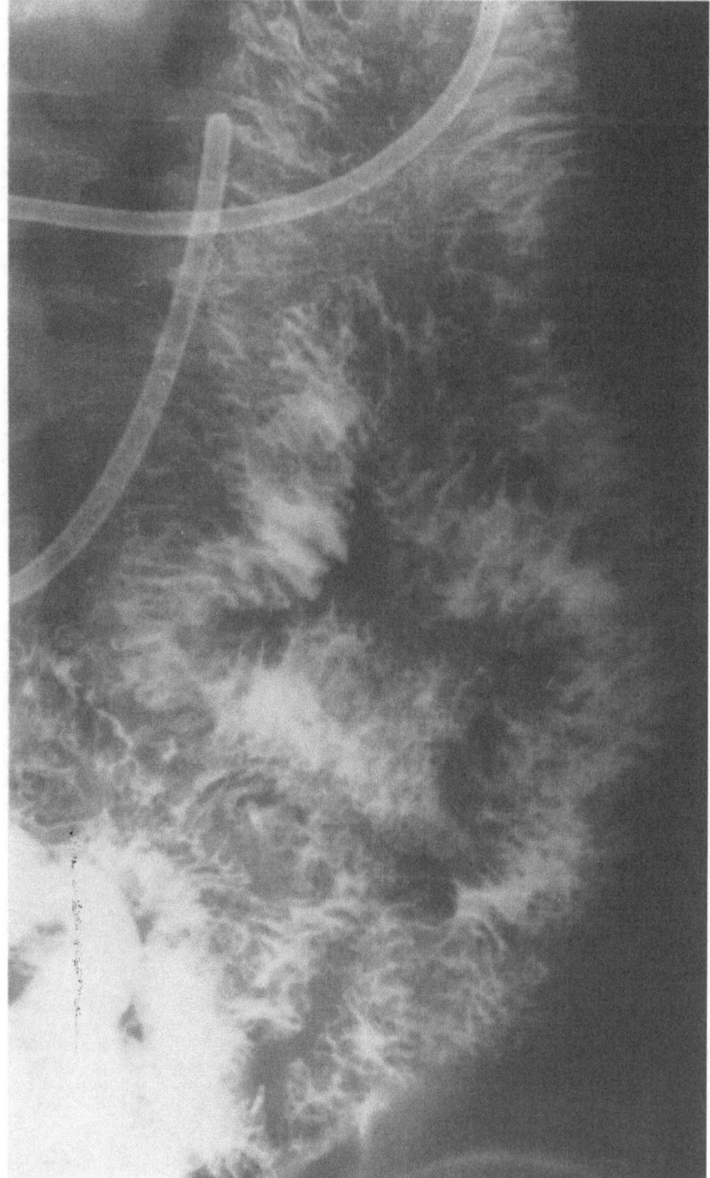

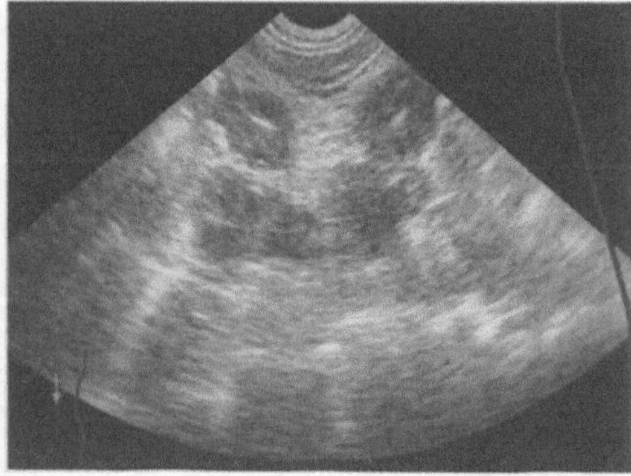

Abb. 5.4.-15c. Quelle: Innere Abteilung (Chefarzt Prof. V. Hiemeyer) Stadtkrankenhaus Kempten

Abb. 5.4.-15b

Abb. 5.4.-16. Amyloidose, primäre.
Hypoperistaltisches starres Ileum
mit verdickter Wand, knotigen
Infiltrationen, Faltenverlust und
Ulzerationen. Patient mit
Durchfall und krampfartigen
Bauchschmerzen. Ausgeprägter
Befall im Kolon und
Multiorganbefall

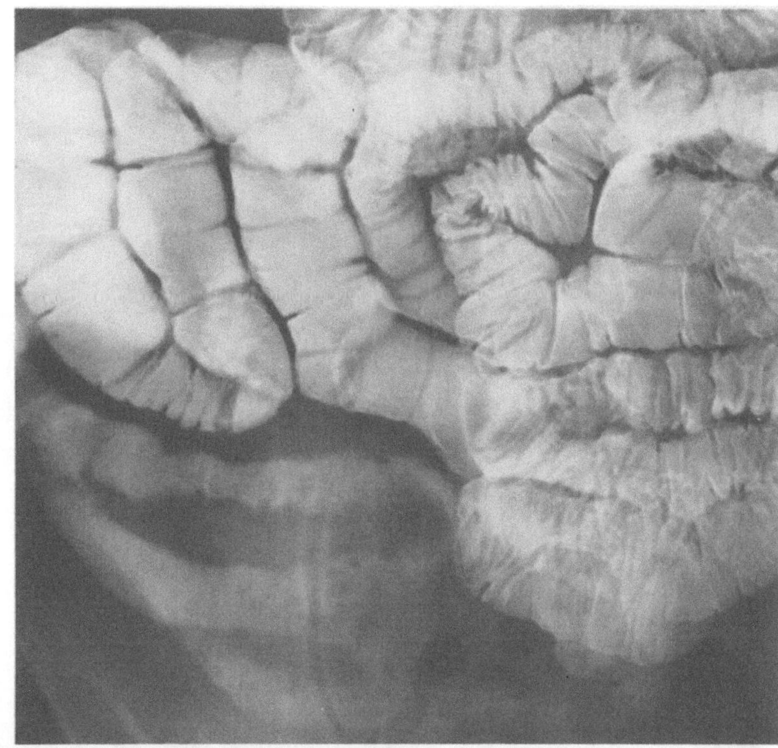

Abb. 5.4.-17. Ischämie.
Persistierende lokale
Hyperperistaltik im Ileum bei
einem 73jährigen Patienten mit
krampfartigen Schmerzen im
rechten Unterbauch. Zustand nach
Herzinfarkt

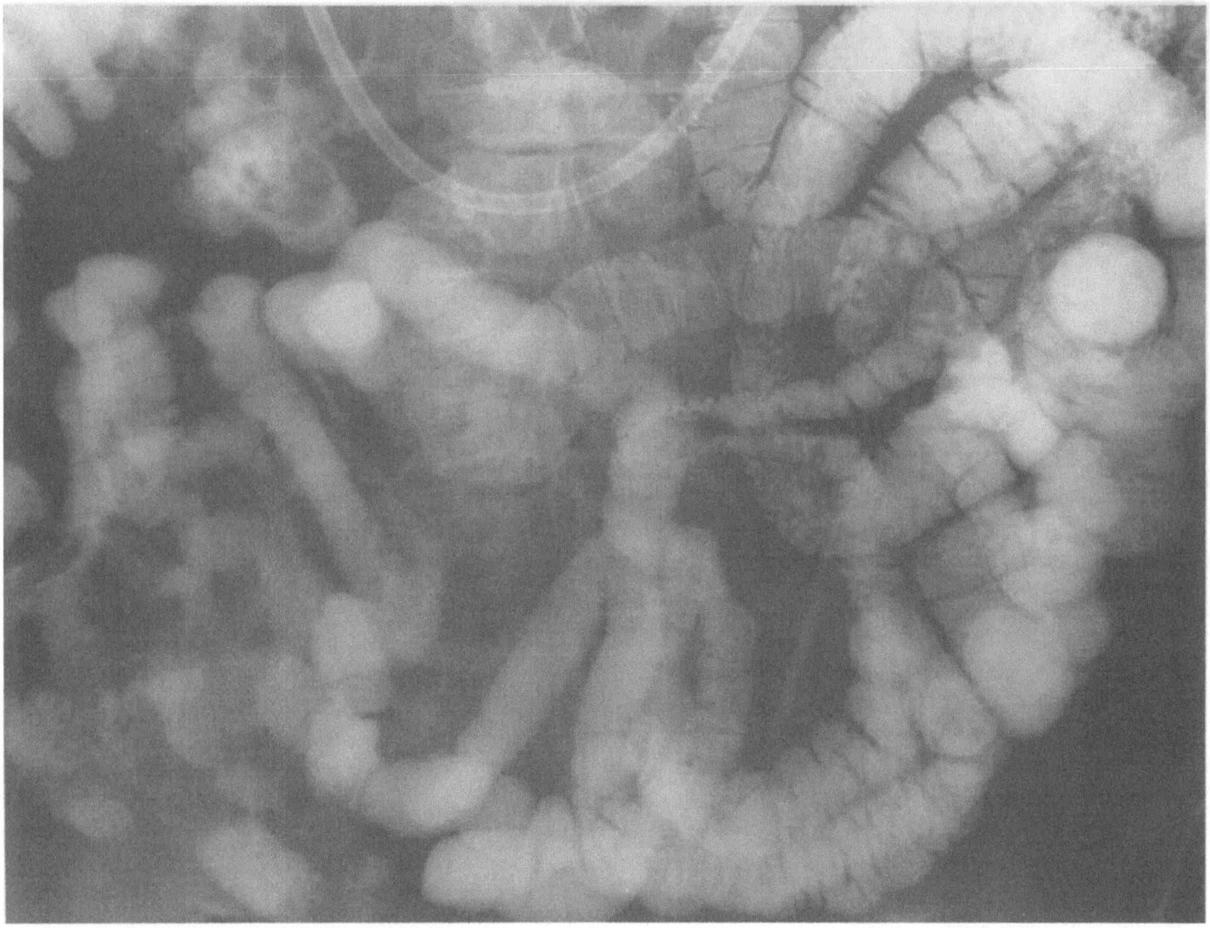

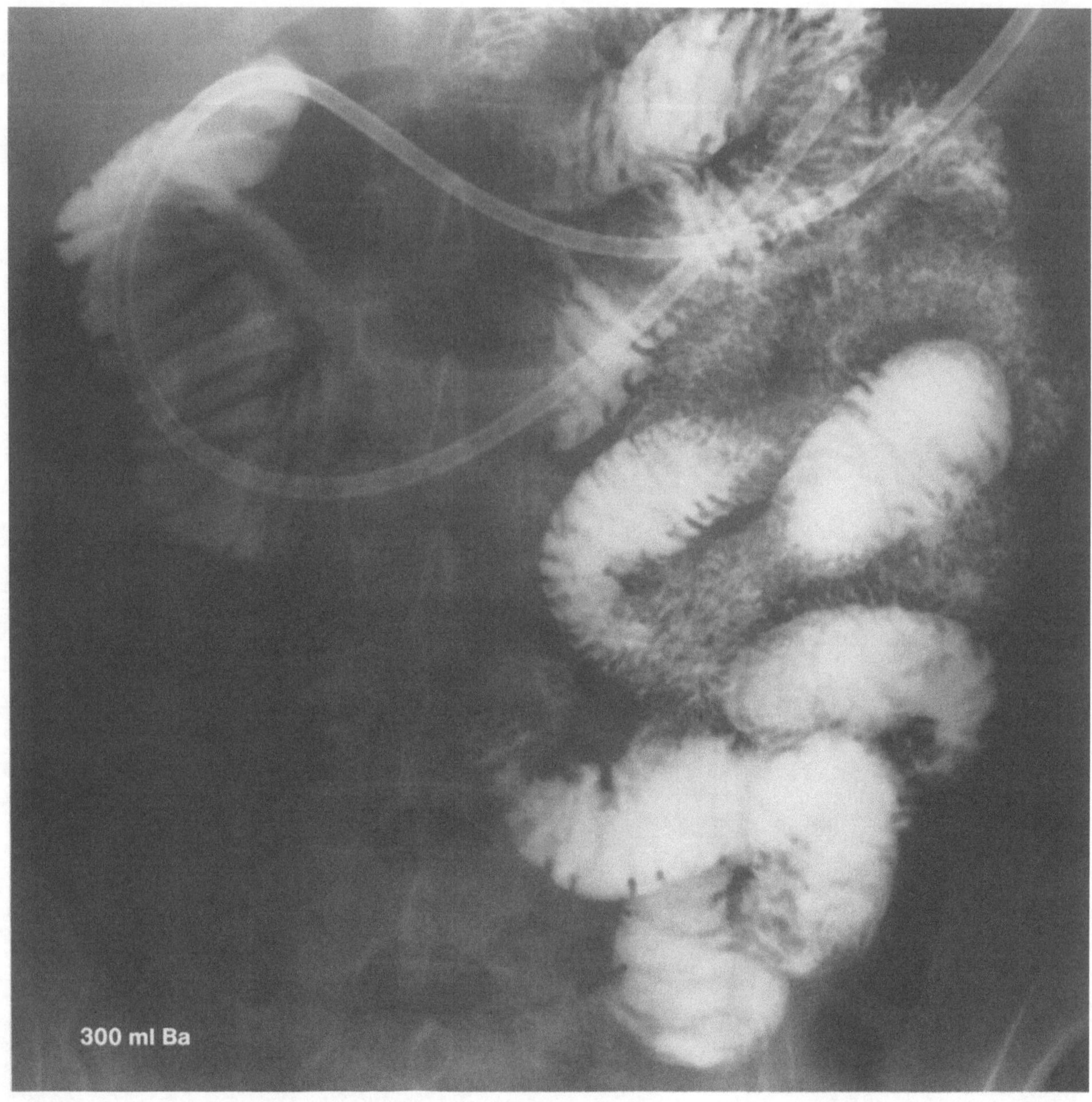

Abb. 5.4.-18a und b. Diabetische Angiopathie. Nicht-propulsive Hyperperistaltik (**a**), schlechter Wandbeschlag, normale Falten. Magen und Duodenum sind erweitert (**b**). 23jährige Patientin mit krampfartigen linksseitigen Oberbauchschmerzen. Juveniler Diabetes, Großzehengangrän, Niereninsuffizienz, Retinopathie, geringe exokrine Pankreasinsuffizienz

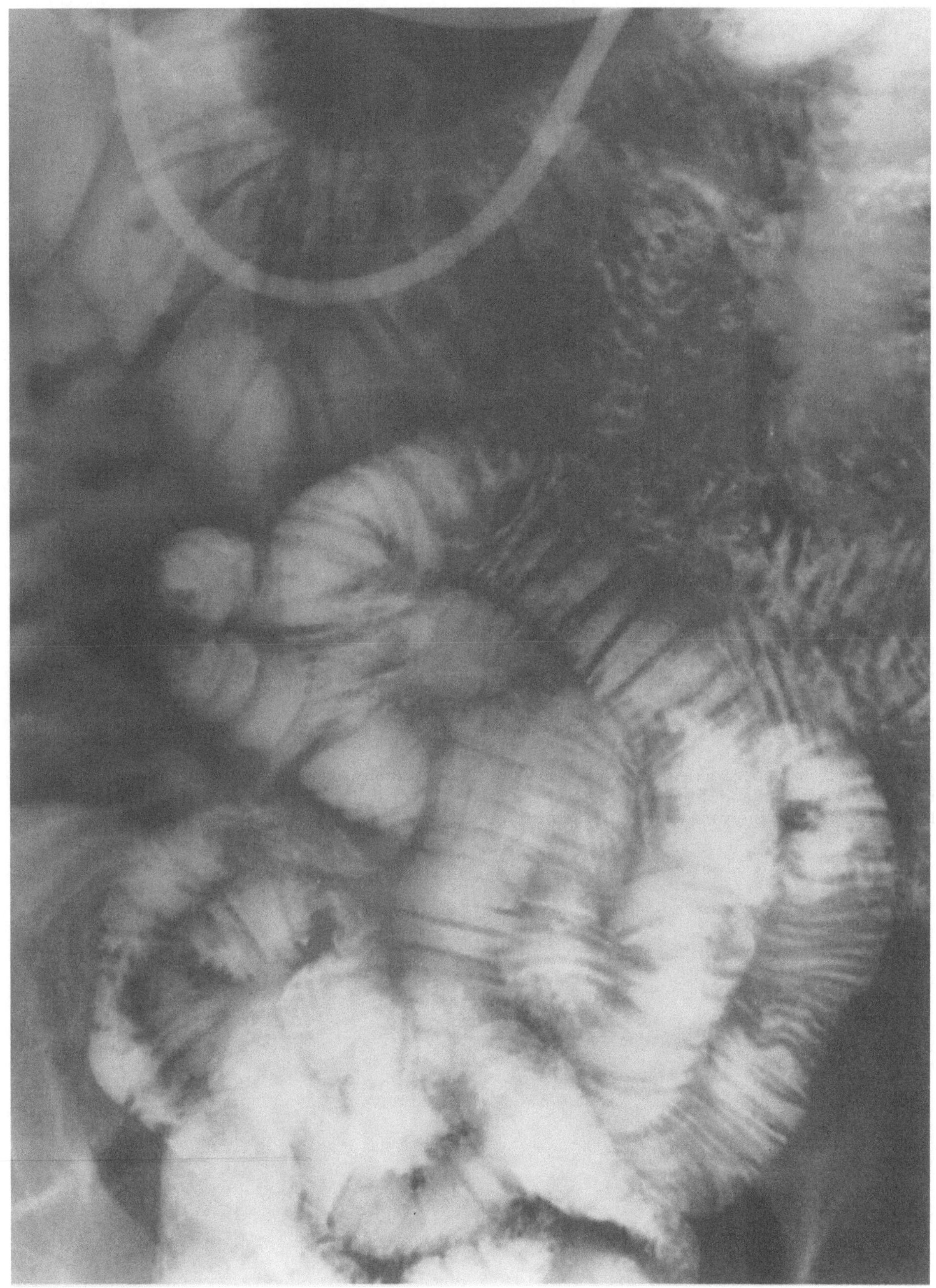

b

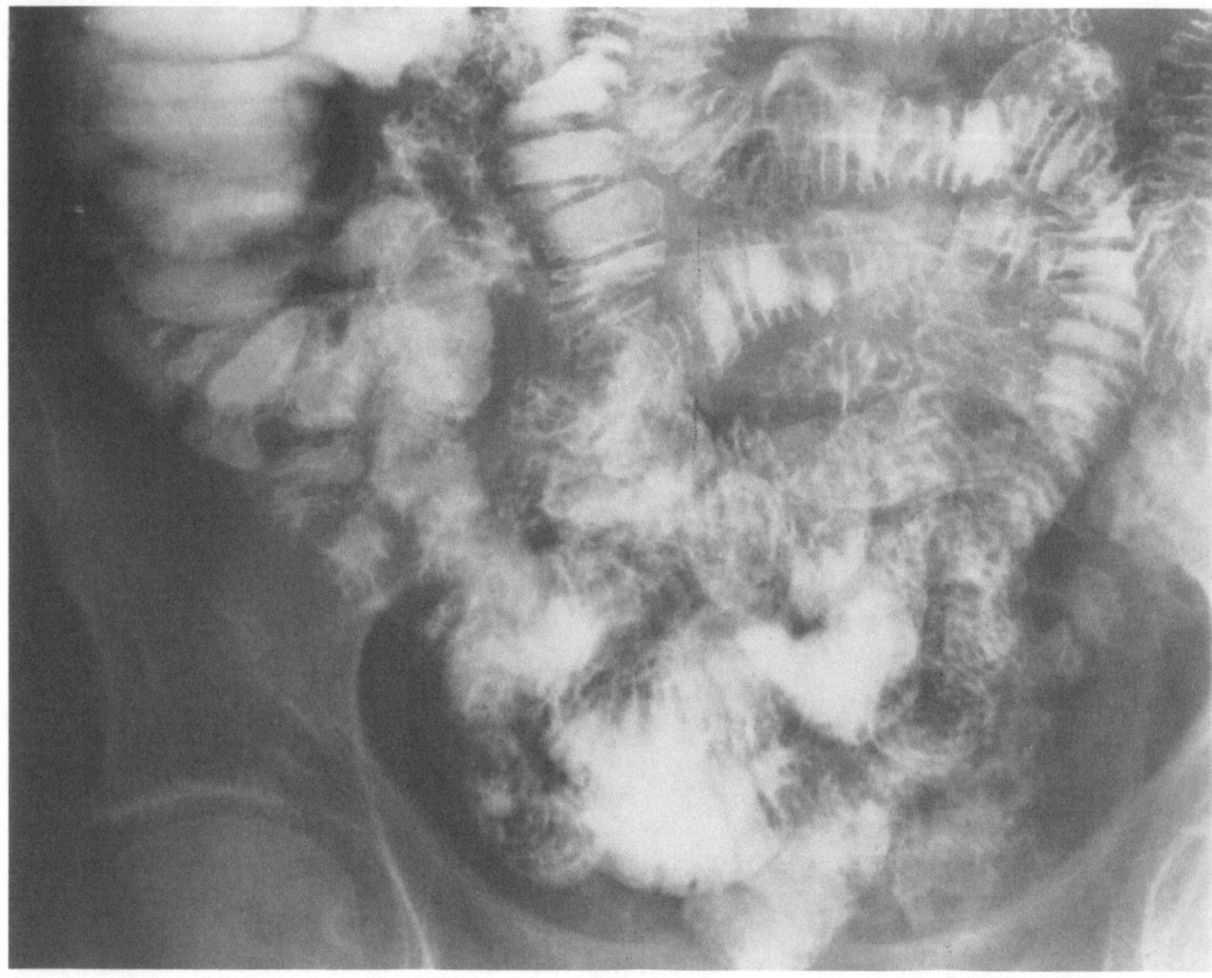

Abb. 5.4.-19. Thrombose der A. mesenterica superior. Nicht-propulsive Hyperperistaltik, unspezifischer Reiz- und Entzündungszustand. 51jähriger Raucher mit arterieller Verschlußkrankheit, Bauchschmerz und Durchfall. 14 Tage nach der Operation fand sich eine totale Dünndarmnekrose

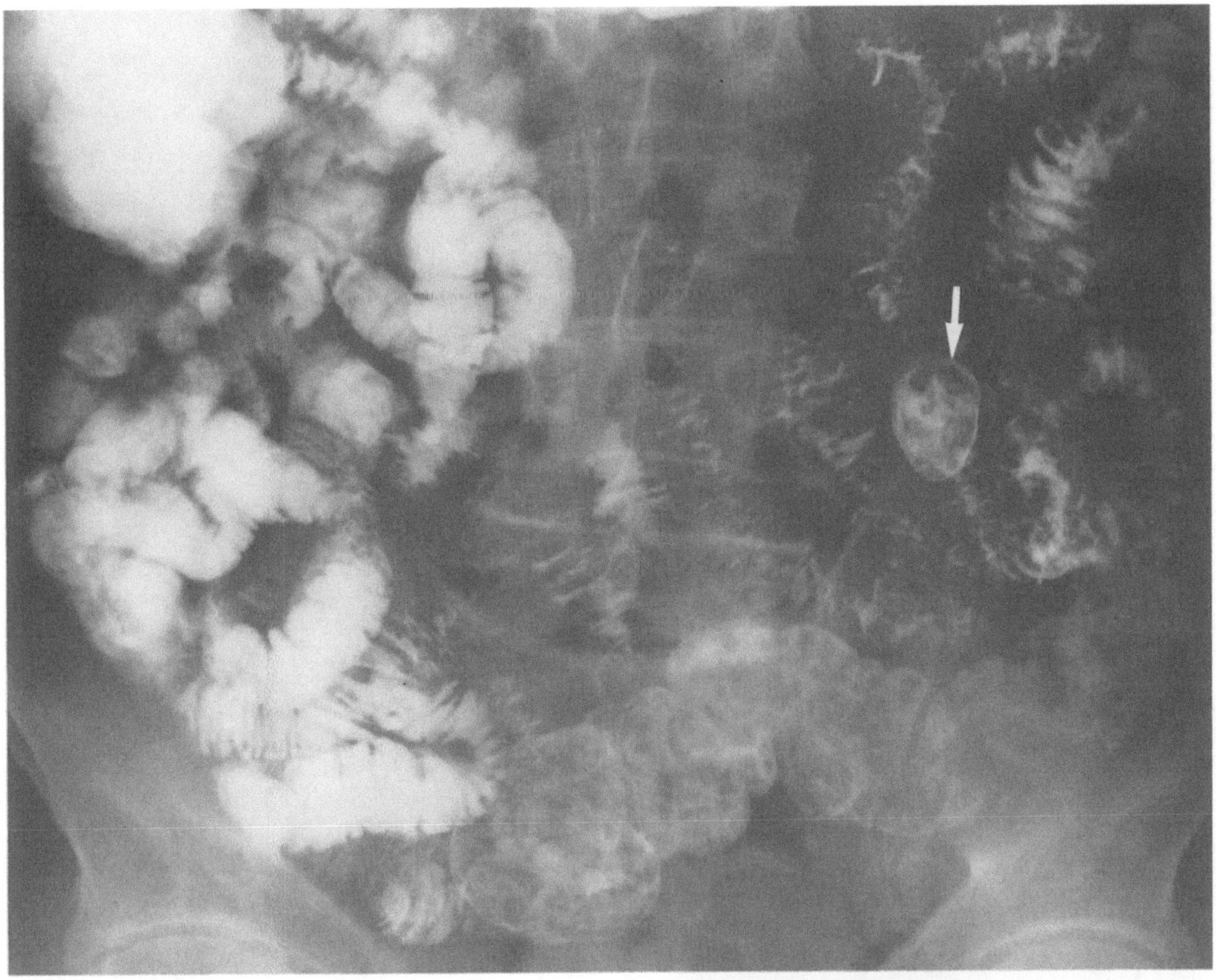

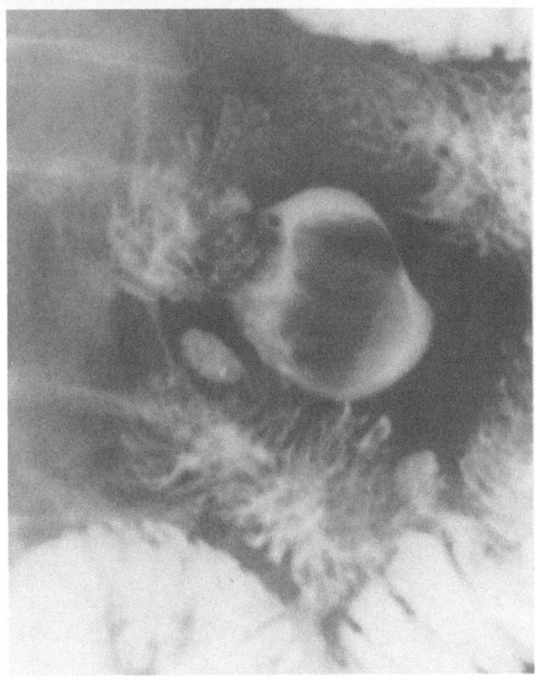

Abb. 5.4.-20a und b. Darmblutung. Hyperperistaltik und schlechter Wandbeschlag durch Blut im Darm aus einem blutenden Jejunumdivertikel (→)

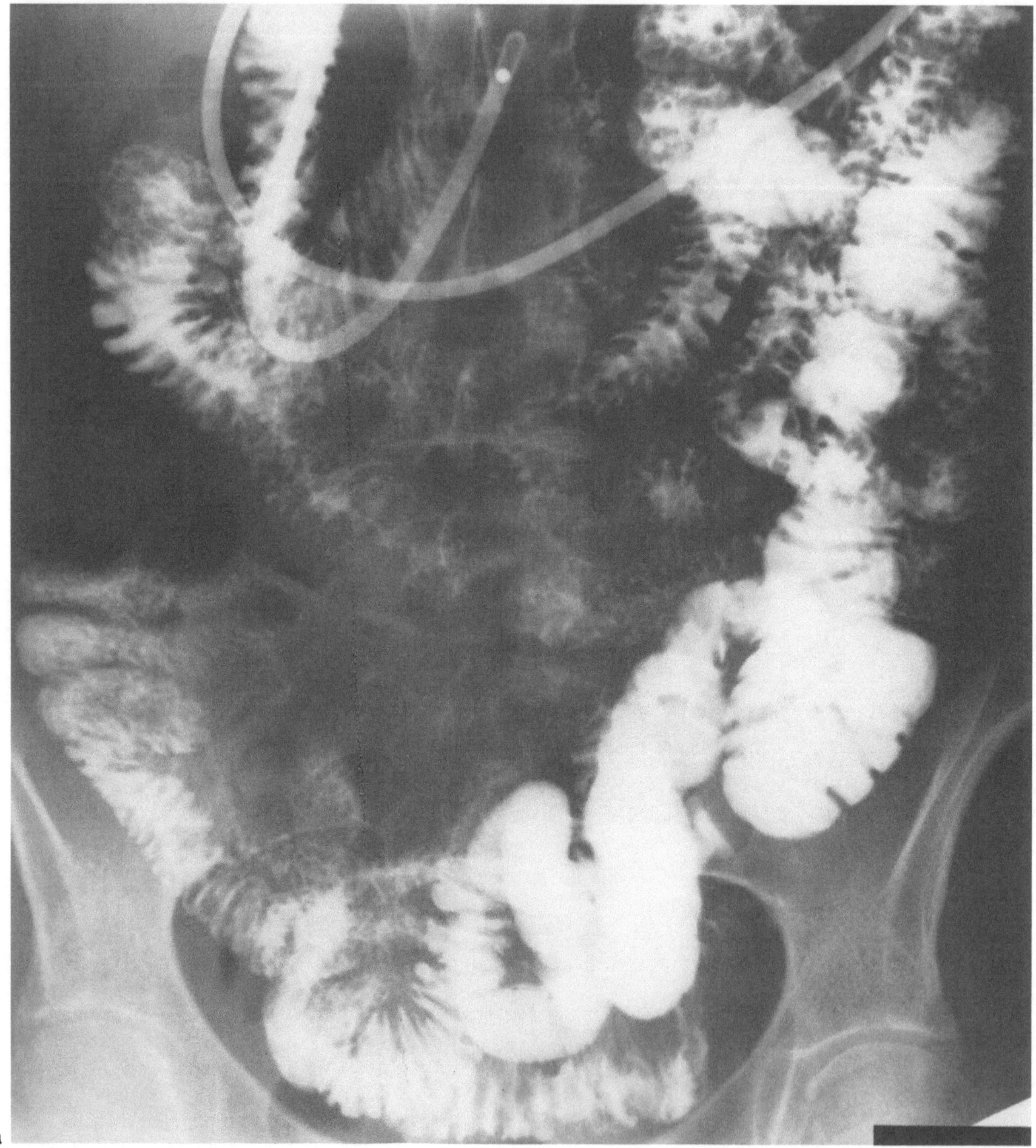

Abb. 5.4.-21a und b. Intestinale Lymphangiektasie. Hyperperistaltik, Faltenverdickung und noduläre Infiltrate, frühzeitiges Ausflocken. 37jährige Patientin mit Hypoproteinämie und Ödemen. Bariumphase (a), Methylzellulosephase (b)

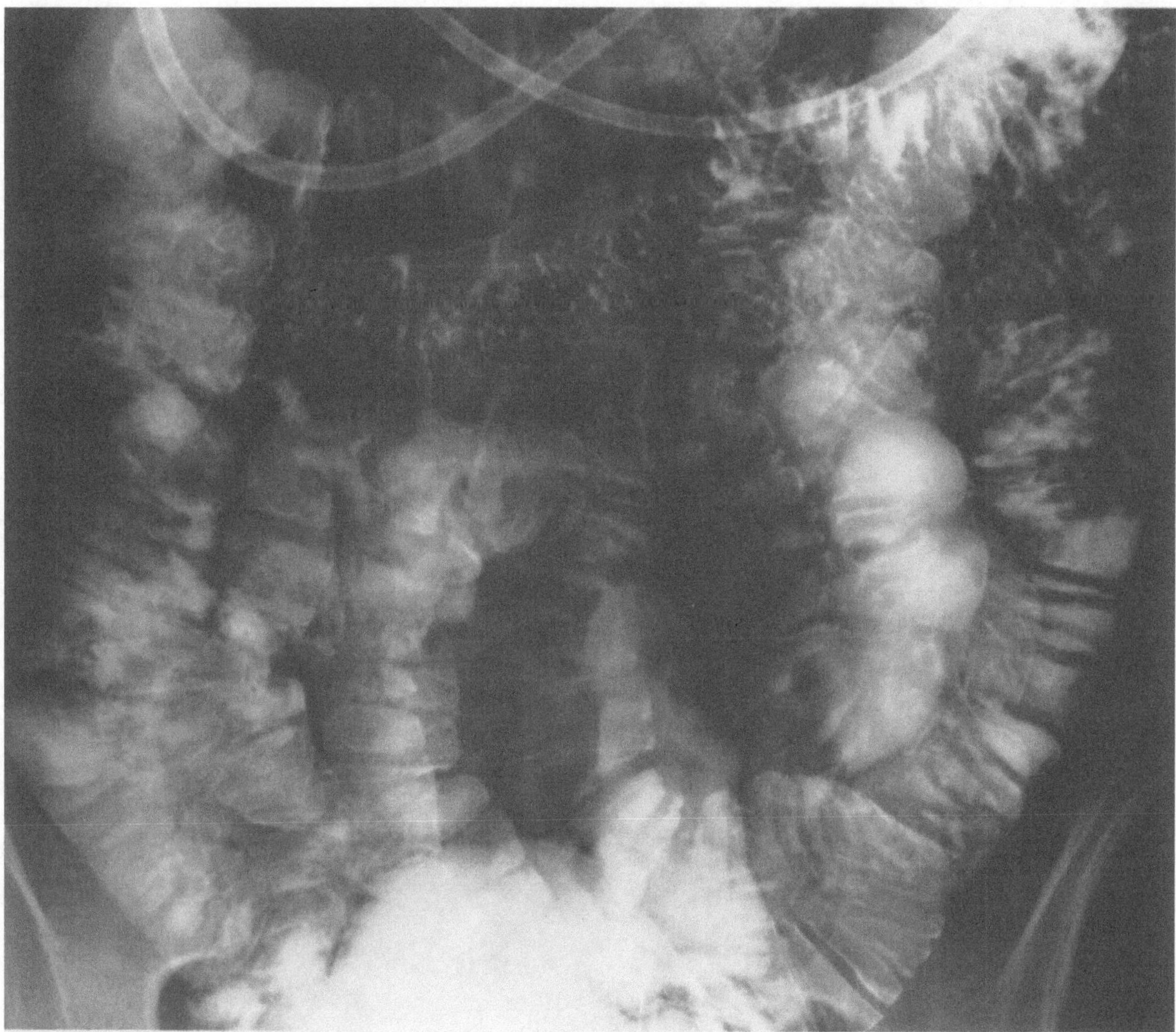

Abb. 5.4.-21 b

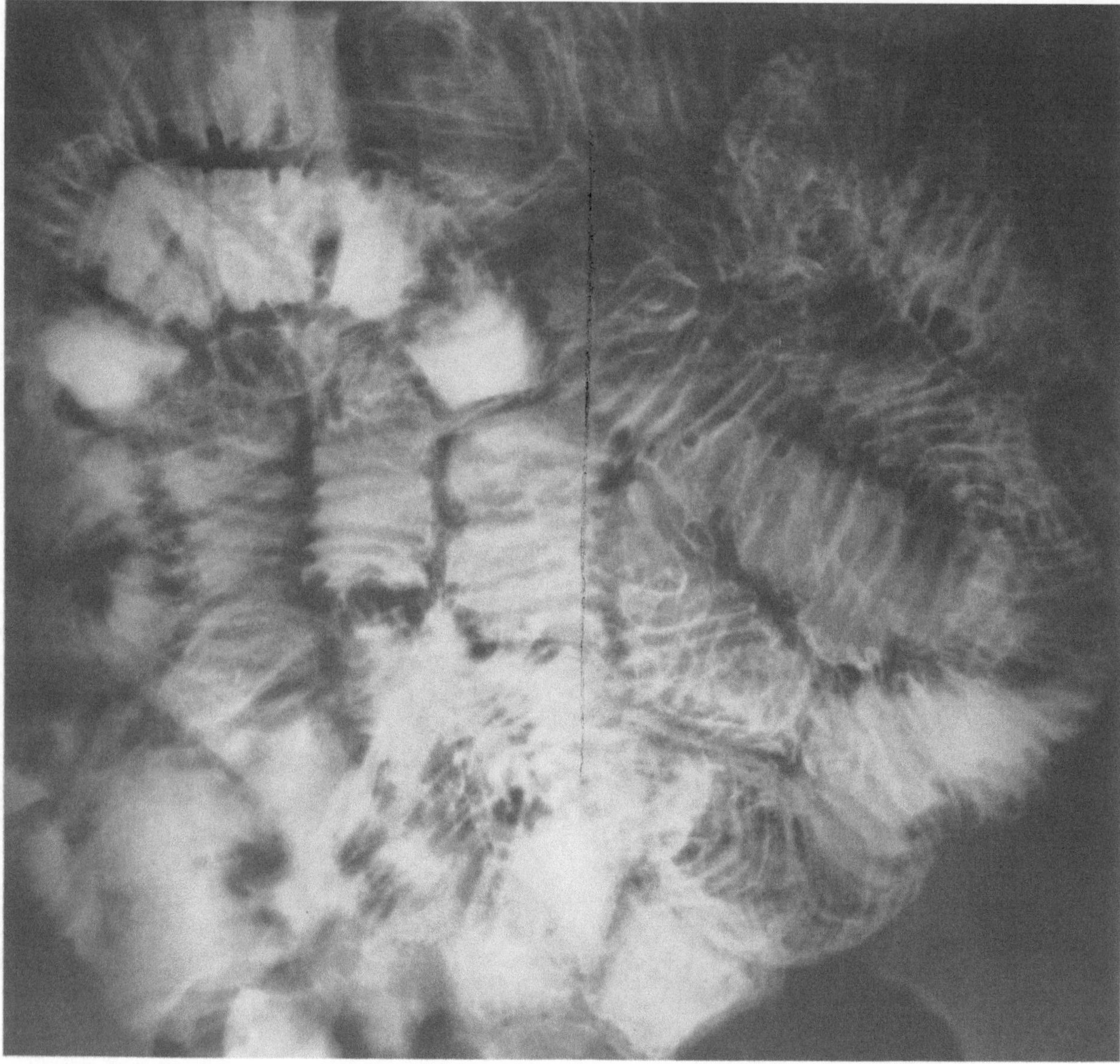

Abb. 5.4.-22. Intestinale Lymphangiektasie. Nicht-propulsive Hyperperistaltik, ödematös verdickte Falten und Darmwände, schlechter Wandbeschlag. 23jährige Patientin mit ausgeprägter Hypoproteinämie und Malabsorptionssyndrom

5.5 Obstruktionen

Bei jedem sechsten Patienten, der mit akuten abdominellen Beschwerden in das Krankenhaus kommt, liegt eine Passagebehinderung im Bereich des Dünndarms vor (Caroline et al. 1984).

Die Abdomenleeraufnahme im Stehen ist bei diesen Patienten als radiologische Erstmaßnahme anzusehen, gibt aber häufig keine genaue Auskunft über Ort, Ausprägung und Ursache der Obstruktion (Abb. 5.5.-1). Bleibt die Diagnose unklar, wird die Enteroclysis eingesetzt, die allen anderen Kontrastmitteluntersuchungen überlegen ist (Ott 1985; Maglinte 1984). Abb. 5.5.-11 illustriert dies an einem typischen Beispiel.

Die Technik des Dünndarmeinlaufes muß bei der Suche nach Stenosen jedem Einzelfall angepaßt werden. Dies gilt insbesondere für die Einlaufgeschwindigkeit und die oft großen Mengen an Barium und Methylzellulose. Der Bariumbolus ist grundsätzlich sorgfältig zu verfolgen, um kurzstreckige Stenosen nicht zu übersehen (s. Abb. 2.8.-3). Palpation und Kompression des Darmes mit Zielaufnahmen geben Auskunft über die Verschieblichkeit der Darmschlingen und die Elastizität der Darmwand.

Hochgradige Verschlüsse sind schwieriger darzustellen als partielle Obstruktionen, weil vorgeschaltete flüssigkeitsgefüllte und ungenügend kontrastierte Darmschlingen die Stenose zusätzlich überlagern können.

Auf Spätaufnahmen (bis zu 24 h) wird meist auch in diesen Fällen der Nachweis der Stenose erbracht (Abb. 2.8.-4). In jedem Fall kann die Lokalisation für den Operateur ausreichend präzise angegeben werden.

Die Furcht vieler Chirurgen vor der Verschlechterung des Ileuszustandes durch das Barium der Enteroclyse ist unbegründet: Ein Eindicken des Kontrastmittels im Dünndarm erfolgt nicht. Kontraindikationen gegen den Dünndarmeinlauf sind deshalb nur Perforation und Dickdarmobstruktion.

Bei Perforationsverdacht ist der Dünndarmeinlauf mit einem wasserlöslichen Kontrastmittel (Peritrast®, Gastrografin®) in Monokontrasttechnik indiziert. Durch den Einsatz von wasserlöslichem Kontrastmittel kann ein Subileuszustand gelöst werden. Diesem positiven „therapeutischen" Effekt der Peristaltikanregung stehen dabei mögliche Nebenwirkungen auf Kreislauf und Elektrolythaushalt entgegen.

Das typische Bild der Obstruktion (s. beispielsweise Abb. 5.5.-5) zeigt prästenotisch dilatierte Schlingen und Hyperperistaltik in den proximalen Jejunumschlingen. An der Stenose imponieren Lumensprung, der vom Grad der Obstruktion abhängig ist, und lokale Hyperperistaltik. Die Hyperperistaltik an den proximalen Darmschlingen ist ein wesentliches differentialdiagnostisches Merkmal gegenüber der sog. Pseudoobstruktion, z.B. bei Medikamentenabusus (s. Kapitel 4.5 und Abb. 5.4.-3) und dem paralytischen Ileus. Dieses abnorme Motilitätsverhalten muß schon zu Beginn der Untersuchung beachtet werden, da es mit zunehmender Auffüllung der Darmschlingen verschwinden kann.

Bei Neugeborenen ist der Mekonium-Ileus der Mukoviszidose häufiger, bei Kleinkindern die Invagination. Hauptursache der Dünndarmobstruktionen des Erwachsenen sind in 3/4 der Fälle postoperative *Verwachsungen* (Abb. 5.5.-1 bis 6).

Differentialdiagnostisch müssen Briden von Metastasen und Tumoren abgegrenzt werden. Sowohl bei Verwachsungen als auch Metastasen, welche die Mukosa noch nicht durchbrochen haben, bleibt trotz Verziehung der Falten eine glatte Schleimhaut erhalten. Eine sichere

Unterscheidung zwischen benigner und maligner Ursache einer Obstruktion ist im Röntgenbild nur selten möglich.

Singuläre Briden führen in der Regel zu schwereren Stenosen als multiple Adhäsionen (Caroline 1984). Bei sehr ausgedehnten Verwachsungen sollte differentialdiagnostisch die retraktile Mesenteritis nicht vergessen werden.

Der Ileus durch *Dünndarminvagination* stellt bei Erwachsenen eine Seltenheit dar. Ursache der Invagination sind mit fortschreitendem Alter zunehmend maligne Tumoren (Abb. 5.5.-7), dann benigne Tumoren (Abb. 5.5.-8 und 9) und das Meckel'sche Divertikel sowie lymphatische Hyperplasie v.a. an der Ileozökalklappe. Auch Fremdkörper (z.B. unverdautes Obst, Bezoare) sowie Wurmileus und Invagination von intestinalen Anastomosen (Abb. 5.5.-10) werden gefunden. Bei Kindern liegen diese Obstruktionen meist im Ileozökalbereich. Radiologische Differentialdiagnosen sind Tumoren oder große Polypen. Eine Konfiguration, bei der sich die Kerckring'schen Falten konzentrisch auf die

Stenose zu verjüngen („Spiralfeder-Zeichen"), kommt auch bei Invagination und Volvulus des Dünndarms vor (Abb. 5.5.-7b).

2/3 der Fälle von *Volvulus* erfassen den Dünndarm. Ursache für den Volvulus sind Rotations- und Fixationsanomalien des Mesenteriums und Adhäsionen, um die sich der Dünndarm drehen kann (Abb. 5.5.-11). Dünndarmnekrose ist oft die Folge.

Die *inguinale Hernie* wird gelegentlich als Zufallsbefund beobachtet und stellt selten eine Indikation für die Enteroclyse dar. Wichtig ist aber die radiologische Diagnose von *inneren Hernien* und *Bauchwandhernien*. Aufnahmen in Seitenlage mit Hustenmanöver sind hier besonders wichtig (Maglinte 1984).

Andere Ursachen für Dünndarmobstruktionen sind Gallensteinileus (Abb. 5.5.-12), Strahlenenteritis (Abb. 5.5.-13), Fettgewebsnekrosen (Abb. 5.5.-14), Fremdkörperreaktionen (Abb. 5.5.-15 und 16), Endometriose (Abb. 5.5.-17).

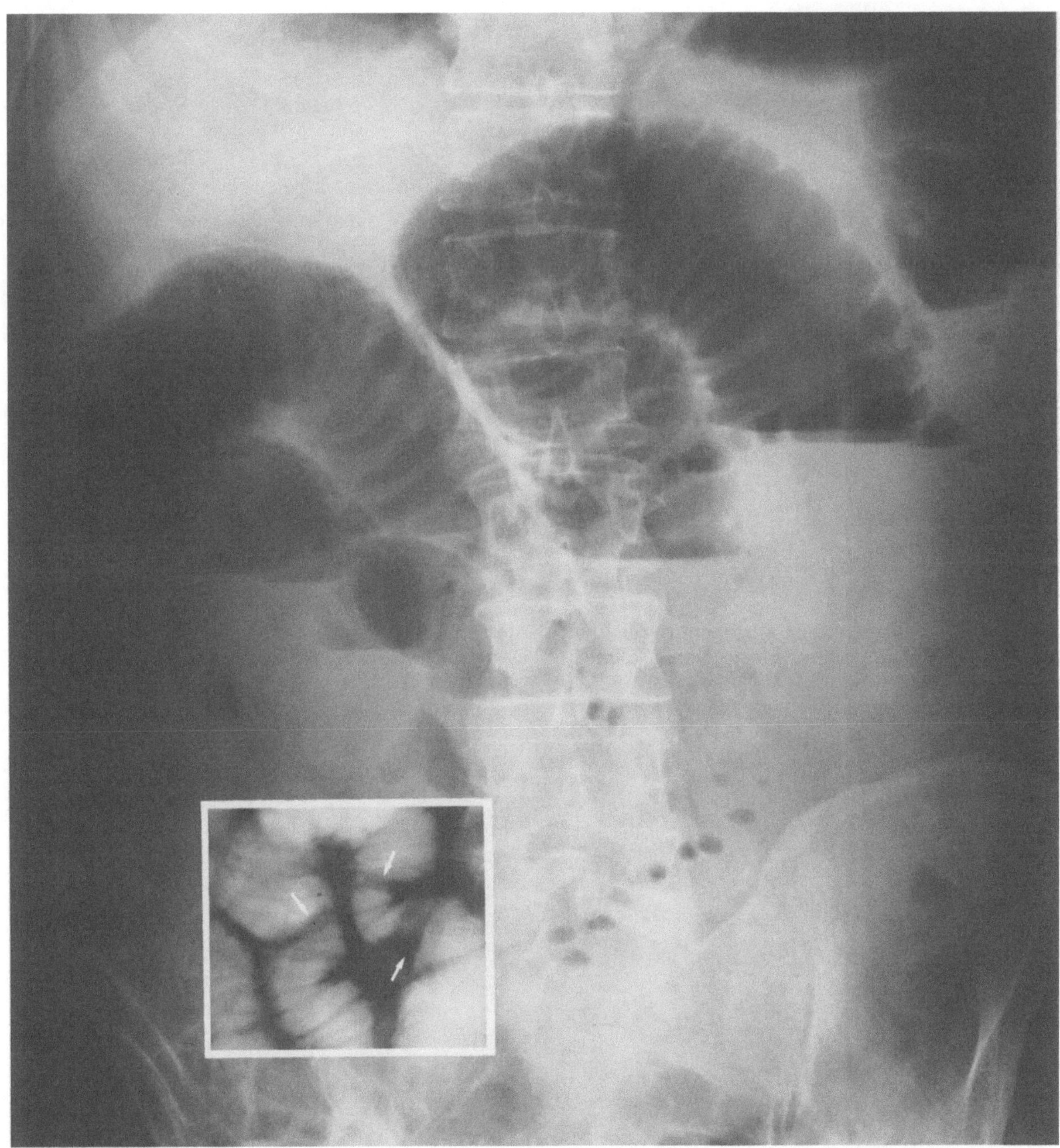

Abb. 5.5.-1. Dünndarmileus durch multiple Briden im Ileum. Deutliche Spiegelbildung in der Abdomenleer-aufnahme mit gesteiften Jejunumschlingen. Im eingefügten Detail der Enteroclysis finden sich multiple Briden (→) mit Lumeneinengung. **Merke: 1.** Auch bei dem Bild eines „hohen Dünndarmileus" liegen die Stenosen meist wesentlich weiter aboral (die prästenotischen Schlingen sind durch Darmsekret vorgefüllt). 2. Schwere und Anzahl der Stenosen stehen in keiner sicheren Korrelation zur klinischen und radiologischen Ausprägung des Ileus. 3. Häufig ist in der Kontrastmitteluntersuchung auch bei schweren Zeichen einer Obstruktion keine ausgeprägte prästenotische Dilatation oder Passageverzögerung sichtbar (z. B. bei intermittierenden partiellen Obstruktionen). 4. Eine Bride kommt selten allein!

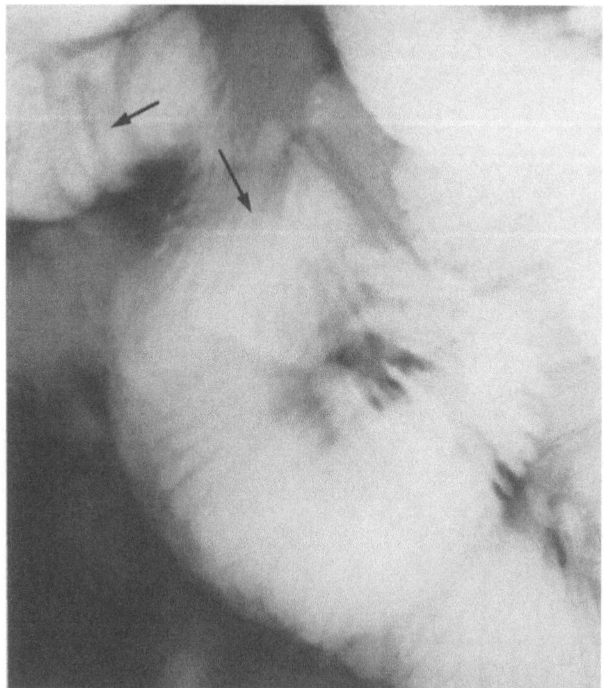

Abb. 5.5.-2. Multiple Briden, postoperativ. Zieh-harmonikaartige Verziehung einer ganzen Schlinge mit Knickbildung (→)

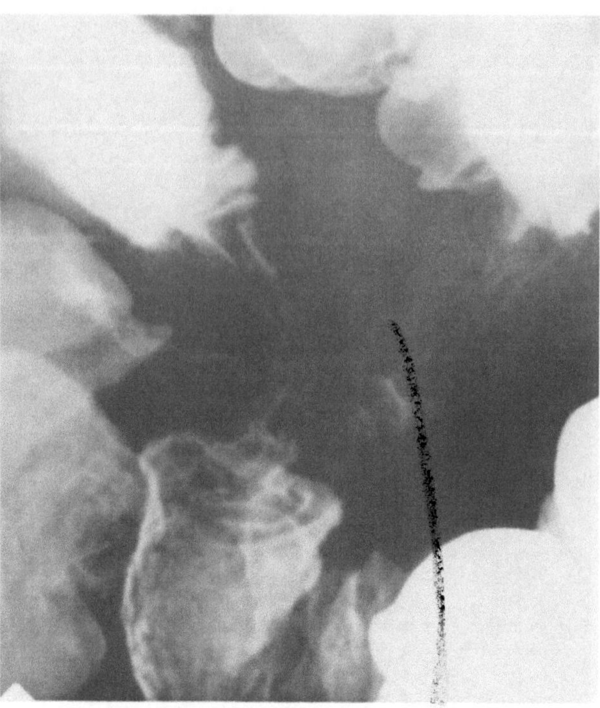

Abb. 5.5.-4. Gekreuzte Briden, postoperativ. Das Darmlumen ist durch den erheblich entzündlich verdickten Darm enggestellt

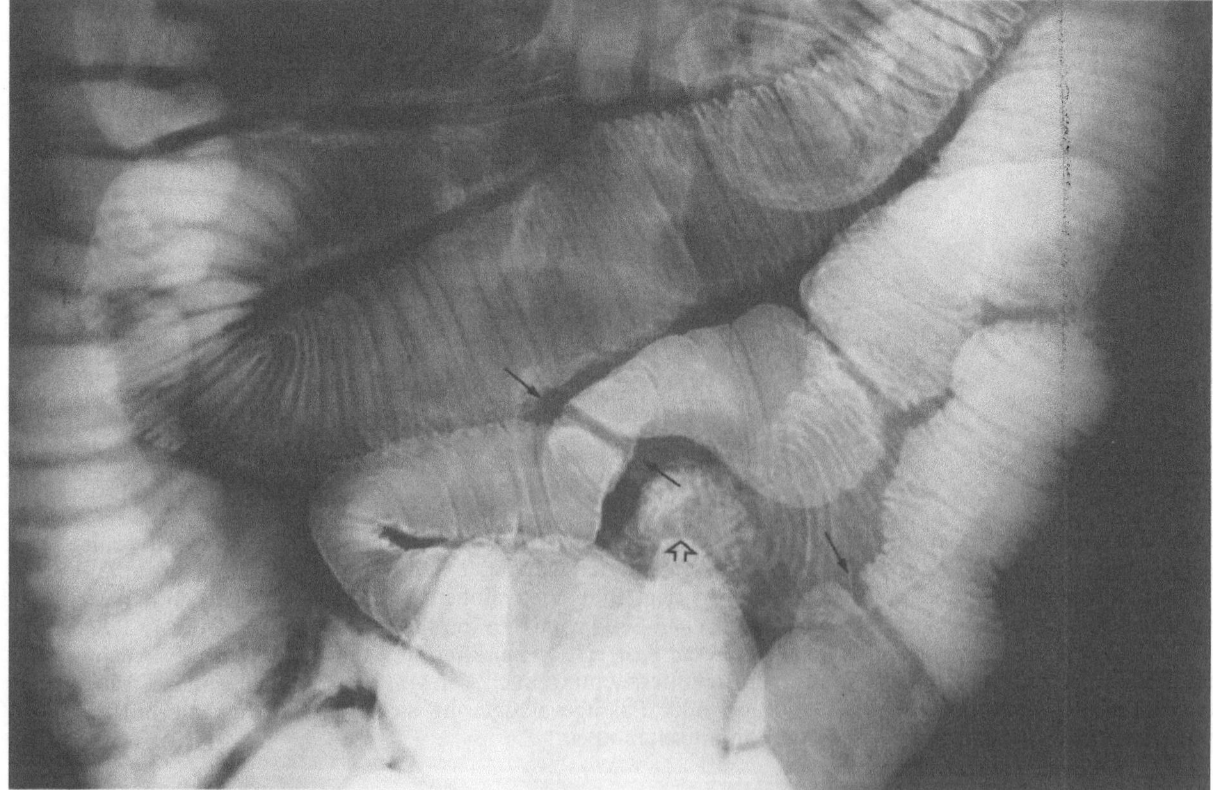

Abb. 5.5.-3. Multiple Briden im Ileum, postoperativ. Zwei gut sichtbare querverlaufende Bridenstränge (→) und eine ausgeprägte weitere Stenose (⇒)

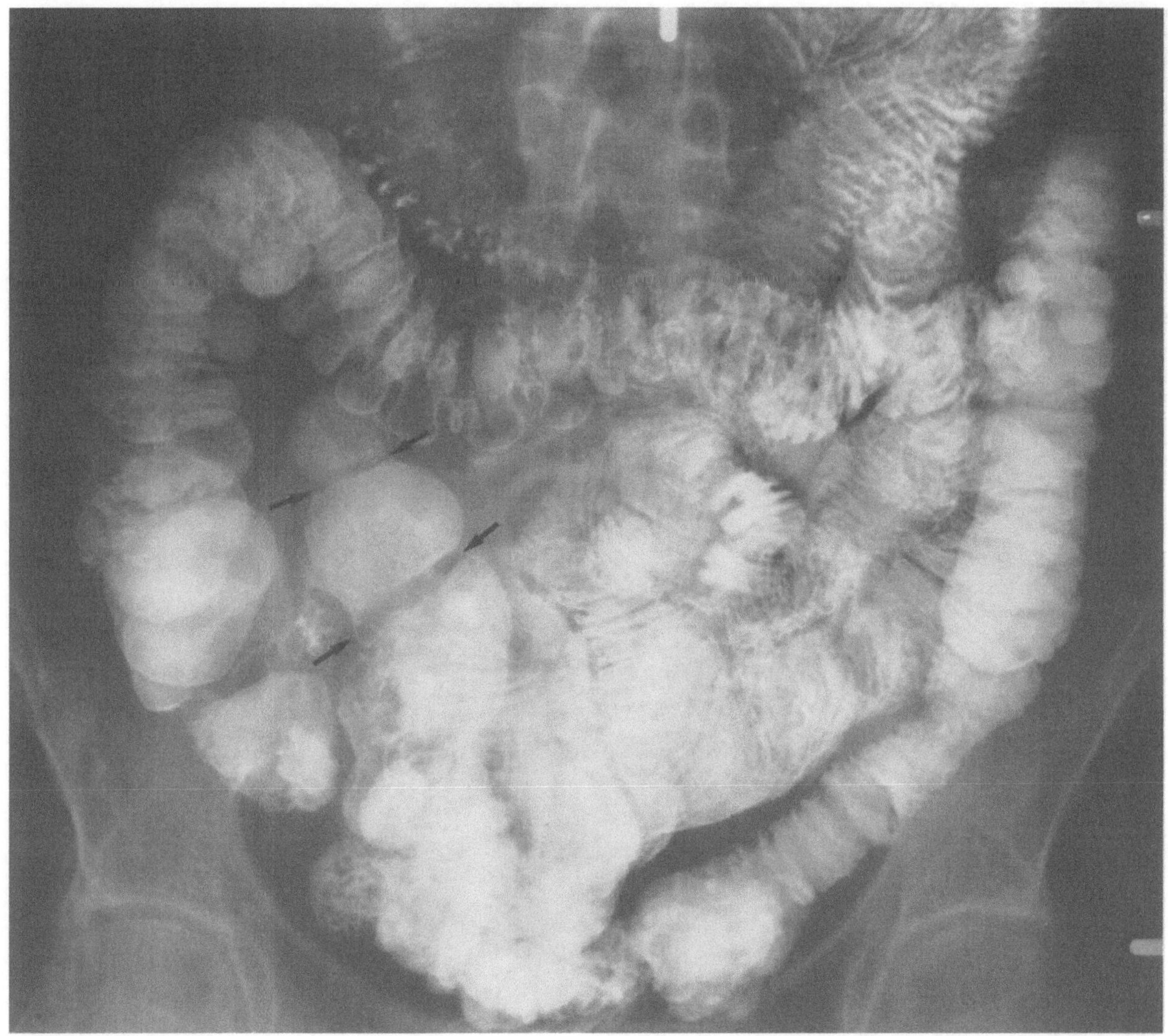

Abb. 5.5.-5. Multiple Briden, postoperativ. Typisches Bild der Obstruktion durch Briden (→) mit prästenotisch weiten Schlingen

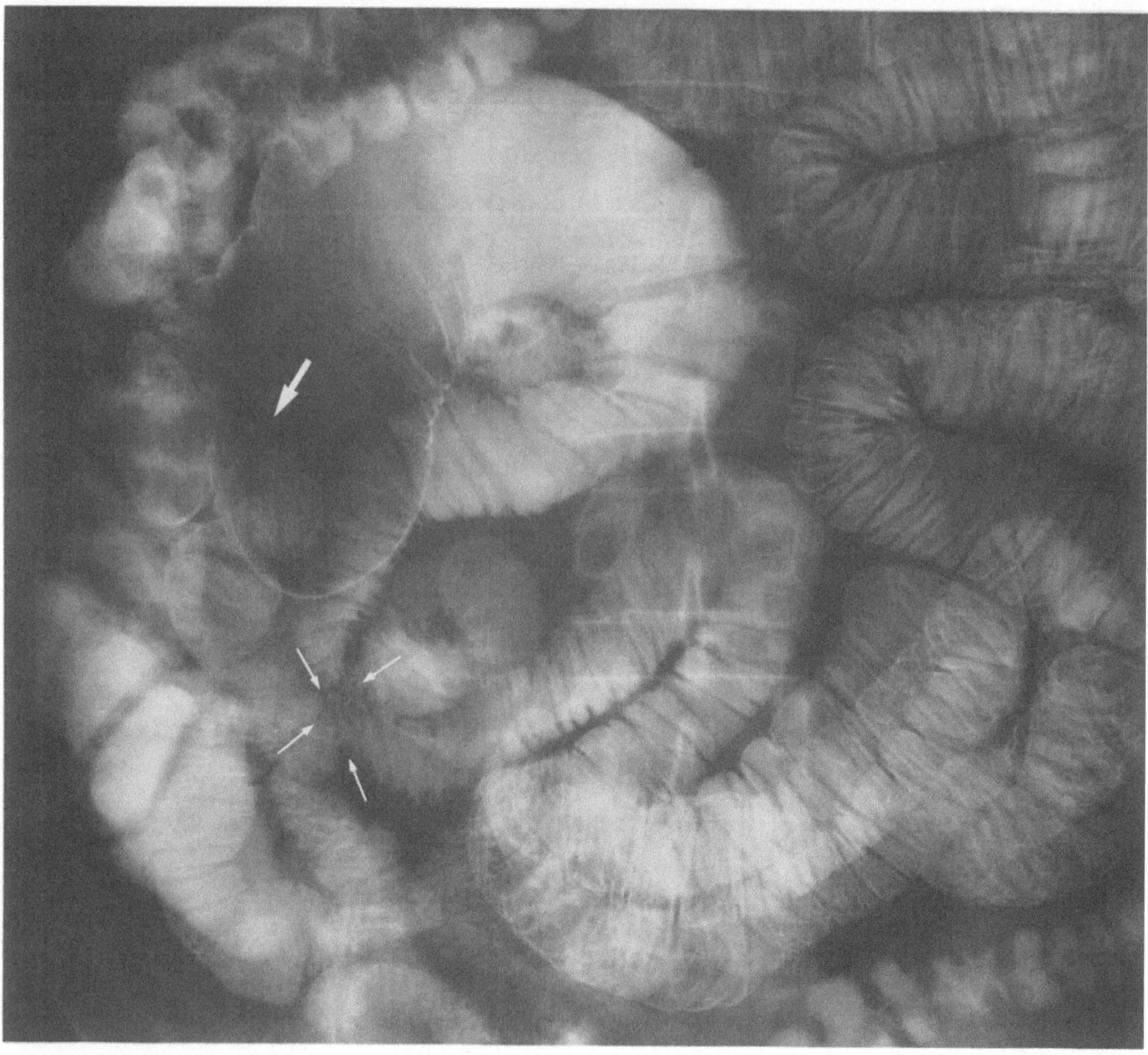

Abb. 5.5.-6. Multiple Briden, postoperativ. Bridenstern im Ileum (→) durch Ädhäsion von drei Darm-schlingen. Zusätzlich hochgradige Stenose durch Bride (⇒) mit abruptem Kalibersprung und prästenotischer Dilatation

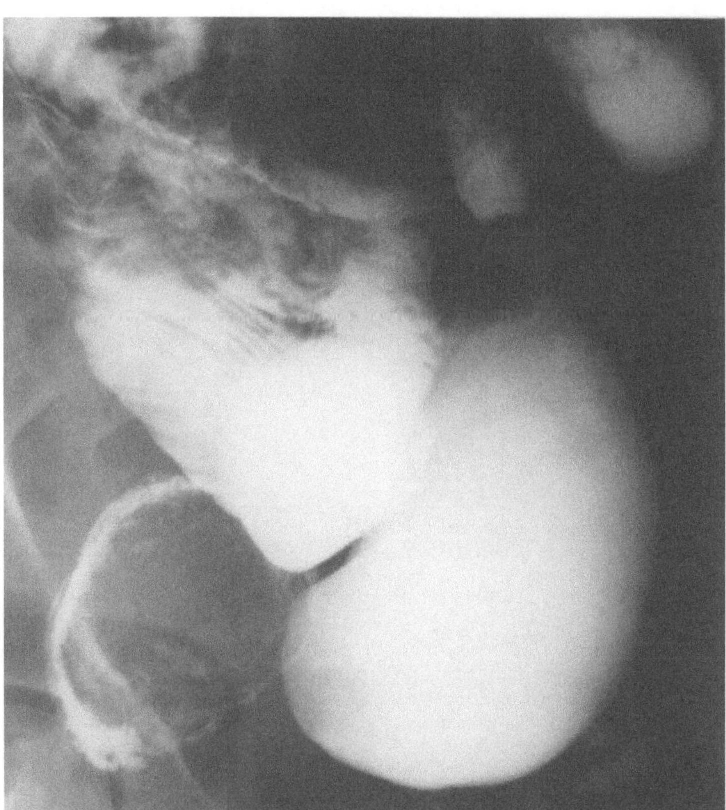

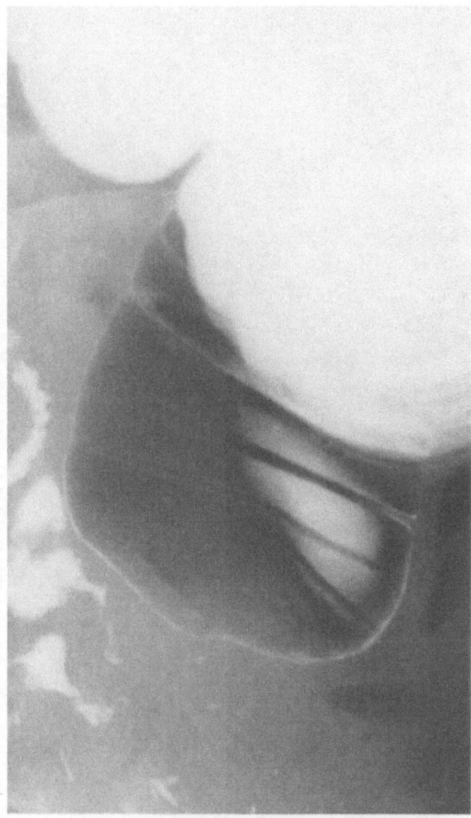

a

b

Abb. 5.5.-7a und b. Invagination bei Leiomyosarkom. **a** Das Invaginat mit dem Tumor verschließt das Darmlumen subtotal und staut die prästenotische Schlinge massiv auf. Das Kontrastmittel umfließt das Invaginat. **b** Die prästenotisch dilatierte Darmschlinge zeigt konzentrisch konvergierende Falten („Spiralfeder-Zeichen")

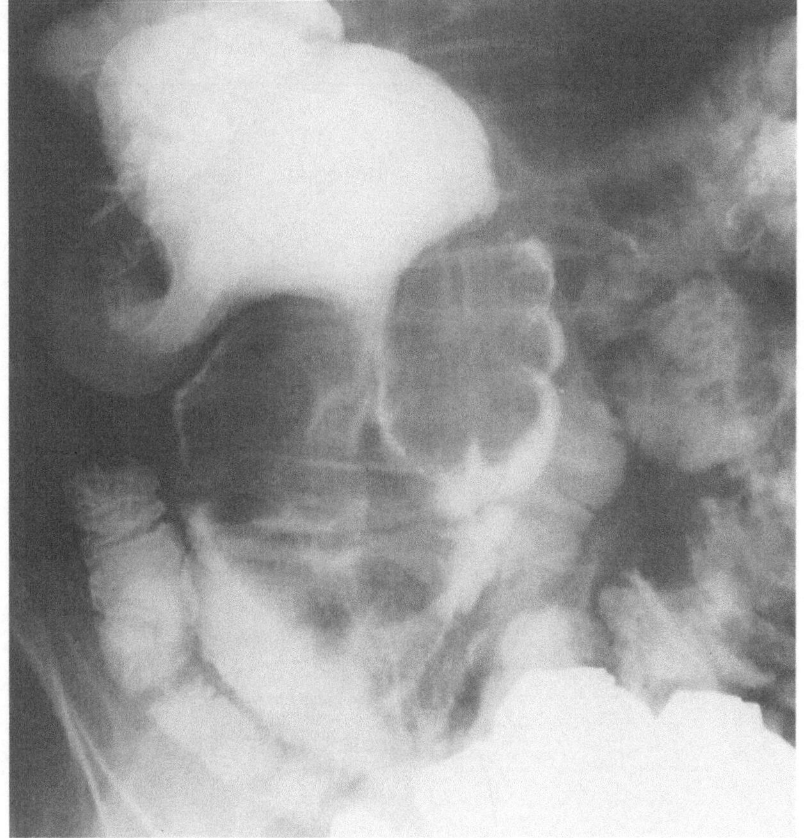

Abb. 5.5.-8. Invagination eines ileozökalen Lipoms. Das Invaginat im Zökum besteht aus dem Lipom und einem Teil des Colon ascendens

173

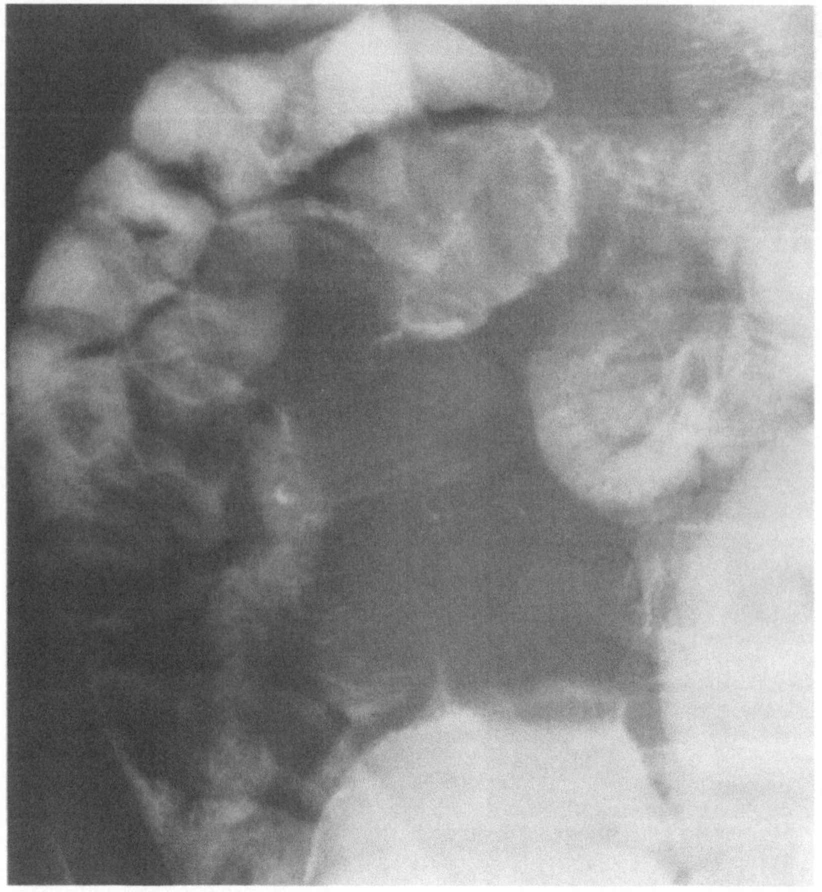

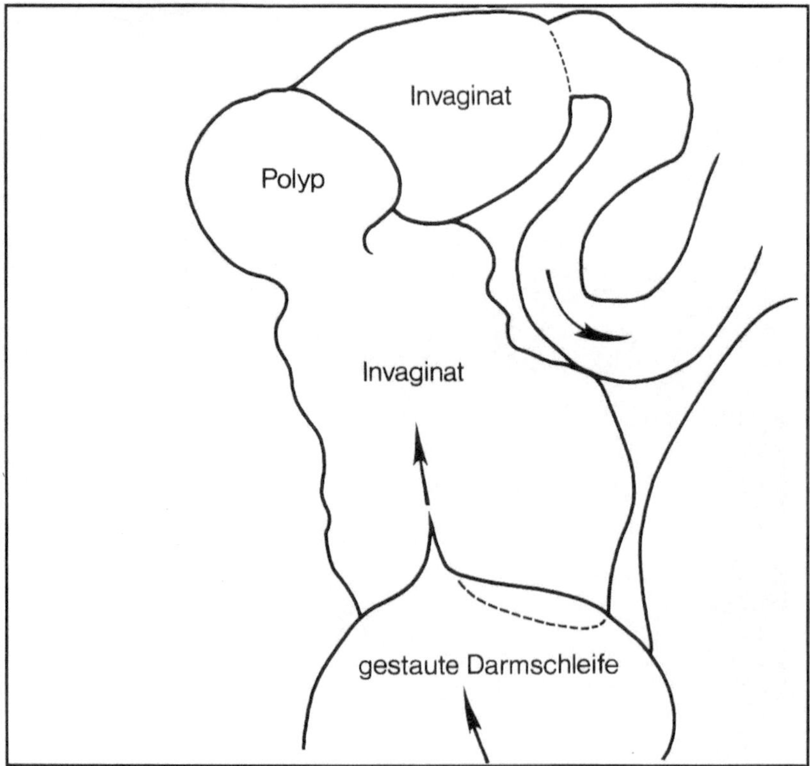

Abb. 5.5.-9a und b. Invagination durch Polyp. Im aboralen Drittel des Invaginats ist ein fibrös-inflammatorischer Polyp sichtbar

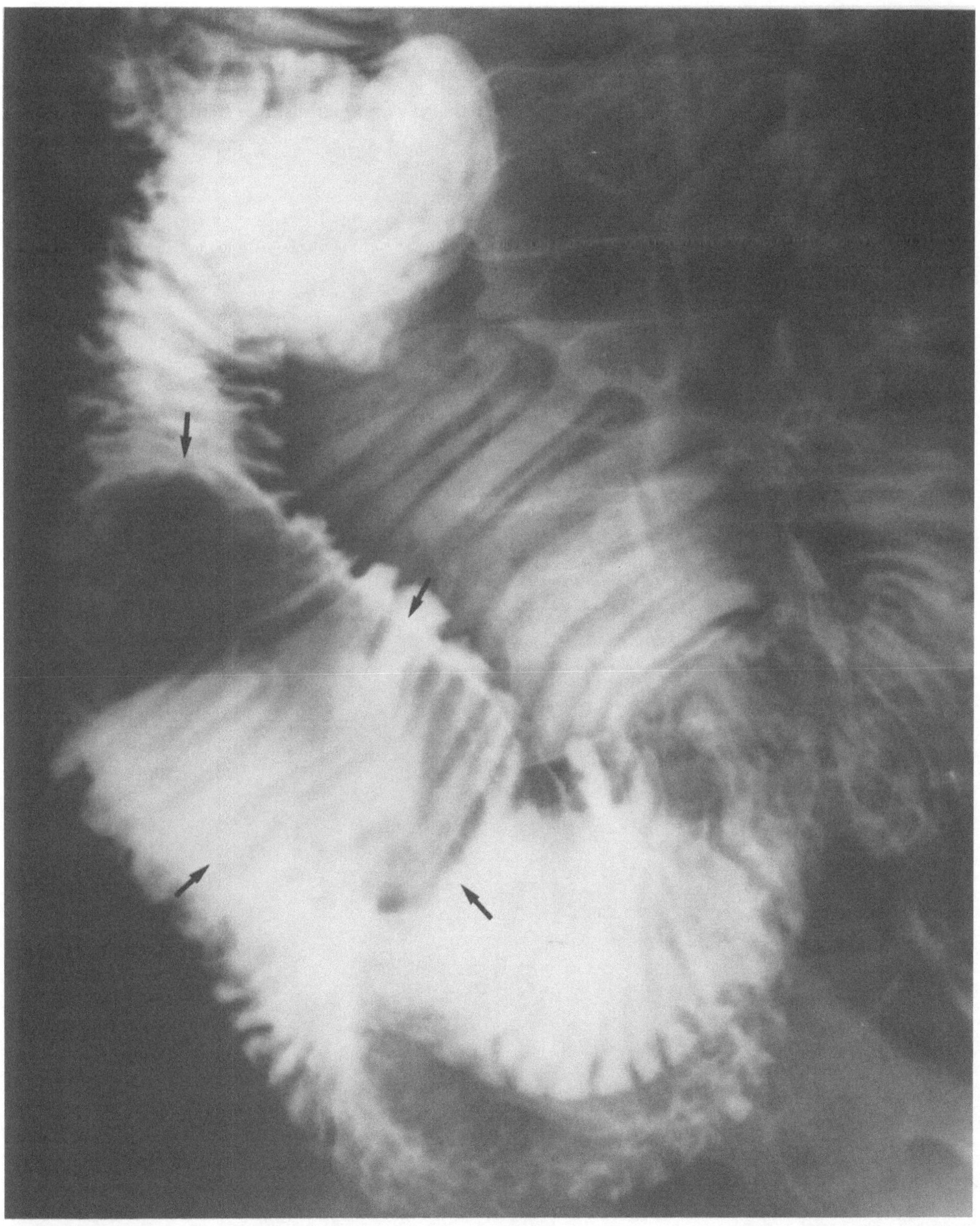

Abb. 5.5.-10. Invagination der Braun'schen Anastomose. Das Invaginat (→) in der abführenden Schlinge imponiert als Tumor. Es handelt sich um eine sehr seltene Komplikation bei Zustand nach Gastrektomie. Häufiger sind Invaginationen nach einfacher Gastroenteroanastomose

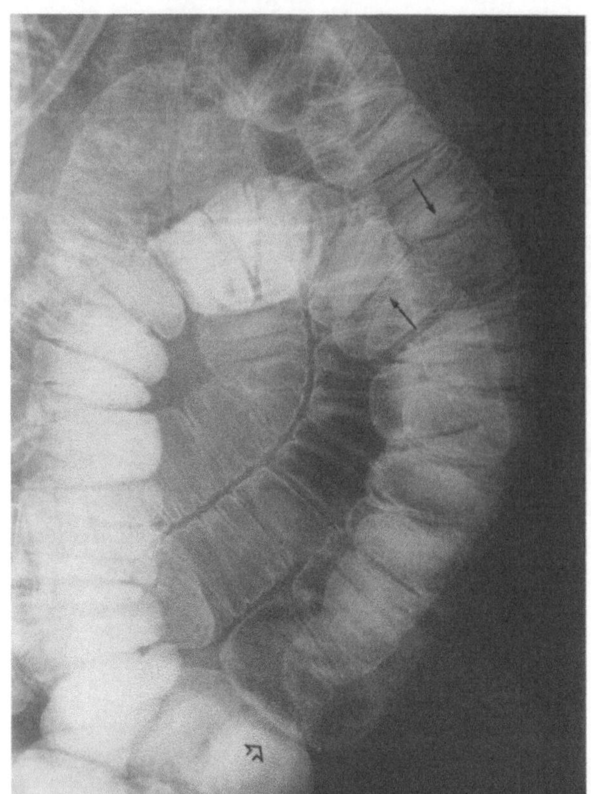

Abb. 5.5.-11a und b. Volvulus einer Jejunumschlinge. **a** Der Dünndarmeinlauf zeigt einen der beiden Drehpunkte des Volvulus (⇒) in Doppelkontrast. **b** Mit einer vorausgegangenen fraktionierten Dünndarmpassage war dieser diskrete Befund nicht zu finden

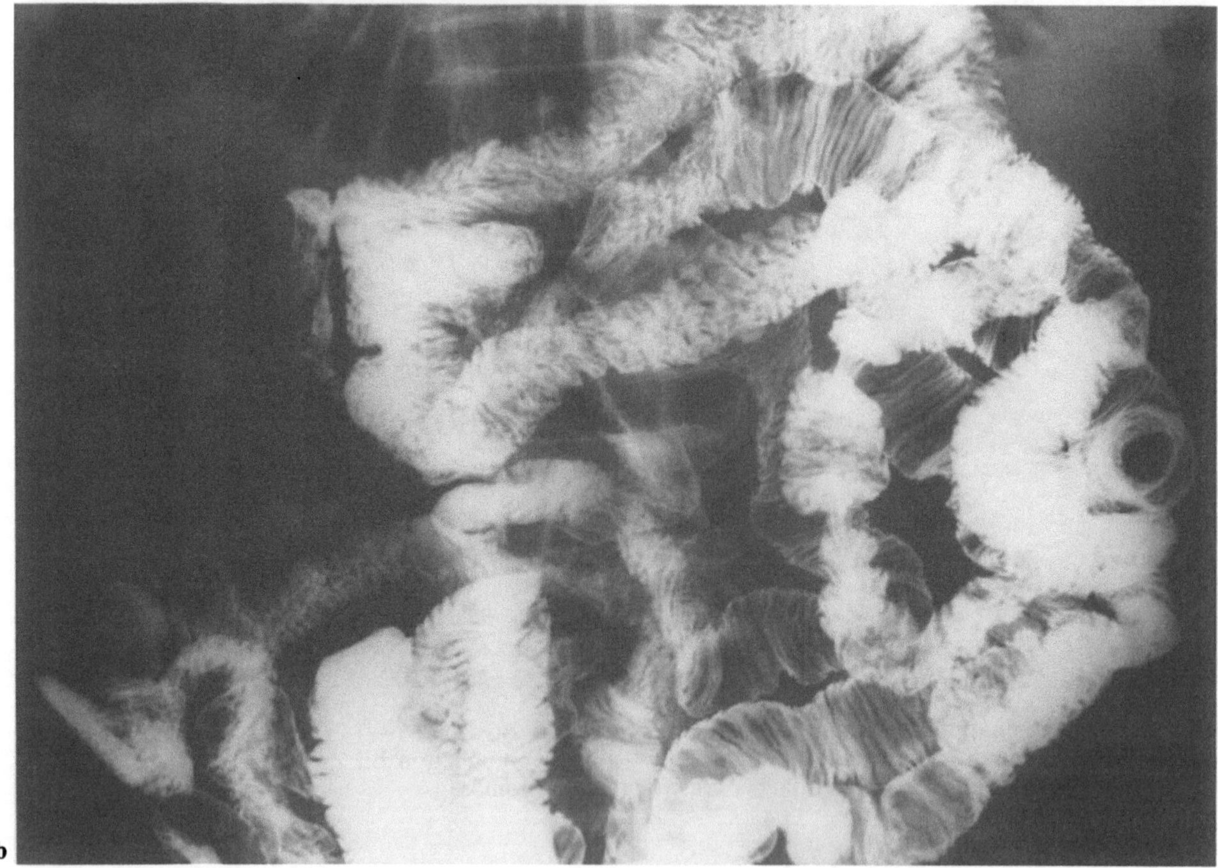

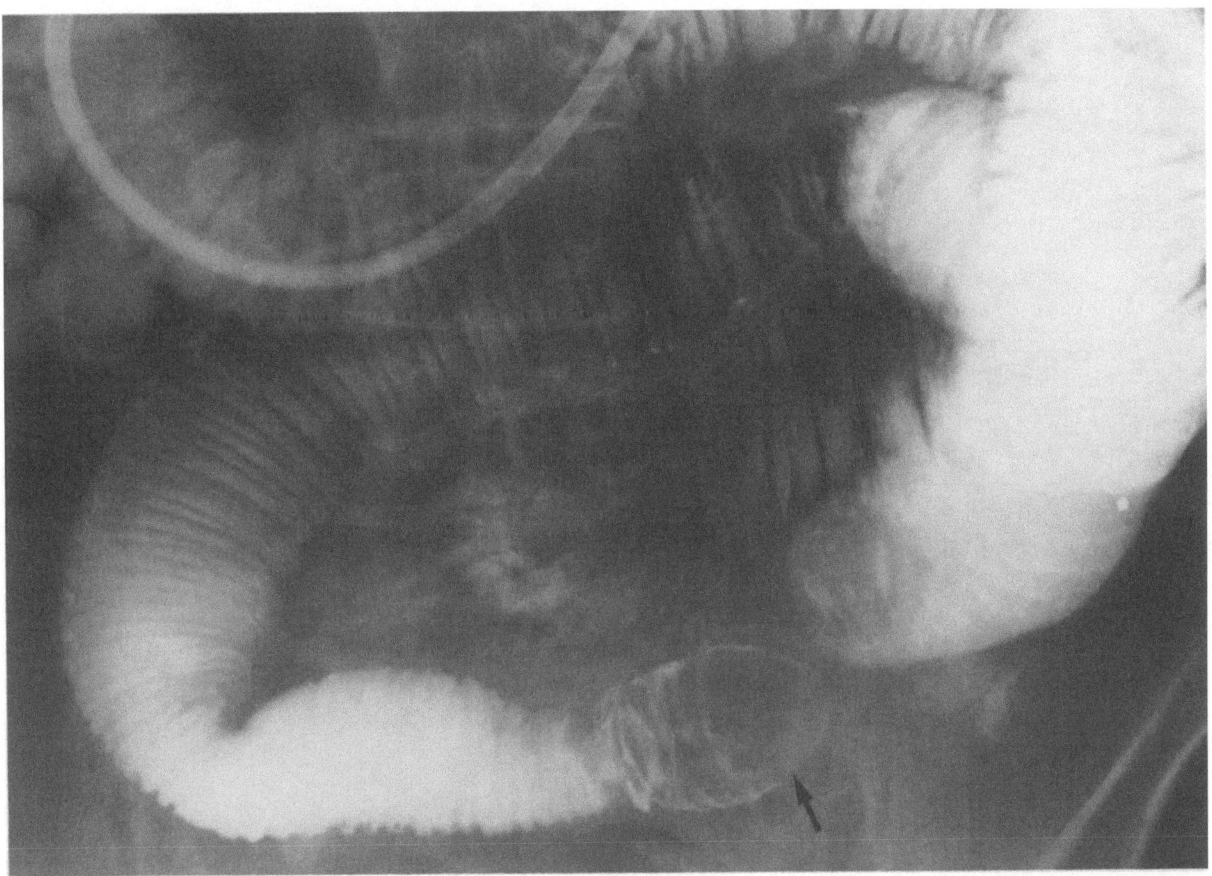

Abb. 5.5.-12. Darmverschluß durch Gallenstein. Das Konkrement (→) verlegt das Darmlumen. Klinik: Zustand nach Gallensteinperforation und nachfolgender Gallenwegsoperation vor einer Woche. Danach zunehmender Ileus. Bei der Darmoperation war der Stein bereits in das Mesenterium penetriert

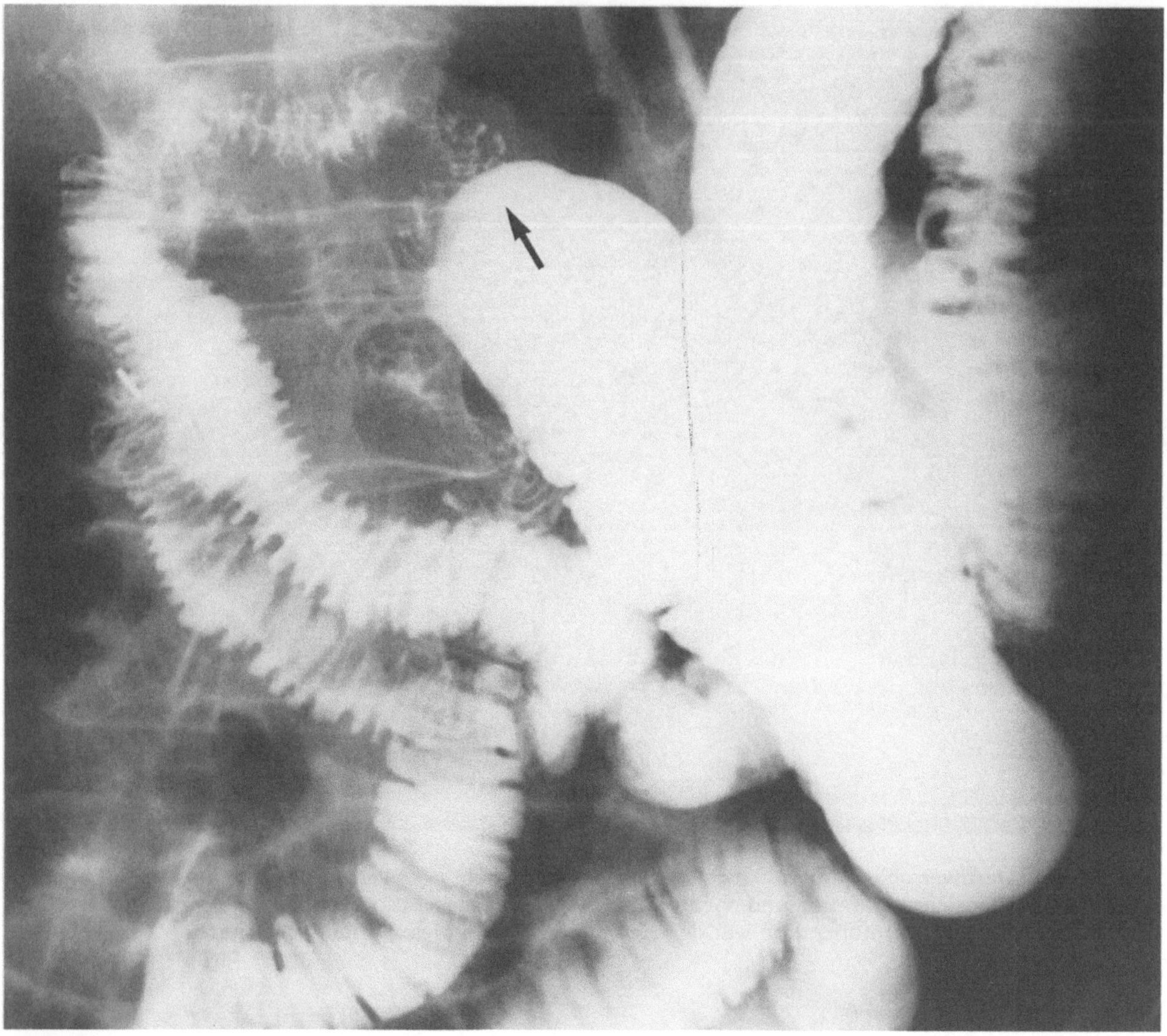

Abb. 5.5.-13. Radiogene Dünndarmstenose. Hochgradige kurzstreckige Stenose (→), Dilatation der vorgeschalteten Schlingen. Zwei Schlingen zeigen Veränderungen im Sinne einer Strahlenenteritis (Bariumphase)

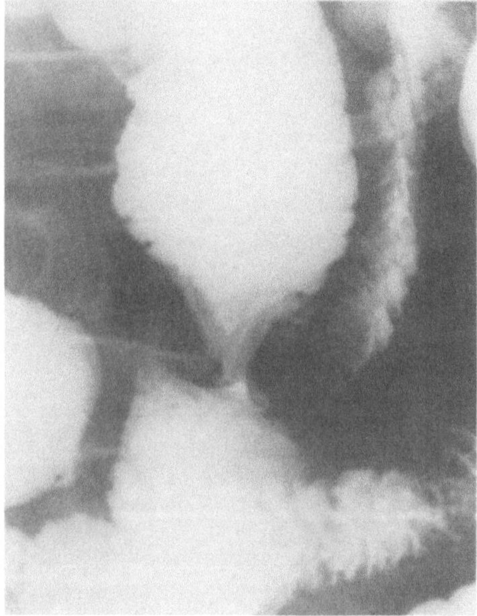

Abb. 5.5.-14. Stenose durch mesenteriale Fettgewebsnekrose. Die Konturen der Stenose sind glatt, die Schleimhaut ist intakt als Hinweis für einen externen Prozeß. Bei der Operation fanden sich postoperative Fettgewebsnekrosen mit narbiger Einengung der Darmwand

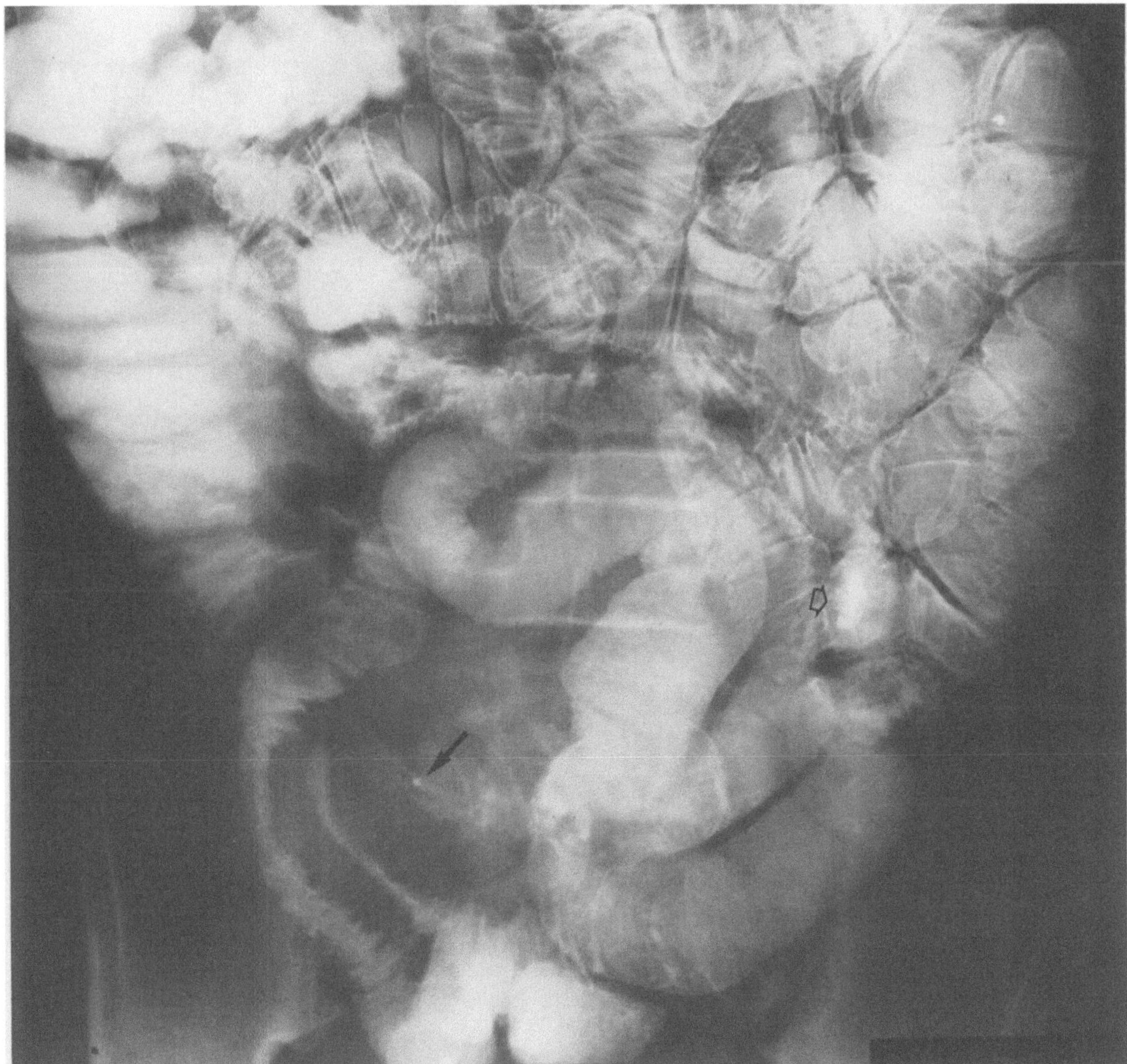

Abb. 5.5.-15. Stenosen durch Fremdkörperreaktion. Verdickte Darmschlingen und vergröberte Schleimhautfalten mit prästenotischer Dilatation an der Spitze eines ventrikuloperitonealen Shunts (→). Nach Shuntentfernung völlige Abheilung der obstruierenden Entzündung. (⇒): Meßkammer

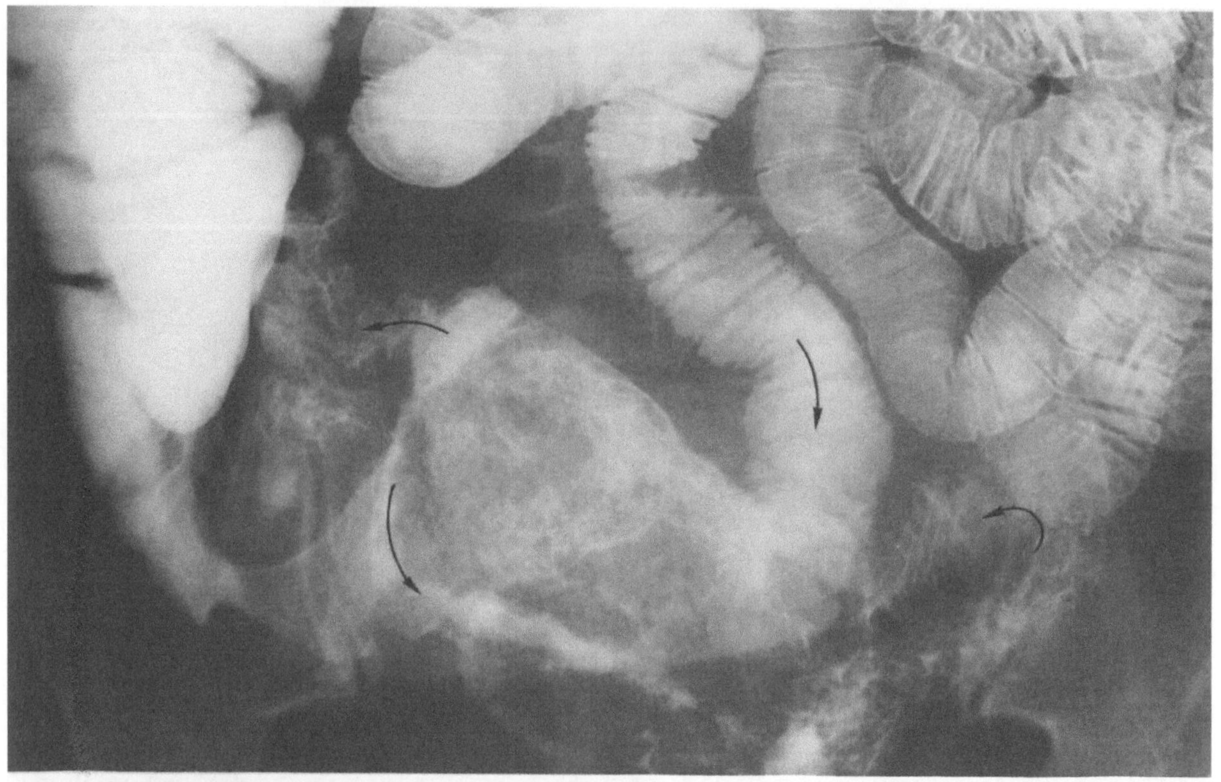

Abb. 5.5.-16. Obstruktion durch Abszeß bei
Fremdkörper. Chronischer Abszeß um ein
intraperitoneal verbliebenes Operationstuch.
Infiltration in mehrere Ileumschlingen.
Stauung der zuführenden Darmschlinge,
Hyperperistaltik der abführenden Schlingen
bei Unterfüllung

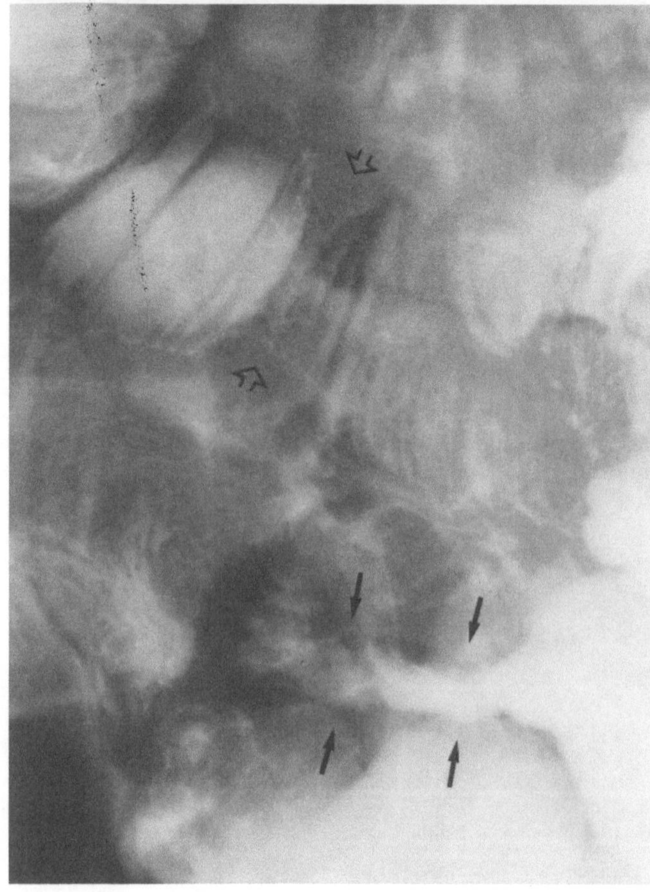

Abb. 5.5.-17. Obstruktion bei Endometriose.
Lumeneinengungen unterschiedlicher
Ausprägung mit Schleimhautinfiltration

5.6 Fehlbildungen

Meist werden Fehlbildungen zufällig entdeckt und haben keine pathologische Bedeutung. In manchen Fällen können sie allerdings Grund für erhebliche Beschwerden sein.

5.6.1 Drehungs- und Fixationsstörungen

Es wird zwischen den Drehungsstörungen der Gastroduodenalschleife und denen der Nabelschleife unterschieden. Beide kommen allerdings auch kombiniert vor.

Die häufigste Fehlbildung ist das *Duodenum mobile,* bei dem ein frei bewegliches Mesoduodenum erhalten bleibt (Sandera 1931). Dies kann bei der Intubation zu Schwierigkeiten führen. Sind diese überwunden, so findet sich ein girlandenförmiger Sondenverlauf (Abb. 5.6.-1). Eine Bariumtestinjektion ist hilfreich bei der Orientierung. Kann die Sonde nicht über das untere Duodenalknie gebracht werden, so wird sie dort belassen (s. Kapitel 2.4).

Der Untersucher muß solche Fehlbildungen kennen und darf nicht überrascht sein, wenn die Sonde nicht wie üblich nach links, sondern nach rechts verläuft.

Die Unterbringung des rasch in die Länge wachsenden Darmes erfolgt durch die Drehung der Nabelschleife um eine durch den Dottergang gegebene Drehungsachse. Das Ausmaß dieser Drehung wird durch die Wanderung der Zökalanlage im entgegengesetzten Uhrzeigersinn um 270–300° dargestellt. Dieser Vorgang kann an den unterschiedlichsten Stellen zum Stillstand kommen, bzw. die nach der Drehung einsetzende Fixation gewisser Darmabschnitte an der hinteren Bauchwand erfolgt zu früh oder bleibt aus (Ferner 1964).

Aus den Störungen der Rotation und/oder Fixation ergeben sich die unterschiedlichsten Lageanomalien des Dünn- und Dickdarmes (Stadieneinteilung s. Grob 1953).

Eine sichere Aufklärung des Typs der Drehungsstörung wird vom Röntgenbild allein nicht immer möglich sein. Der Nachweis von Rotationsanomalien ist vor allem für den Operateur von Bedeutung, damit dieser später nicht vor eine unerwartete Situation gestellt wird (Abb. 5.6.-2 und 3). Der Patient sollte deshalb über die Lageanomalie seines Darmes unterrichtet werden. Malrotationen können aber auch zu Beschwerden führen, insbesondere wenn bei langem beweglichen Mesenterium das Jejunum torquiert wird und es möglicherweise zu vorübergehenden Durchblutungsstörungen kommt (Abb. 5.6.-4a und b; Aldrich et al. 1955; Gardner und Hart 1934).

Normalerweise liegt das Jejunum im linken Oberbauch und das Ileum im rechten unteren Abdomen.

„Nonrotation"
Hier kommt es zum Stillstand der Nabelschleifendrehung nach der ersten normalgerichteten Drehung um 90° (Abb. 5.6.-2 und 3). Der gesamte Dünndarm liegt bei direktem Übergang der Pars descendens duodeni zum Jejunum in der rechten Abdomenhälfte, das Ileum mündet von rechts in das Zökum, das gesamte Kolon liegt in der linken Abdomenhälfte (Altschul 1924).

Malrotation I
Die Nabelschleifendrehung ist bei 180° zum Stillstand gekommen. Die Flexura duodenojejunalis liegt weiter rechts als gewöhnlich (Abb. 5.6.-4a), das Jejunum ist mehr zur Medianlinie gerichtet, reicht zum Teil aber auch in das linke Abdomen (Abb. 5.6.-4b).

Malrotation II

Die Drehung erfolgt in wechselnden Richtungen (90° in normaler und 90° in wechselnder Richtung). Duodenum und Dünndarm liegen ähnlich wie bei der „Nonrotation" im rechten Abdomen oder sind mittelständig, das proximale Kolon kommt hinter dem Dünndarm zu liegen.

5.6.2 Innere Hernien

Tritt nach Abschluß der Nabelschleifendrehung eine Störung der Fixation ein, so können Pforten entstehen, durch die es zur Herniation von Darmschlingen kommt. Solche Stellen finden sich am ileozökalen Übergang (retrozökale Hernie), an der Flexura duodenojejunalis (rechte und linke paraduodenale Hernie, Treitz'sche Hernie), ferner im Bereich des Foramen epiploicum oder als Defekte im Mesenterium oder am Mesocolon transversum (Parsons 1953).

Innere Hernien sind klinisch schwierig zu diagnostizieren. Bei der Enteroclysis ist es wichtig, die Kontrastmittelsäule sorgfältig zu verfolgen. Im Bereich der Hernie können lokale Motilitätsstörungen auftreten, die durch die Obstruktion hervorgerufen werden. Meist findet sich eine lokale Hyperperistaltik, und der Patient gibt Schmerzen im Bereich der Hernie an. Eine seitliche Aufnahme trägt wesentlich zur Klärung der Topographie bei, da im a.p. Strahlengang die Bruchpforte übersehen werden kann.

5.6.3 Duplikationen

Duplikationsmißbildungen können entlang des gesamten Gastrointestinaltraktes auftreten. Der Dünndarm ist dabei am häufigsten betroffen und hier wieder am meisten das distale Ileum (Gross et al. 1952). Die Duplikatur liegt an der mesenterialen Darmseite und besitzt denselben Wandaufbau wie der Darm. Die Schleimhautauskleidung kann, muß aber nicht mit der des betroffenen Darmanteils übereinstimmen. Meist fehlt eine Verbindung zum Darm, so daß ein

direkter Nachweis der Mißbildung nicht gelingt (Moore und Battersby, 1952; Smith 1960). Indirekt kann der Nachweis durch die Verdrängungserscheinung an benachbarten Darmschlingen oder besser durch Ultraschall oder CT erbracht werden.

5.6.4 Divertikel

Erworbene („falsche") Divertikel entstehen durch Prolaps der Mukosa und Submukosa durch Muskellücken an der Durchtrittsstelle der Mesenterialgefäße und liegen deshalb an der Konkavseite des Dünndarmes im Bereich des Mesenterialansatzes.

Am häufigsten werden Divertikel im Duodenum gefunden (5,2–23%; Rösch 1978). Sie liegen vor allem im Bereich der Papille. Divertikel im übrigen Dünndarm finden sich in 0,2–0,5% (Prévôt 1968; Sellink 1976) und nehmen vom Jejunum zum Ileum an Zahl und Größe ab. Divertikel im terminalen Ileum sind eine Rarität (Abb. 5.6.-8). Meist werden Divertikel als Zufallsbefund gefunden und haben dann keinen Krankheitswert (Abb. 5.6.-5). Gelegentlich kommt es jedoch zu Retention von Nahrungsresten (Abb. 5.6.-6), zu Blutungen (Abb. 5.6.-7 und 5.4.-20), Torsionen mit Nekrotisierung und Perforation oder zum Volvulus. Die Retention von Darminhalt in Divertikeln kann zu einem bakteriellen Überwuchs des Dünndarmes führen und Anlaß für chronischen Durchfall sein.

Angeborene Divertikel sind an der antimesenterialen Darmseite gelegen. Als „echte" Divertikel sind sie wie die Darmwand aufgebaut und deshalb auch kontraktil. Eine Unterscheidung zwischen angeborenen und erworbenen Divertikeln ist nicht immer möglich und für die Praxis auch nicht erforderlich (s. Kapitel 4.3).

5.6.5 Meckel'sches Divertikel

Das Meckel'sche Divertikel (Abb. 5.6.-9 bis 12) entsteht, wenn sich der Ductus omphalomesentericus nicht vollständig verschließt. Es findet sich bei Autopsien in etwa 1–4% (Christie 1931; Ladd 1942). Es ist immer an der antimesenterialen Darmseite gelegen, zwischen 20 und 100 cm proximal der Ileozökalklappe, gewöhnlich bei 80 cm. Die Größe kann zwischen 1 und 30 cm erheblich schwanken.

Arey (1947) unterscheidet drei verschiedene Typen des Meckel'schen Divertikels entsprechend der Rückbildung des Ductus omphalomesentericus.

Typ A, die häufigste Art, ist ein frei beweglicher Blindsack (Abb. 5.6.-9 und 11).

Typ B, weniger häufig, ist durch einen fibrotischen Strang am Nabel fixiert und projiziert sich deshalb immer an gleicher Stelle (Abb. 5.6.-10 und 12).

Typ C ist sehr selten und besteht aus einer offenen Verbindung nach außen, die durch eine Fistelfüllung dargestellt werden kann.

Im allgemeinen (70%) ist der Blindsack mit Ileumschleimhaut ausgekleidet. Er kann aber auch heterotope Magen-, Duodenal- oder Kolonschleimhaut (15–20%) oder sogar Pankreasgewebe (4%) enthalten und dann Anlaß für Blutungen oder ein Ulkus sein (Prévôt 1968).

Der radiologische Nachweis mit der fraktionierten Passage war enttäuschend (Berne 1959; Stein et al. 1958). Die Enteroclysis hat hier eine deutliche Verbesserung gebracht (Maglinte et al. 1980). Mißerfolge sind aber auch hier nicht ausgeschlossen. So gelang uns der Nachweis bei einem Säugling mit Darmblutung und klassischer Anamnese erst mit der Radioisotopenuntersuchung mit Technetiumpertechnetat (Berquist et al. 1973; Duszynski et al. 1971; Rosenthal et al. 1972).

Beim Untersuchungsgang ist es notwendig, die Kontrastmittelsäule sorgfältig zu verfolgen und auf abzweigende Kerckring'sche Falten zu achten, die zum Divertikel führen. Nach Gabe der Methylzellulose bleibt das Divertikel vorübergehend stärker mit Barium gefüllt und ist dadurch besser zu erkennen (Abb. 5.6.-9).

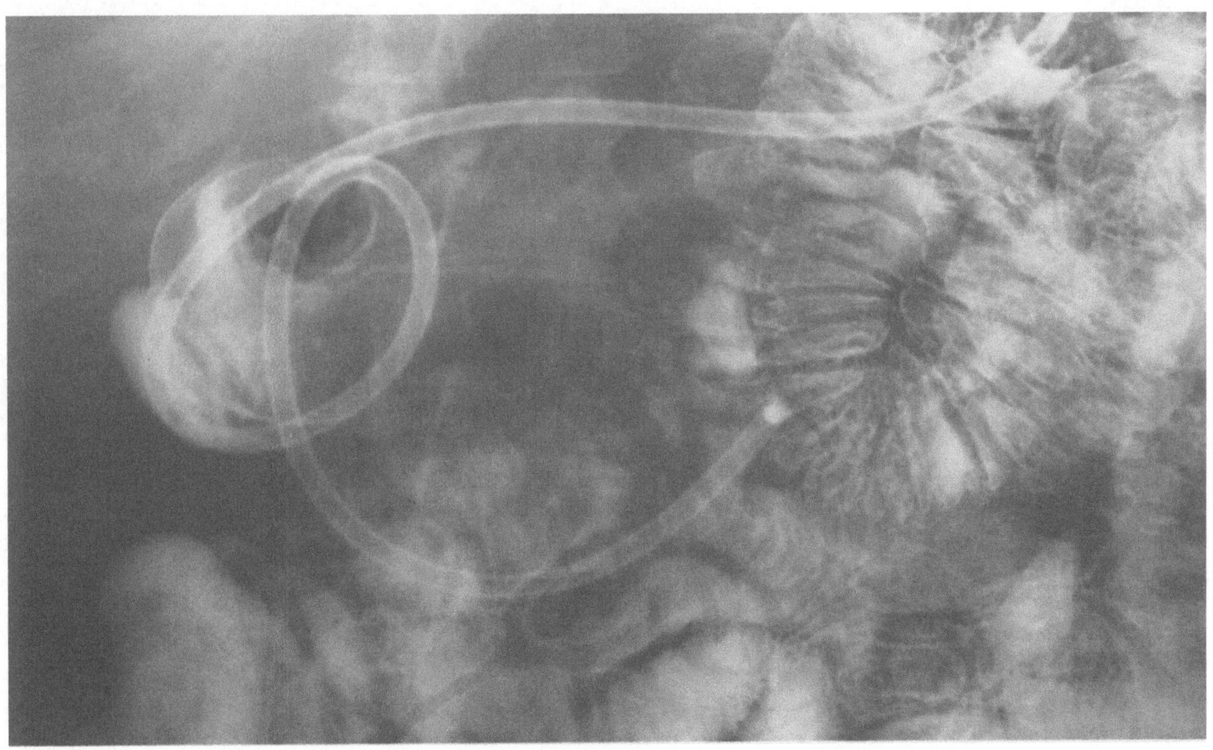

Abb. 5.6.-1. Duodenum mobile. Girlandenförmiger Verlauf der Duodenalsonde. Etwas schwierige, jedoch erfolgreiche Intubation

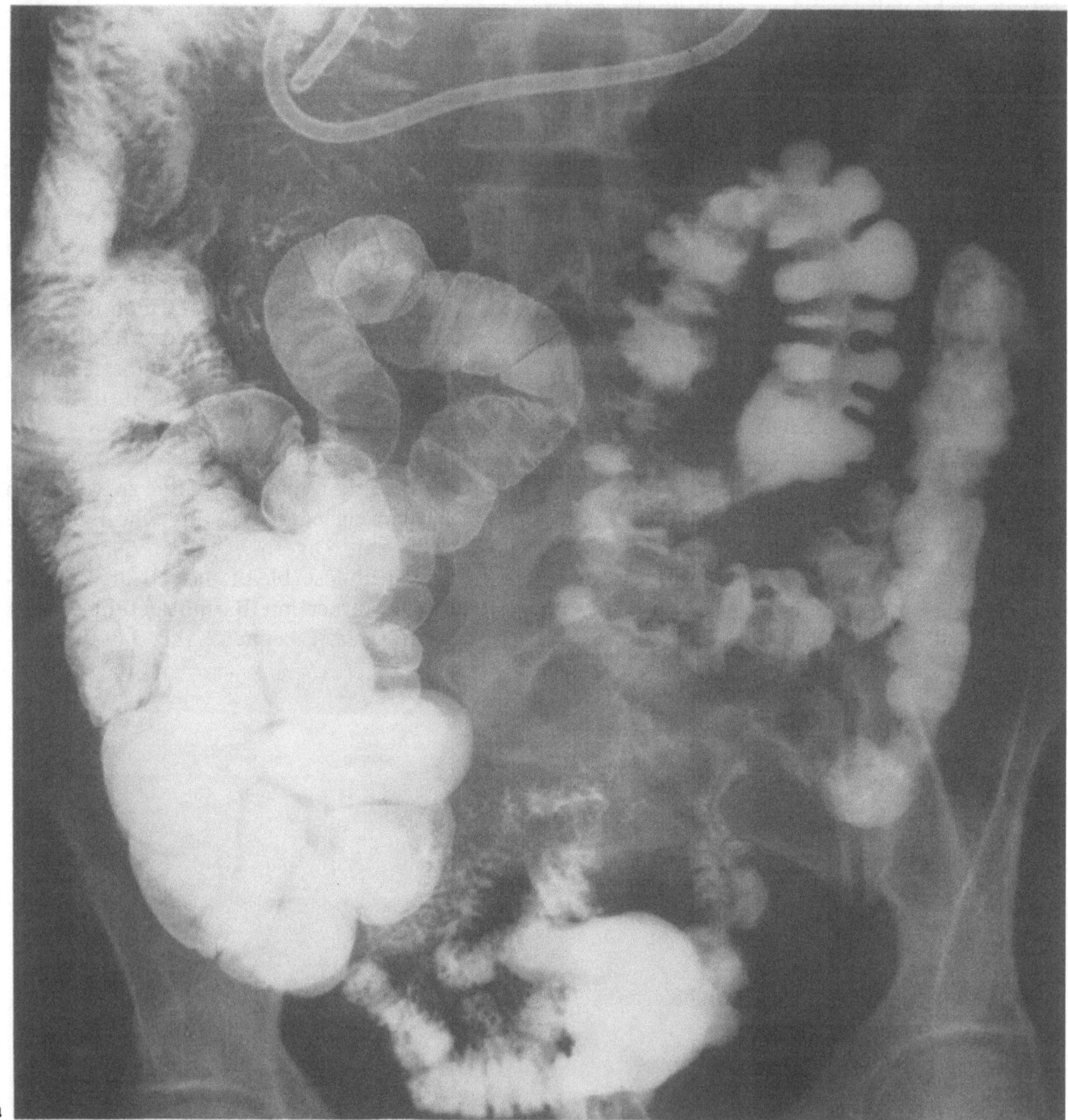

a

Abb. 5.6.-2. Nonrotation. Fehlen der Pars ascendens duodeni und der Flexura duodenojejunalis (s. Sondenverlauf). Die Pars descendens geht direkt in das Jejunum und Ileum über, die im rechten Abdomen liegen.
Das terminale Ileum mündet von rechts kommend in das Zökum. Dieses liegt, wie das übrige Kolon, in
der linken Abdominalhälfte. Deutliche Unterfüllung mit lokaler Hyperperistaltik am Übergang Jejunum/
Ileum mit prästenotischer Dilatation des Jejunums aufgrund von Briden bei Zustand nach Appendektomie

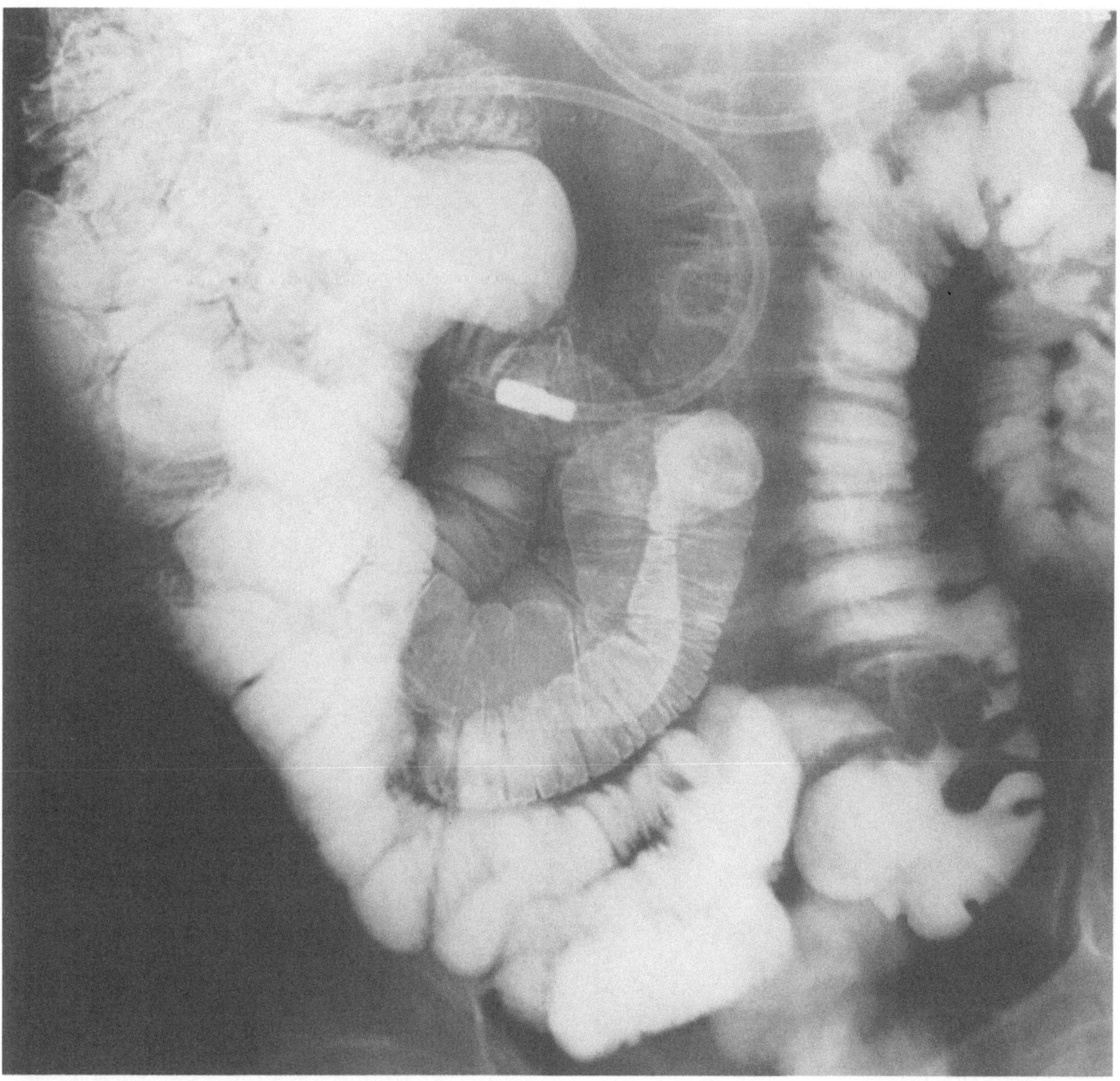

Abb. 5.6.-3. Nonrotation. Die Pars ascendens duodeni ist hier bereits etwas ausgeprägt, erkennbar am Sondenverlauf

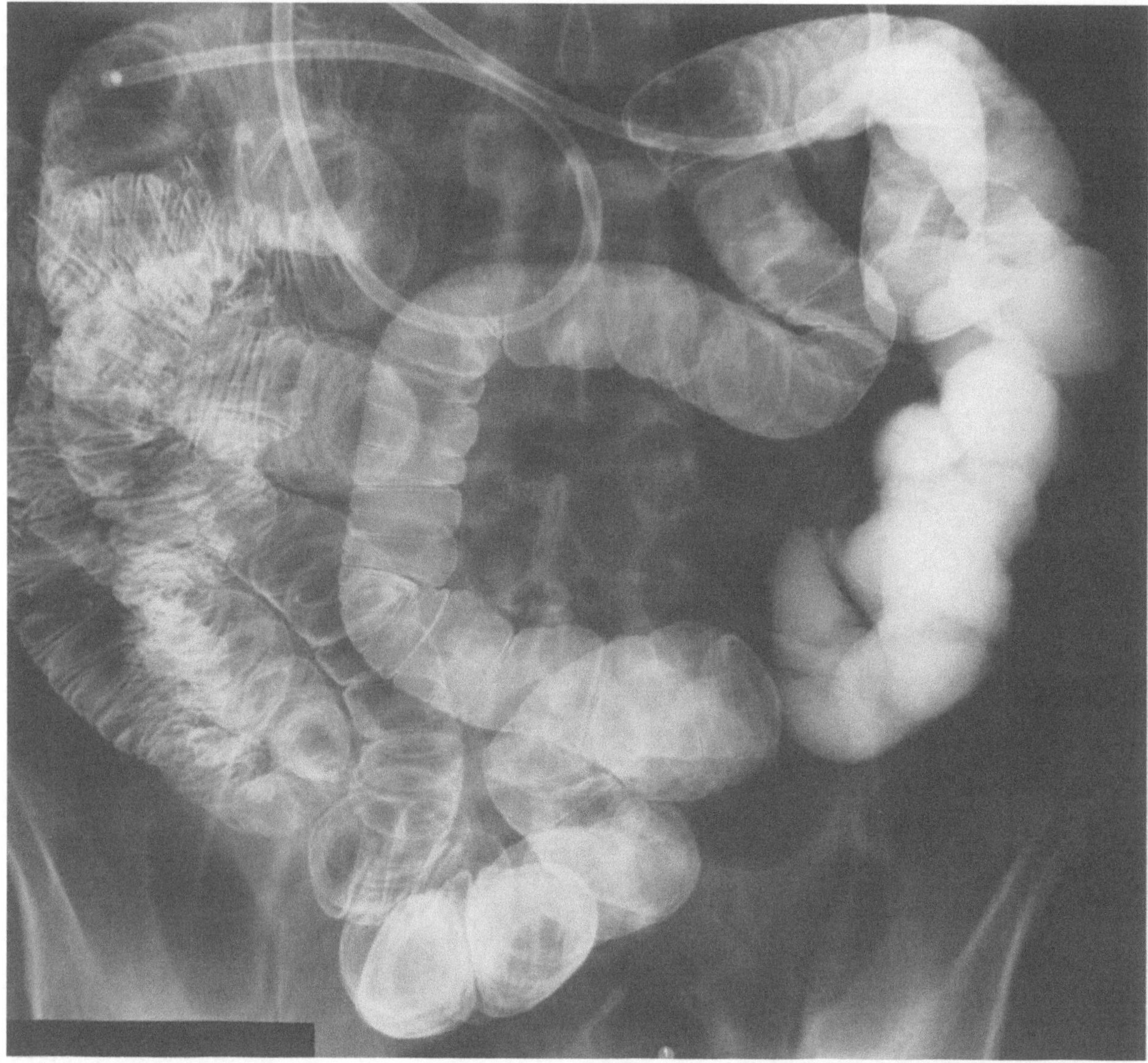

Abb. 5.6.-4a und b. Malrotation I. Gleicher Patient: Bei der Erstuntersuchung (**a**) verläuft die Sonde nach Passieren der Flexura duodenojejunalis, die weiter rechts als gewöhnlich liegt, nach rechts. Der größte Teil des Jejunums liegt rechts. Bei einer Kontrolluntersuchung (**b**) haben sich die Jejunumschlingen mehr zur Mitte und in den linken Oberbauch verlagert. Das Zökum und das übrige Kolon liegen an richtiger Stelle. Seit ca. 10 Jahren bestanden rezidivierende Schmerzen im Mittelbauch, die mit gurgelnden und spritzenden Darmgeräuschen über Stunden anhielten. Dies könnte durch eine vorübergehende Gefäßverdrehung bei vermehrt beweglichem Mesenterium oder Torquierung des Darmes erklärt werden

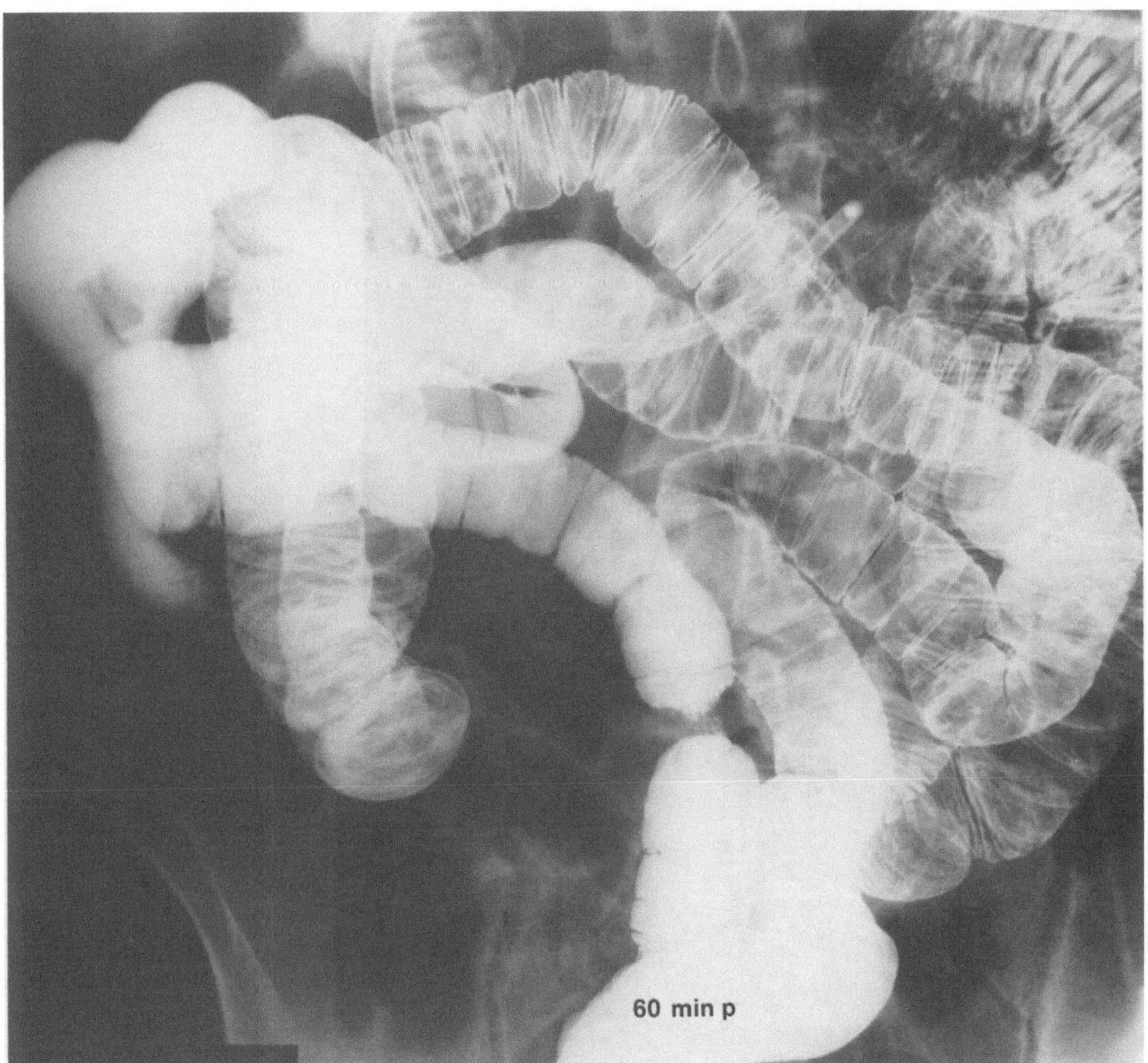

Abb. 5.6.-4b

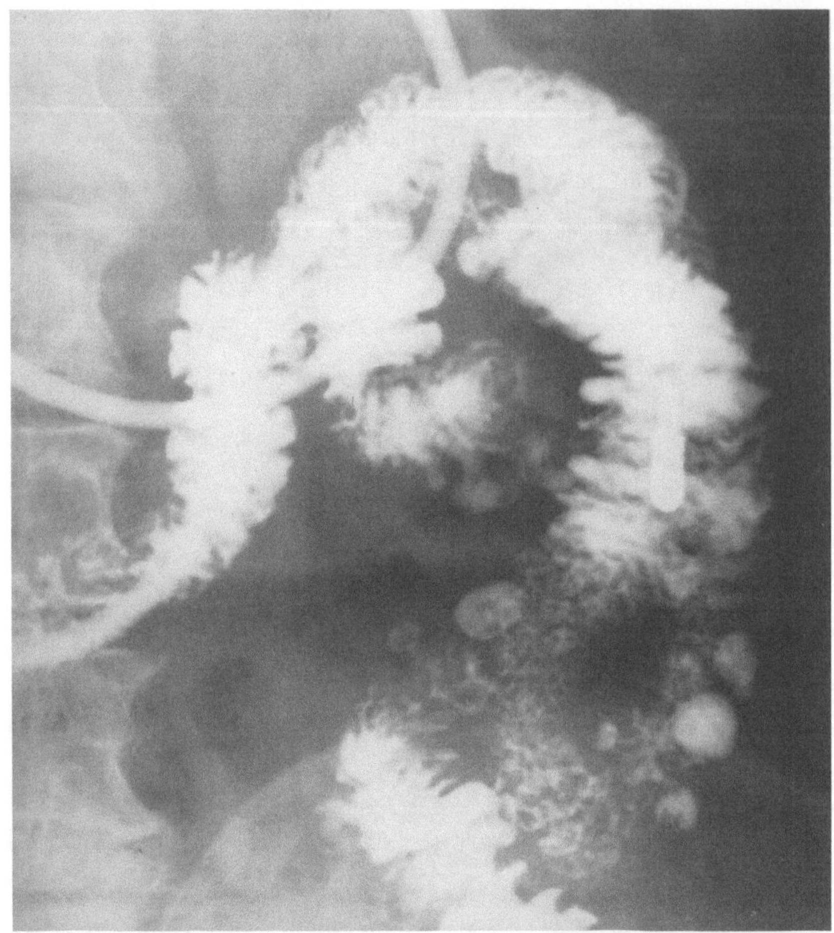

Abb. 5.6.-5. Divertikel.
Multiple Divertikel im
Jejunum von unterschiedlicher
Größe. Zufallsbefund

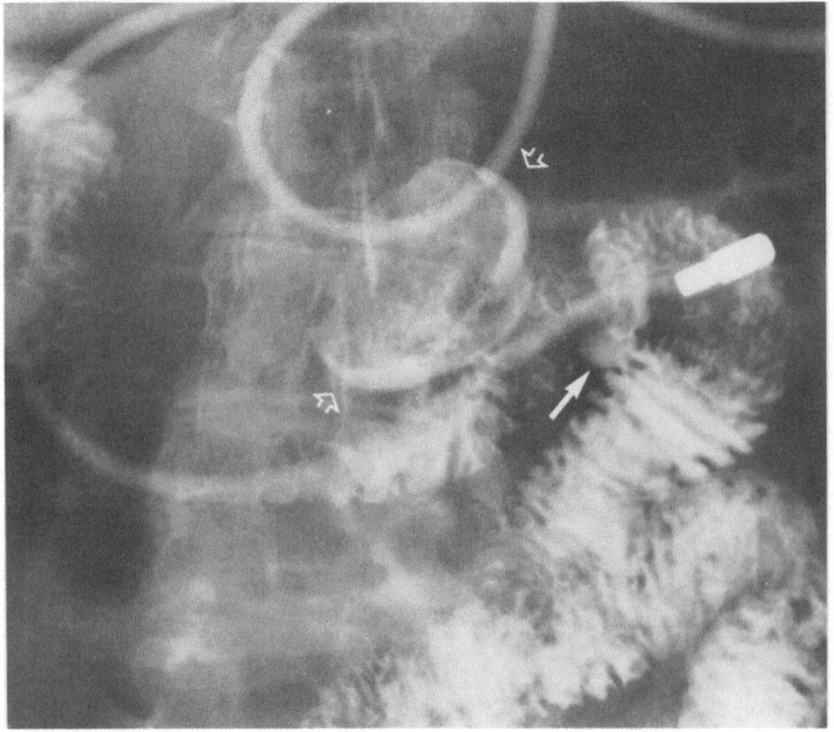

Abb. 5.6.-6. Divertikel.
Kontrastmittel (Trichobezoar)
in einem großen Divertikel
($\Rightarrow$) an der Flexura
duodenojejunalis. Daneben
noch weitere kleine
Jejunumdivertikel (z.B. $\rightarrow$).
Zufallsbefund, endoskopisch
bestätigt

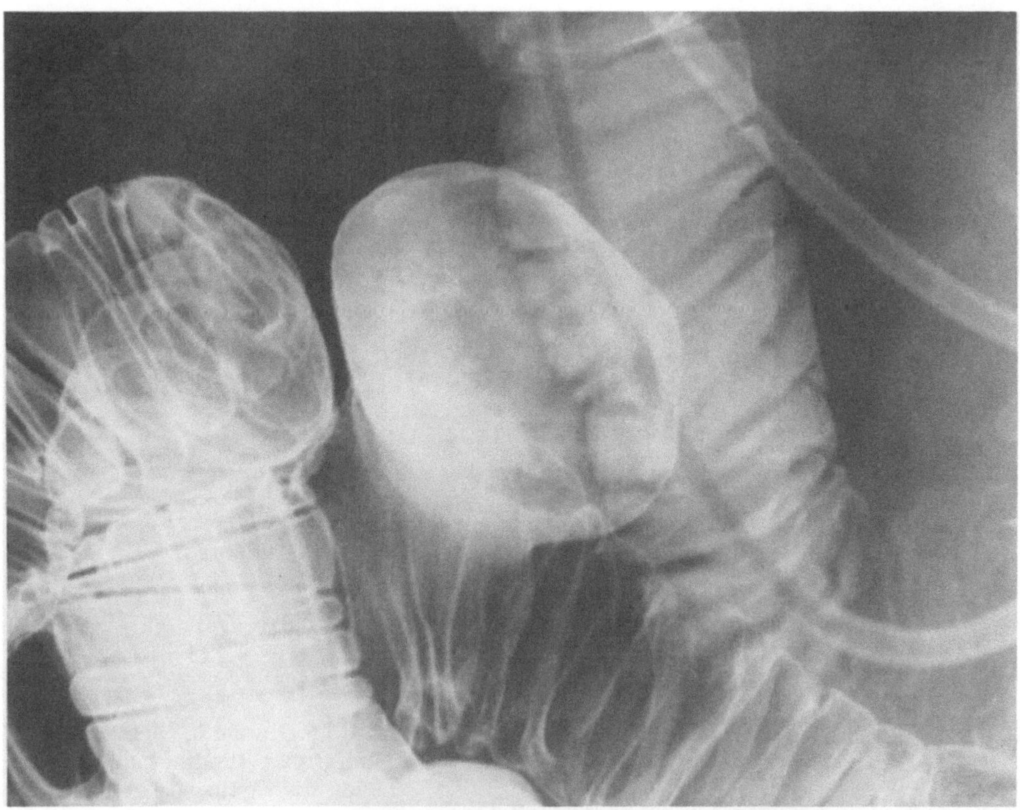

Abb. 5.6.-7. Divertikel. Jejunumdivertikel
als Ursache für eine gastrointestinale
Blutung (operativ bestätigt). Radiologisch
findet sich hierfür keine typische
Veränderung

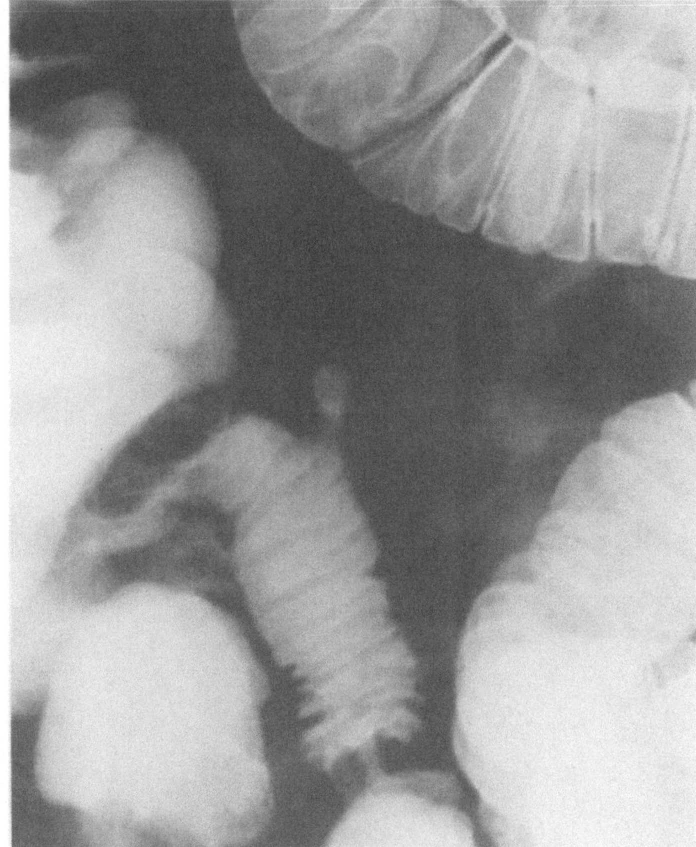

Abb. 5.6.-8. Divertikel. Erworbenes kleines
Divertikel im distalen Ileum an der
Mesenterialseite bei einem
asymptomatischen Patienten als
Zufallsbefund. Divertikel am terminalen
Ileum sind eine Rarität

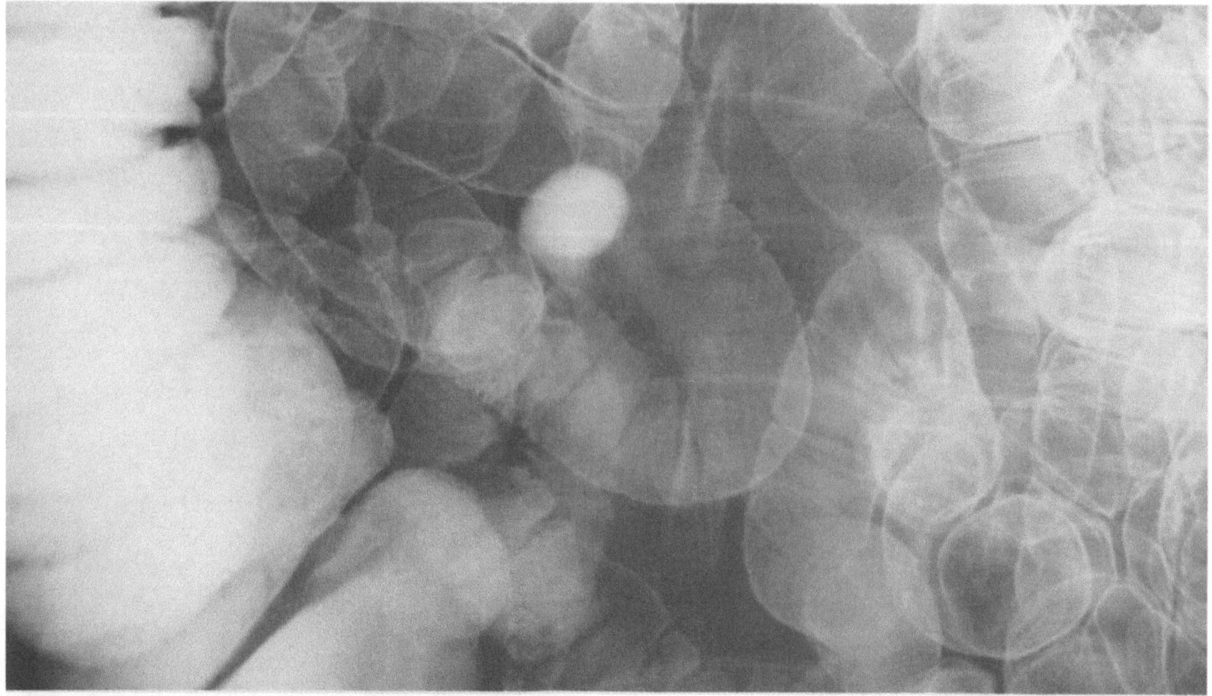

Abb. 5.6.-9a und b. Meckel'sches Divertikel. Ca. 3 cm großer Blindsack an typischer Stelle im Ileum, der sich bewegen läßt und somit dem Typ A entspricht. Das Divertikel ist in der frühen Methylzellulosephase am besten erkennbar, da es noch kräftig mit Barium gefüllt ist (**a**), als später im reinen Doppelkontrast (**b**). Zufallsbefund

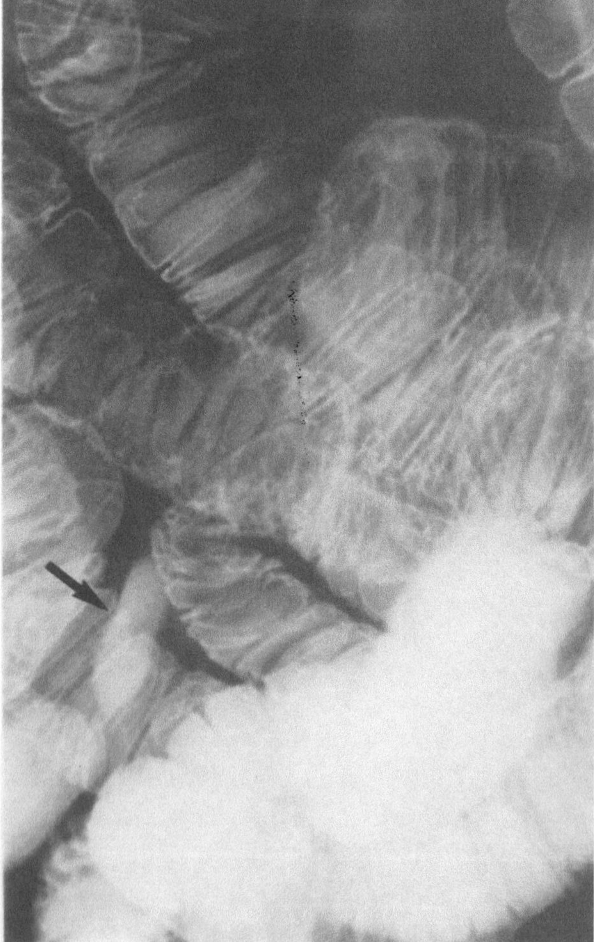

Abb. 5.6.-10. Meckel'sches Divertikel. Kleines längliches Divertikel, das sich immer an gleicher Stelle projiziert und somit dem Typ B entspricht (→). Das Divertikel ist besser erkennbar, wenn es noch ausreichend mit Barium gefüllt ist und kann später dem Nachweis entgehen, wenn es unzureichend kontrastiert ist. Patient hatte Blutungen aus dem Divertikel

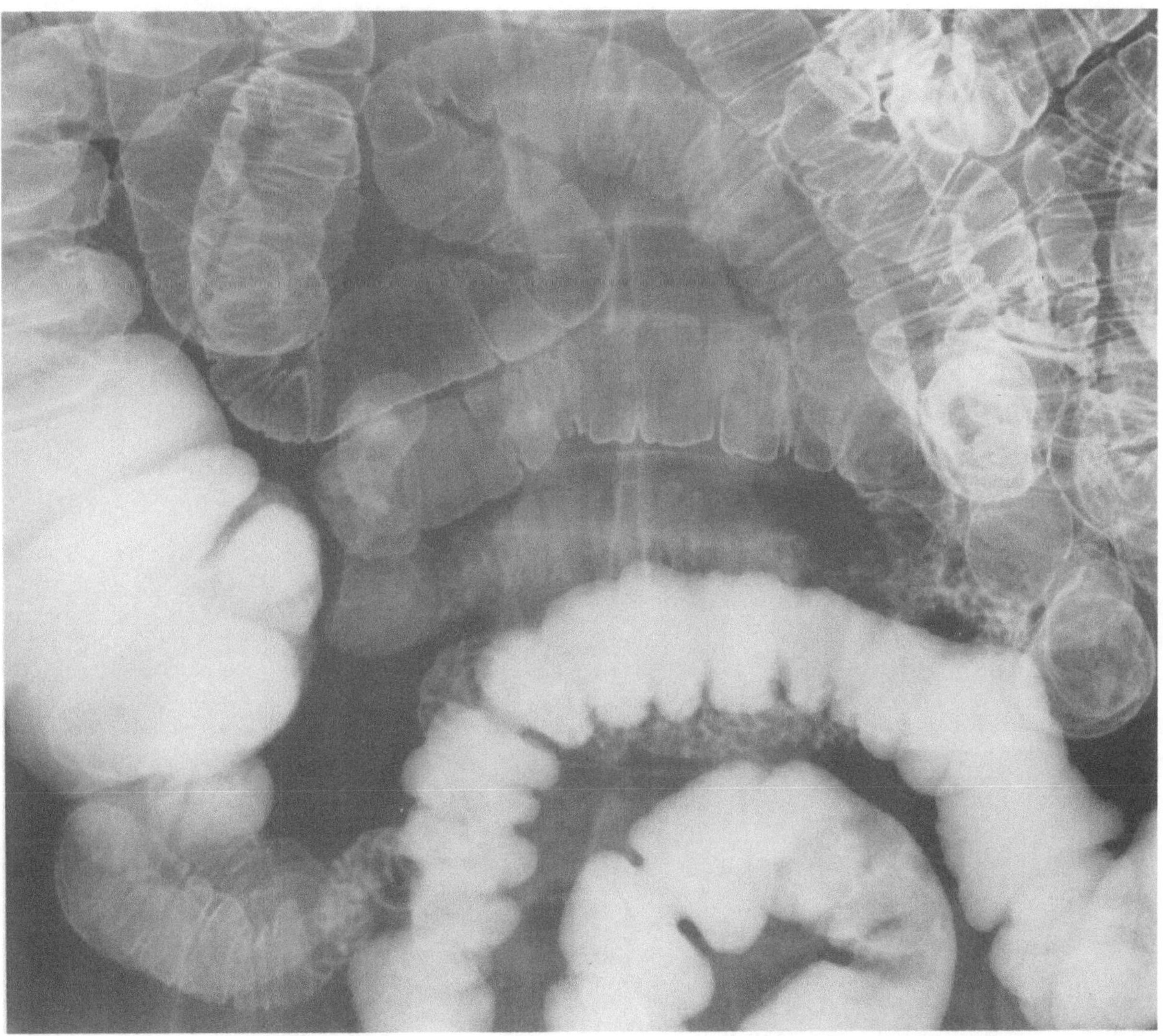

Abb. 5.6.-9b

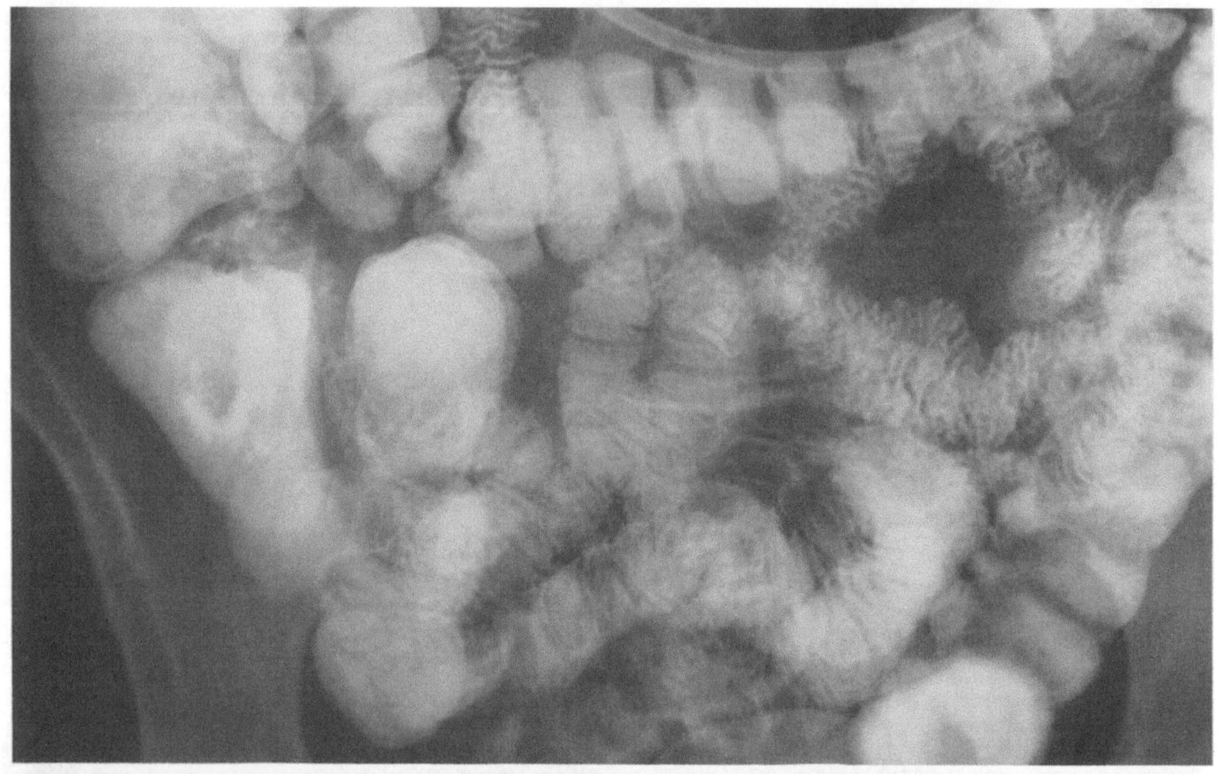

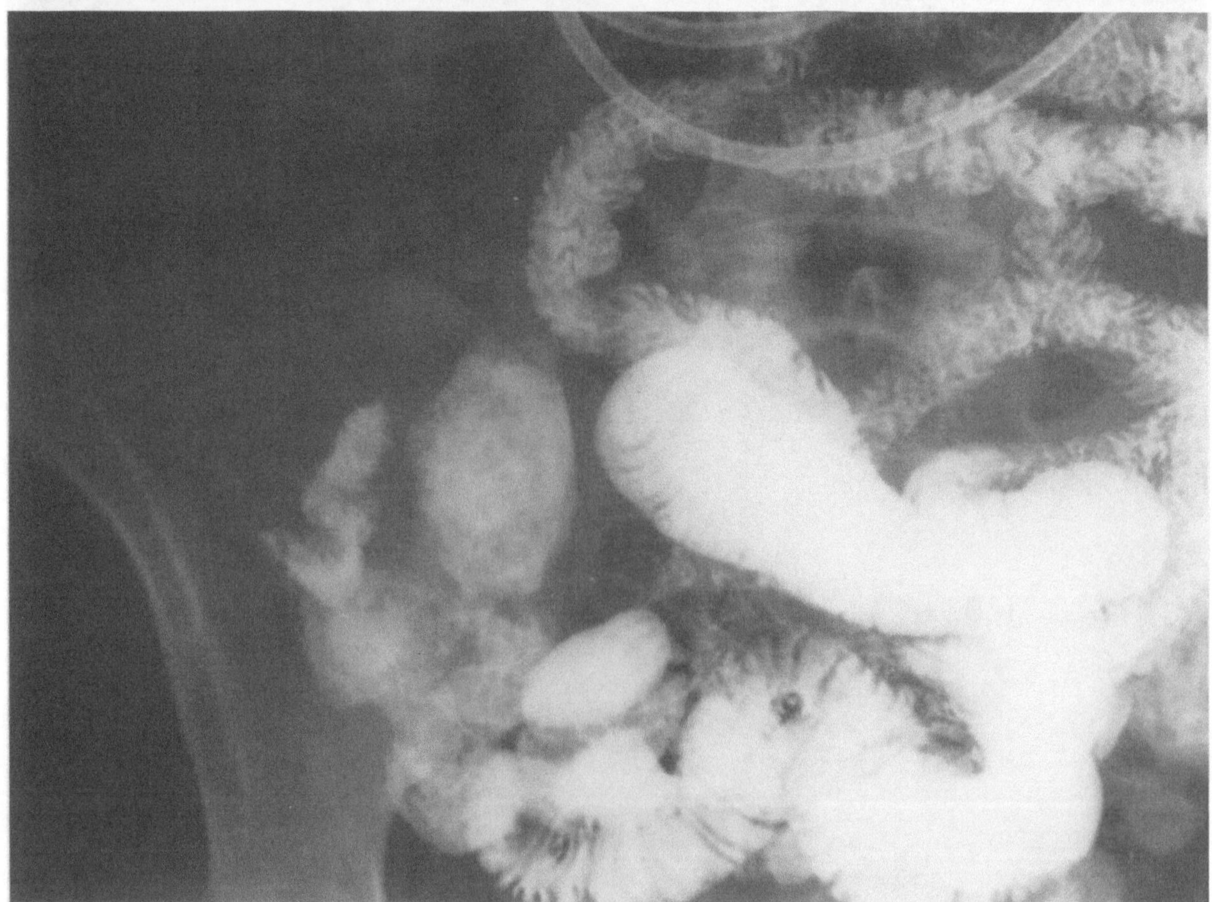

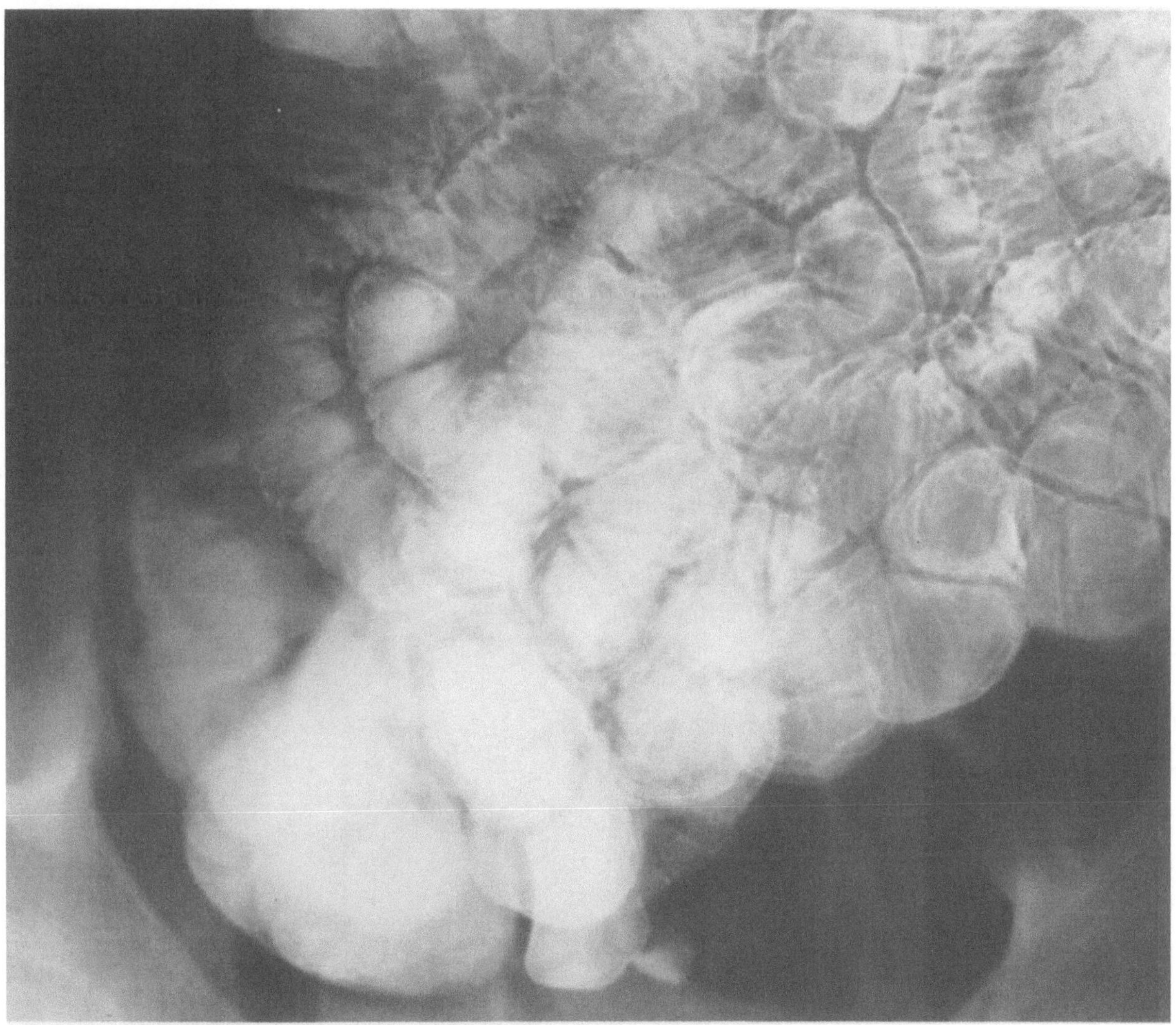

Abb. 5.6.-12. Meckel'sches Divertikel. Kleines Divertikel an konstanter Stelle (Typ B). Zufallsbefund bei einem Patienten mit M. Crohn im terminalen Ileum

◀ **Abb. 5.6.-11a und b.** Meckel'sches Divertikel. Mittelgroßes, ca. 6 cm langes Divertikel (**a**) vom Typ A. Das Divertikel läßt sich beim Einströmen des Kontrastmittels gut nachweisen (**b**). Die Patientin hatte gastrointestinale Blutung. Im Divertikel fand sich keine heterotope Schleimhaut

Literatur zu Kapitel 1 „Einleitung"

Antes G, Lissner J (1981) Die Doppelkontrastdarstellung des Dünndarms mit Barium und Methylcellulose. Fortschr Röntgenstr 134, 1:10–15

Antes G, Lissner J (1983) Double contrast small-bowel examination with barium and methylcellulose: Results in 300 cases. Radiology 148:37–40

Bilbao MK, Frische LH, Dotter ChT, Rösch J (1967) Hypotonic duodenography. Radiology 89:438–443

Einhorn M (1926) The Duodenal Tube and its Possibilities, 2nd edn. Davis, Philadelphia

Ekberg O (1977) Crohn's disease of the small bowel examined by double contrast technique. A comparison with oral technique. Gastrointest Radiol 1:355–359

Fleckenstein P, Pedersen G (1975) The value of the duodenal intubation method (Sellink modification) for the radiological visualization of the small bowel. Scand J Gastroenterol 10:423–425

Fried AM, Poulos A, Hatfield DR (1981) The effectiveness of the incidental small-bowel series. Radiology 140:45–46

Geiter B, Fuchs H-F (1977) Dünndarm-Kontrasteinlauf: Indikationen und Technik. Dtsch Ärztebl 43:2575

Gershon-Cohen J, Shay H (1939) Barium enteroclysis. Am J Roentgenol 42:456–458

Gianturco C (1967) Rapid fluoroscopic duodenal intubation. Radiology 88:1165

Gmünder U, Wirth W (1970) Dünndarmdoppelkontrastdarstellung. Schweiz Med Wochenschr 100:1236

Golden R (1959) Radiologic examination of the small intestine, 2nd edn. Lippincott, Philadelphia

Herlinger H (1978) A modified technique for the double-contrast small-bowel enema. Gastrointest Radiol 3, 2:201–207

Herlinger H (1979) Small bowel. In: Laufer I (ed) Double Contrast Gastrointestinal Radiology. Saunders, Philadelphia

Lura A (1951) Enema of the small intestine with special emphasis on the diagnosis of tumours. Br J Radiol 24:264–271

Maglinte DDT, Burney BT, Miller RE (1982) Lesions missed on small-bowel follow-through: Analysis and recommendations. Radiology 144:737–739

Marshak RH, Lindner AE (1976) Radiology of the small intestine. Saunders, Philadelphia

Ott DJ, Yu Men Chen, Gelfand DW, van Swearingen F, Munitz HA (1985) Detailed per-oral small bowel examination vs. enteroclysis. Radiology 155:29–34

Pansdorf H (1937) Die fraktionierte Dünndarmfüllung und ihre klinische Bedeutung. Fortschr Röntgenstr 56:627–634

Pesquera GS (1929) A method for the direct visualization of lesions in the small intestine. Am J Roentgenol 22:254–257

Pribram BO, Kleiber N (1927) Ein neuer Weg zur röntgenologischen Darstellung des Duodenums (Pneumo-duodenum). Fortschr Geb Röntgenstr Nuklearmed 36:739

Pygott F, Street DF, Shellshear MF, Rhodes CJ (1960) Radiological investigation of the small intestine by small bowel enema technique. Gut 1:366–370

Rabe FE, Becker GJ, Besozzi MJ, Miller RE (1981) Efficacy study of the small-bowel examination. Radiology 140:47–50

Sanders DE, Ho CS (1976) The small bowel enema, experience with 150 examinations. Am J Roentgenol 127:743–751

Schatzki R (1943) Small intestinal enema. Am J Roentgenol 50:743–751

Scott-Harden WG, Hamilton HAR, McCall Smith S (1961) Radiological investigation of the small intestine. Gut 2:316–322

Sellink JL (1971) Examination of the Small Intestine by Means of Duodenal Intubation. Stenfert Kroese, Leiden

Sellink JL (1974) Radiologic examination of the small intestine by duodenal intubation. Acta Radiol 15:318–332

Sellink JL (1976) Radiological Atlas of Common Diseases of the Small Bowel. Stenfert Kroese, Leiden

Trickey SE, Halls J, Hodson CJ (1963) A further development of the small bowel enema. Proc R Soc Med 56:1070–1073

Vallance R (1980) An evaluation of the small bowel enema based on an analysis of 350 consecutive examinations. Clin Radiol 31:227–232

Literatur zu Kapitel 2 „Untersuchungstechnik"
und Kapitel 4 „Grundmuster und Interpretation"

Abu-Yousef MM, Benson CA, Lu CH, Franken EA (1983) Enteroclysis aided by an electric pump. Radiology 147:268–269

Antes G, Lissner J (1981) Die Doppelkontrastdarstellung des Dünndarms mit Barium und Methylcellulose. Fortschr Röntgenstr 134, 1:10–15

Antes G, Lissner J (1983) Double-contrast small-bowel examination with barium and methylcellulose. Results in 300 cases. Radiology 148:37–40

Bautz W, Schindler G (1983) Vergleichende Röntgenuntersuchung des Dünndarms mit Mono- und Doppelkontrast. Radiologe 23:295–303

Efsing HO, Lindroth B (1980) Small bowel examination after injection of Cholecystokinin. Clin Radiol 31:225–226

Ekberg O (1977) Double contrast examination of the small bowel. Gastrointest Radiol 1:349–353

Frimberger E, Kühner W, Eggemann F, Ottenjann R (1983) Koloskopischer Dünndarmeinlauf. Dtsch Med Wochenschr 108:1546–1548

Geiter B, Fuchs HF (1977) Dünndarm-Kontrasteinlauf: Indikationen und Technik. Dtsch Ärztebl 43:2575

Herlinger H (1979) Small bowel. In: Laufer I (ed) Double Contrast Gastrointestinal Radiology. Saunders, Philadelphia

Hirsch J, Ahrens E, Blankenhorn DH (1956) Measurement of the human intestinal length in vivo and some causes of variation. Gastroenterology 31:274–285

Maglinte DDT, Lappas JC, Chernish SM, Sellink JL (1986) Intubation Routes for Enteroclysis. Radiology 158:553–554

Meyers MA (1976) Clinical involvement of mesenteric and antimesenteric borders of small bowel loops. II. Radiological interpretation of pathologic alterations. Gastrointest Radiol 1:49–58

Miller RE (1965) Complete reflux small bowel examination. Radiology 84:457–463

Miller RE, Sellink JL (1979) Enteroclysis: the small bowel enema. How to succeed and how to fail. Gastrointest Radiol 4:269–283

Ott DJ, Yu Men Chen, Gelfand DW, van Swearingen F, Munitz HA (1985) Detailed per-oral small bowel examination vs. enteroclysis – part I: expeditures and radiation exposure. Radiology 155:29–34

Pansdorf H (1937) Die fraktionierte Dünndarmfüllung und ihre klinische Bedeutung. Fortschr Röntgenstr 56:627–634

Salomonowitz E, Czembirek H, Kletter K, Achter E (1980) Die Strahlenbelastung bei der modifizierten Doppelkontrastuntersuchung des Dünndarms. Fortschr Röntgenstr 133, 4:430–433

Salomonowitz E, Wittich G, Czembirek H (1983) Ergebnisse der Doppelkontrast-Untersuchung des Dünndarms. Radiologe 23:289–294

Sellink JL (1976) Radiological Atlas of Common Diseases of the Small Bowel. Stenfert Kroese, Leiden

Sellink JL, Rosenbusch G (1981) Moderne Untersuchungstechnik des Dünndarms oder Die zehn Gebote des Enteroclysma. Radiologe 21:366–376

Thompson WM, Amberg JR (1978) Use of the c-terminal octapeptide of Cholecystokinin in clinical radiology. II. The small bowel. Gastrointest Radiol 3:195–199

Treichel J (1981) Anforderungen an die röntgenologische Untersuchung des oberen Gastrointestinaltraktes und des Dünndarms. Röntgenpraxis 34:357–365

Trüber E, Fuchs HF (1981) Die neoplastischen und entzündlichen Dünndarmveränderungen im Röntgenbild. Radiologe 21:377–380

Underhill BML (1955) Intestinal length in man. Br Med J 4950:1243–1246

Vogel H, Löhr H (1978) Strahlenexposition und Strahlenrisiko bei Röntgenuntersuchungen des Dünndarms mit der Sonde. Radiol Diagn 6:812–817

Literatur zu Kapitel 5.1 „M. Crohn"

Berridge FR (1971) Two unusual radiological signs of Crohn's disease of the colon. Clin Radiol 22:444–451

Crohn BB, Ginzburg L, Oppenheimer GD (1932) Regional ileitis: a pathological-clinical entity. J Am Med Assoc 99:1323–1328

Ekberg O (1977) Crohn's Disease of the Small Bowel Examined by Double Contrast Technique: a Comparison with Oral Technique. Gastrointest Radiol 1:355–359

Ekberg O (1984) Barium/air double contrast examination of the small bowel in Crohn's disease. Fortschr Röntgenstr 140, 4:379–386

Ekberg O, Bååth L, Sjöström B, Lindhagen T (1984) Are Superficial Lesions of the Distal Part of the Ileum Early Indicators of Crohn's Disease in Adult Patients with Abdominal Pain? A Clinical and Radiologic Long Term Investigation. Gut 25:341–346

Ekberg O, Fork FT, Hildell J (1980) Predictive Value of Small Bowel Radiography for Recurrent Crohn Disease. Am J Radiol 135, 5:1051–1055

Ekberg O, Lindström C (1979) Superficial Lesions in Crohn's Disease of the Small Bowel. Gastrointest Radiol 4:389–393

Frick MP, Salomonowitz E, Gedgaudas E (1984) The Value of Computed Tomography in Crohn's Disease. Mt Sinai J Med 51, 4:368–371

Gelfand DW (1984) Gastrointestinal Radiology. Churchill Livingstone, Edinburgh London

Gelfand DW, Ott DJ (1981) Radiographic Demonstration of Small Intestinal Villi on Routine Clinical Studies. Gastrointest Radiol 6:21–27

Glick SN, Teplick SK (1985) Crohn Disease of the Small Intestine: Diffuse Mucosal Granularity. Radiology 154:313–317

Gürtler KF, Erbe W (1980) Röntgenuntersuchung des operierten Darmes bei Morbus Crohn. Röntgenblätter 33, 9:453–458

Herlinger H (1979) Small Bowel. In: Laufer I (ed) Double Contrast Gastrointestinal Radiology. Saunders, Philadelphia

Herlinger H (1982) The Small Bowel Enema and the Diagnosis of Crohn's Disease. Radiol Clin North Am 20, 4:721–742

Hildell J, Lindström C, Wenckert A (1980) Radiographic Appearances in Crohn's Disease. IV. The New Distal Ileum after Surgery. Acta Radiol 21:221–229

Kelvin FM, Gedgaudas RK (1981) Radiologic Diagnosis of Crohn's Disease. CRC Crit Rev Diagn Imaging 16, 1:43–91

Kerber GW, Frank PH (1984) Carcinoma of the Small Intestine and Colon as a Complication of Crohn Disease. Radiologic Manifestations. Radiology 150:639–645

Kirsner JB, Shorter RG (1982) Recent Developments in „Non-specific" Inflammatory Bowel Disease. N Engl J Med 306, 13:775–785

Korelitz BI (1984) The Ileorectal and Ileosigmoidal Fistula in Crohn's Disease: A Clinical-Radiological Correlation. Mt Sinai J Med 51, 4:341–346

Marshak RH (1975) Granulomatous disease of the intestinal tract (Crohn's disease). Radiology 114:3

Morson BC (1964) Pathologisch-anatomische Veränderungen des Dickdarmes und der Analregion bei Crohn'scher Erkrankung. Z Gastroenterol 2:255–268

Morson BC, Dawson J (1979) Gastrointestinal Pathology. Blackwell Scientific Publications, Oxford

Nolan DJ, Piris J (1980) Crohn's Disease of the Small Intestine: a Comparative Study of the Radiological and Pathological Appearances. Clin Radiol 31, 5:591–596

Sellink JL, Miller RE (1982) Radiology of the Small Bowel. Martinus Nijhoff, The Hague

Literatur zu Kapitel 5.2 „Entzündungen außer M. Crohn"

Ament ME, Rubin CE (1972) Relation of Giardiasis to abnormal intestinal structure and function in gastrointestinal immunodeficiency syndroms. Gastroenterology 62:216–226

Antes G, Kruis W (1982) Whipple's Disease demonstrated by double contrast small bowel enema with barium and methylcellulose. Eur J Radiol 2:238–241

Antes G, Lissner J (1983) Double-contrast small-bowel examination with barium and methylcellulose. Results in 300 cases. Radiology 148, 1:37–40

Brombart MM (1980) Radiologie des Verdauungstraktes. Thieme, Stuttgart

Bruneton JN, Faure X, Bourry J, Chauvel P, Abbes M, Lecomte P, Delmont J (1982) A radiologic study of chronic radiation-induced injury of the small intestine and colon. Fortschr Röntgenstr 136, 2:129–132

Chau PM, Fletcher GH, Rutledge FN, Dodd jr GD (1962) Complications in high dose whole pelvis irradiation in female pelvic cancer. Am J Roentgenol 87:22–40

De Cosse JJ, Rhodes RS, Wentz WB, Reagan JW, Dworken HJ, Holden WD (1969) The natural history and management of radiation induced injury of the gastrointestinal tract. Ann Surg 170:369–384

Evert JA, Black BM, Dockerty MB (1948) Primary nonspecific ulcers of the small intestine. Surgery 23:185

Golden R (1945) Radiologic examination of the small intestine. Lippincott, Philadelphia

Graham JB, Villalba RJ (1963) Damage to small intestine by radiotherapy. Surg Gynecol Obstet 116:665

Graundins J (1969) Über Strahlenspätschäden am Dünndarm. Langenbecks Arch Klin Chir 324:120–130

Herlinger H (1969) Small bowel. In: Laufer I (ed) Double Contrast Gastrointestinal Radiology. Saunders, Philadelphia, p 484

Hermans PE, Huizenga KA, Hoffman HN, et al. (1966) Dysgammaglobulinemia associated with nodular lymphoid hyperplasia of small intestine. Am J Med 40:78

Joelsson I, Raf L, Soderberg G (1971) Stenosis of the small bowel as a complication in radiation therapy of carcinoma of the uterine cervix. Acta Radiol [Ther] (Stockh) 10:593–604

Lasserich MA (1953) Röntgenologische Studien an der terminalen Ileumschlinge bei gesunden Kindern. Z Kinderheilkunde 74:77–84

Marshak RH, Hazzi C, Lindner AE, et al. (1974) Small bowel in immunglobulin deficiency syndroms. Am J Roentgenol 122:227

Mason GR, Dietrich P, Friedland GW, Hankes GE (1970) The radiological findings in radiation induced enteritis and colitis. Clin Radiol 21:232–247

Neumeister K, Pfeiffer J (1966) Klinische Analyse der akuten intestinalen Strahlenreaktionen bei Röntgen-Radium- und Telekobaltbestrahlungen. Strahlentherapie 129:512–519

Prévôt R (1950) Röntgendiagnose der entzündlichen Darmerkrankungen. Fortschr Röntgenstr 72:547–563

Rogers LF, Goldstein HM (1977) Roentgen manifestations of radiation injury to the gastrointestinal tract. Gastrointest Radiol 2:281–291

Rubin P, Casarett GW (1968) Clinical Radiation Pathology. Saunders, Philadelphia

Ruppin H (1980) Unspezifische Enteritis. Dtsch Ärztebl 50:2959–2969

Strockbine MF, Hancock JE, Fletcher GH (1970) Complications in 831 patients with squamous cell carcinoma of the intact uterine cervix treated with 3000 rads or more whole pelvis irradiation. Am J Roentgenol Radium Ther Nucl Med 108:293–304

Sturges HF, Krone ChL (1973) Ulceration and structure of the jejunum in a patient on long-term Indomethacintherapy. Am J Gastroenterol 59:162

Wells J (1948) The mucosal pattern of the terminal ileum in children. Radiology 51:305–309

Literatur zu Kapitel 5.3 „Tumoren"

Bancks NH, Goldstein HM, Dodd GD (1975) The Roentgenologic Spectrum of Small Intestinal Carcinoid Tumors. Am J Roentgenol 123:274–280

Boijsen E, Kaude J, Tylén U (1974) Radiologic Diagnosis of Ileal Carcinoid Tumours. Acta Radiol [Diagn] (Stockh) 15:65–80

Clements jr JL, Hixson GL, Berk RN, Dodds WL, Goldstein H (1984) Gastrointestinal Carcinoid Tumours: An Analysis of 104 Cases. Mt Sinai J Med 51, 4:351–359

Ekberg O, Ekholm S (1980) Radiography in Primary Tumors of the Small Bowel. Acta Radiol [Diagn] (Stockh) 21:79–84

Ekberg O, Ekholm S (1980) Radiology of Primary Small Bowel Adenocarcinoma. Gastrointest Radiol 5:49–53

Lennert K (1981) Histopathologie der Non-Hodgkin-Lymphome. Springer, Berlin Heidelberg New York

Marshak RH, Lindner AE (1976) Radiology of the Small Intestine, 2nd edn. Saunders, Philadelphia

Meschan I (1984) An Overview and Summary of Roentgen Signs of Diseases of the Small Intestine. Mt Sinai J Med 51, 4:319–336

Morson BC (ed) (1976) International Histological Classification of Tumors: Histological Typing of Intestinal Tumours. WHO

Morson BC, Dawson J (1979) Gastrointestinal Pathology. Blackwell Scientific Publications, Oxford

Sellink JL, Miller RE (1982) Radiology of the Small Bowel. Martinus Nijhoff, The Hague

Smith SJ, Carlson HC, Gisvold JJ (1977) Secondary Neoplasmus of the Small Bowel. Radiology 125:25–33

Literatur zu Kapitel 5.4 „Motilitätsstörungen"

Cornell AM (guest editor) (1982) Motility and its disturbances. In: Clinics in Gastroenterology, vol 11, no 3. Saunders, Philadelphia

Franken jr EA, Smith WL, Smith JA (1980) Paralysis of the small bowel resembling mechanical intestinal obstruction. Gastrointest Radiol 5:161–167

Gupta A (1984) Radiological lactase deficiency – a population survey. In: Capesius P (ed) Proceedings of the XVth International Congress of Radiology, Brussels 1981. Abdomen and Gastrointestinal Tract. Interimages, Luxembourg, pp 514–518

Horowitz AL, Meyers MA (1973) The „hide-bound" small bowel of scleroderma. Am J Roentgenol 119:332–334

Naish JM, Capper WM, Brown NJ (1960) Intestinal pseudo-obstruction with steatorrhoea. Gut 1:62–66

Olmsted WW, Madewell JE (1976) The esophageal and small-bowel manifestation of progressive systemic sclerosis. Gastrointest Radiol 1:33–36

Sellink JL (1976) Radiological Atlas of Common Diseases of the Small Bowel. Stenfert Kroese, Leiden

Shimkin PM, Waldmann TA, Krugman RL (1970) Intestinal lymphangiectasia. Am J Roentgenol 110:827

Shermling DH, Leisinger P, Prader A (1972) On the familial occurrence of coeliac disease. Acta Paediatr Scand 61:501

Wienbeck M (1980) Normale und pathologische Motilitätsmuster im Dünndarm. In: Symposion über Motilitätsstörungen, XI. Internationaler Kongreß für Gastroenterologie, Hamburg 1980. Pharmazeutische Verlagsgesellschaft, Hamburg

Literatur zu Kapitel 5.5 „Obstruktionen"

Bizer LS, Liebling RW, Delany HM, Gliedman ML (1981) Small Bowel Obstruction. Surgery 89:407–413

Caroline DF, Herlinger H, Laufer I, Kressel HY, Levine MS (1984) Small Bowel Enema in the Diagnosis of Adhesive Obstructions. Am J Roentgenol 142:1133–1139

Maglinte DDT, Miller RE (1984) Intubation Infusion Method: Reliability in Diagnosis of Mechanical Partial Small-Bowel Obstruction. Mt Sinai J Med 51:372–377

Maglinte DDT, Miller RE, Lappas JC (1984) Radiologic Diagnosis of Occult Incisional Hernias of the Small Intestine. Am J Roentgenol 142:931–932

Maglinte DDT, Peterson LA, Vahey TN, Miller RE, Chernish SM (1984) Enteroclysis in Partial Small Bowel Obstruction. Am J Surg 147:325–329

Ott DJ, Yu Men Chen, Gelfand DW, van Swearingen F, Munitz HA (1985) Detailed per-oral small bowel examination vs enteroclysis. Radiology 155:29–34

Literatur zu Kapitel 5.6 „Fehlbildungen"

Aldrich EM, Morton CB, Baker JP (1955) Intestinal obstruction resulting from malrotation of the intestine. Ann Surg 141:765–777

Altschul W (1924) Mesenterium commune. Fortschr Röntgenstr 32:580–585

Arey LB (1947) Developmental Anatomy. A textbook and laboratory manual of embryology. Saunders, Philadelphia

Berne AS (1959) Meckel's diverticulum. X-ray diagnosis. N Engl J Med 260:690–696

Berquist HT, Nolan NG, Adson MA, Schutt AJ (1973) Diagnosis of Meckel's diverticulum by radioisotope scanning. Mayo Clin Proc 48:98–102

Christie A (1931) Meckel's diverticulum. Am J Dis Child 42:544–553

Duszynski DO, Jewett TC, Allen JE (1971) Tc 99m-Na pertechnetate scanning of the abdomen with particular reference to small bowel pathology. Am J Roentgenol 113:258

Ferner H (1964) Grundriß der Entwicklungsgeschichte des Menschen, 8. Auflage. Einhardt, München Basel

Gardner jr CE, Hart D (1934) Anomalies of intestinal rotation as a cause of intestinal obstructions. Review of hundred and three reported cases. Arch Surg 29:942–981

Grob M (1953) Über Lageanomalien des Magendarmtractes infolge Störungen der fetalen Darmdrehung. Schwabe, Basel

Gross RE, Holcomb GW, Farber S (1952) Duplications of the alimentary tract. Pediatrics 9:449–468

Ladd WE (1942) Meckel's diverticulum. In: Christopher F (ed) Textbook of Surgery, 3rd edn. Saunders, Philadelphia, p 1163

Maglinte DDT, Elmore MF, Isenberg M, Dolan PA (1980) Meckel diverticulum: Radiologic demonstration by enteroclysis. Am J Roentgenol 134:925–932

Moore TC, Battersby JS (1952) Congenital duplications of the small intestine. Surg Gynecol Obstet 95:557–567

Parsons B (1953) Paraduodenal hernias. Am J Roentgenol 69:563

Prévôt R (1968) Erkrankungen des Dünndarms. Handbuch der Medizinischen Radiologie, Band XI, Teil 2. Springer, Berlin Heidelberg, S 19

Rösch W (1978) Divertikel am Verdauungstrakt. Dtsch Ärztebl 44:2569–2573

Rosenthal L, Henry JN, Freeman LM (1972) Radiopertechnetate imaging of the Meckel's diverticulum. Radiology 105:371–373

Sandera R (1931) Duodenum mobile im Röntgenbilde. Fortschr Röntgenstr 44:574–599

Sellink JL (1976) Radiological Atlas of Common Diseases of the Small Bowel. Stenfert Kroese, Leiden, p 333

Smith JR (1960) Accessory enteric formations – a classification and nomenclature. Arch Dis Child 35:87–89

Stein GN, Bennet HH, Finkelstein A (1958) The preoperative roentgen diagnosis of Meckel's diverticulum in adults. Am J Roentgenol 79:815–822

Sachregister

Die kursiv gesetzten Seitenzahlen weisen auf die für das jeweilige Stichwort wichtigste Textstelle hin.

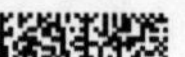